全国高等中医药院校配套教材

供中西医临床医学专业用

急救医学
学习指导与习题集

主　编　方邦江　罗　翌

副主编　文　丹　崔苏扬　覃小兰　崔应麟

编　委（以姓氏笔画为序）

王　兰（北京中医药大学）	何卫东（福建中医药大学）
王丽春（四川大学华西医院）	张　君（辽宁中医药大学）
王国印（上海中医药大学）	范鲁鼎（河南中医学院）
文　丹（福建中医药大学）	罗　翌（广州中医药大学）
方邦江（上海中医药大学）	贺丰杰（陕西中医学院）
叶　烨（广州中医药大学）	崔苏扬（南京中医药大学）
田伟千（南京中医药大学）	崔应麟（河南中医学院）
白　雪（泸州医学院）	韩　凡（广州中医药大学）
刘远新（新疆医科大学）	覃小兰（广州中医药大学）
刘建宏（山西中医学院）	路小光（大连大学附属中山医院）
吴　英（云南中医学院）	

人民卫生出版社

图书在版编目（CIP）数据

急救医学学习指导与习题集 / 方邦江等主编 . —北京：人民卫生出版社，2013.5
全国高等中医药院校配套教材
ISBN 978-7-117-17067-3

Ⅰ. ①急… Ⅱ. ①方… Ⅲ. ①急救 - 中医学院 - 教学参考资料 Ⅳ. ①R459.7

中国版本图书馆 CIP 数据核字（2013）第 066557 号

人卫社官网　www.pmph.com	出版物查询，在线购书	
人卫医学网　www.ipmph.com	医学考试辅导，医学数据库服务，医学教育资源，大众健康资讯	

急救医学学习指导与习题集

主　　编：方邦江　罗　翌
出版发行：人民卫生出版社（中继线 010-59780011）
地　　址：北京市朝阳区潘家园南里 19 号
邮　　编：100021
E - mail：pmph @ pmph.com
购书热线：010-59787592　010-59787584　010-65264830
印　　刷：潮河印业有限公司
经　　销：新华书店
开　　本：787×1092　1/16　印张：12
字　　数：285 千字
版　　次：2013 年 5 月第 1 版　2013 年 5 月第 1 版第 1 次印刷
标准书号：ISBN 978-7-117-17067-3/R · 17068
定　　价：20.00 元

打击盗版举报电话：010-59787491　E-mail：WQ @ pmph.com
（凡属印装质量问题请与本社市场营销中心联系退换）

前　言

　　《急救医学学习指导与习题集》是供中西医临床医学专业使用的卫生部"十二五"规划教材、全国高等中医药院校教材、全国高等医药教材建设研究会规划教材《急救医学》的配套教材。《急救医学》教材突出急救医学特点，从急诊症状入手，取消了按病分类的西医分型及中医辨证分型治疗，打破了中西医界限，将适合"急症"救治的中西医诊断、监护和治疗等手段融合在一起。作为《急救医学》之配套教材《急救医学学习指导与习题集》，由全国10余所中医、西医院校急救专业长期从事医、教、研一线工作的专家担任编写人员，紧扣教学与临床实际，依据教材内容进行编写。全书力求深化和拓展教材的启发性及适用性，借鉴以问题为导向的教学思路，帮助学生掌握急救医学的基础理论、基本知识和基本技能，提升学生适应临床实际工作的能力以及执业医师资格考试等应试能力。

　　全书章节编排与《急救医学》基本一致，以章节为单位，每章节包括"内容提要"、"重难点解析"、"习题"、"参考答案"四部分内容，"内容提要"系对教材章节进行高度的概括，包括要求掌握、熟悉的内容；"重难点解析"系章节的重点却又是学习时不易理解、需要进一步答疑解惑的内容；"习题"系模拟考试形式，以通用的选择题（涵盖了 A_1 型题、A_2 型题和 B 型题）、名词解释、填空题、简答题、论述题等题目形式，使学生能较好地掌握本学科的理论，巩固所学的知识，提高综合分析和解决实际问题的能力；每章节后附有"参考答案"，给出标准答案，供大家参考。本书亦可作为教师制订教学计划和教学辅导活动的参考。

　　作为第一部中西医结合急救医学教材的配套教材，我们希望本书的出版能切合当前急救医学的教学需要，帮助学生在学习过程中抓住重点、化解难点、理顺头绪、拓展思路。限于水平与经验，诚盼各院校师生在使用过程中，对书中不足和疏漏之处给予指正。

　　《急救医学学习指导与习题集》的编写工作得到了各参编院校领导的支持，张英兰、田雨、曹敏副主任医师以及李玉明研究生等在校对、修改工作上尽心竭力，兢兢业业，谨此一并致以衷心感谢！

方邦江　罗翌

2012 年 12 月

题 型 说 明

本书所涉题型包括选择题、名词解释、填空题、简答题、论述题,各部分的格式如下:

(一) 选择题

题型与国家中医师、中西医结合医师等执业医师资格考试,以及执业药师资格考试、专业技术资格考试、康复治疗师执业资格考试等的题型一致。为了确保教材风格一致,选择题设置 A_1 型题、A_2 型题和 B 型题 3 种题型。

1. A_1 型题 题干以论述题形式出现,或为叙述式,或为否定式。答题时,要求在 5 个备选答案中肯定或否定 1 项,作为正确答案。

2. A_2 型题 以 1 个简要的病例作为题干,后面是与题干有关的 A、B、C、D、E 5 个备选答案。答题时,要求从中选择 1 项作为正确答案。

3. B 型题 每道试题由 A、B、C、D、E 5 个备选答案与 2 个或 2 个以上的题干组成,5 个备选答案在前,题干在后。答题时,要求为每个题干选择 1 项作为正确答案。每个备选答案可以选用 1 次或 1 次以上;也可以 1 次也不选用。

(二) 名词解释

要求简要解释某词、词组或短语的基本概念。主要考核对知识的记忆和理解。答题时应简明、正确,对概念或范畴的解释应概括其基本特征。

(三) 填空题

即提出一个不完整的陈述句,要求填写必需的关键词、字、句。主要考核对知识的记忆、理解和简单应用。

(四) 简答题

简答题要求突出重点、概念正确、简明扼要。

(五) 论述题

此题型是将本章节、甚至是跨章节的内容联系起来的题。要求将学过的多个知识点综合运用到较复杂的问题情景中去。主要考核学生综合分析、运用、整合知识的能力。答题要求围绕问题的中心作相关阐述,或者按解答方向,理论结合实际地扼要分析、归纳、总结。

目　　录

第一章 急救医学概述

一、内 容 提 要

1. 急救医学是针对各种急症救治和研究各种急性病变、急性创伤的病因病理及诊治的临床学科;是在短时间内,对威胁人类生命安全的意外灾害和疾病,所采取的一种紧急救护措施的学科;是急症的一种重要临床救治手段。

2. 作为一门综合性、交叉性的学科,急救医学的重点是遵循"生命第一、时效为先"的原则,处理伤病急救阶段,包括心肺脑复苏,以及由循环功能障碍引起的休克、急性创伤、多器官衰竭、急性中毒等的救治。同时,急救医学也是一门管理学科、组织学科,需要研究和设计现场抢救、运输、通讯等方面的问题。

3. 急救医学包括院前(急救中心)和院内急救两大部分。院前急救包括现场急救和转送患者,院内急救包括急诊科救治和危重症监护救治。

二、重难点解析

1. 急救医学的专业特点　多学科交叉、时间的紧迫性、救治的复杂性、组织的协同性。

2. 急症病种繁多,病因繁杂,但究其所以,不外内外二因　内有七情内伤、饮食失节、劳逸损伤、内生痰饮、瘀血等;外有外感六淫邪毒、疫疠之气,更有意外损伤,如枪弹、金刃伤、跌打损伤、持重努伤、烧烫伤、冻伤和虫兽伤等。

3. 中医急症病机的关键在于"正气虚于一时,邪气暴盛而突发"　毒邪侵犯机体,导致周身气血壅滞,气机闭阻不通,升降出入失常,气血津液紊乱,阴阳失衡,使脏器受累,甚至神机失用,而致暴病。若能及时准确治疗,可使邪祛毒解正复,扭转危象;若僵持日久,邪陷正虚,正不胜邪,则见内闭外脱,进而正气溃败,阴竭阳脱,气血消亡。

三、习　　题

(一) 选择题

A₁ 型题

1. 创立了中医辨证论治学术思想体系,也奠定了中医急救学的辨证救治体系的是(　　　)

 A. 葛洪　　　　　　　　　B. 张仲景　　　　　　　　　C. 叶天士

 D. 孙思邈　　　　　　　　E. 巢元方

2. 首创了灌肠法,使用"土瓜根"与"猪胆汁"灌谷道以通便的是(　　　)

 A. 孙思邈　　　　　　　　B. 叶天士　　　　　　　　　C. 张仲景

 D. 巢元方　　　　　　　　E. 葛洪

3. 在复苏学中,下列属于基础生命支持(BLS)的是(　　　)

 A. 复苏药物与液体使用　　B. 心电图诊断　　　　　　　C. 气管插管术

    D. 心脏复苏   E. 脑复苏

4. 世界上首创了导尿术的医家是（   ）

    A. 张仲景   B. 葛洪   C. 巢元方

    D. 孙思邈   E. 叶天士

B 型题

    A.《伤寒论》   B.《肘后备急方》   C.《金匮要略》

    D.《备急千金要方》   E.《诸病源候论》

1. 我国最早的治疗急症的专著是（   ）

2. 首创了扩创引流术的是（   ）

（二）名词解释

1. 急救（first aid）

2. 急救医学（Emergency Medicine）

（三）填空题

1. 急救医学包括＿＿＿＿＿＿＿、＿＿＿＿＿＿＿两大部分。

2. 院前急救也称初步急救,包括＿＿＿＿＿＿＿和＿＿＿＿＿＿＿。

3. 院内急救包括＿＿＿＿＿＿＿和＿＿＿＿＿＿＿。

（四）简答题

1. 请简要回答急救医学的专业特点。

2. 请简述中医急症的病因特点。

（五）论述题

请论述中医急症的病机特点。

四、参 考 答 案

（一）选择题

A₁ 型题

1. B   2. C   3. D   4. D

B 型题

1. B   2. E

（二）名词解释

1. 急救（first aid）　是指为抢救生命、改善危重患者情况和预防致命并发症时所采取的紧急医疗救护措施。

2. 急救医学（Emergency Medicine）　是针对各种急症救治和研究各种急性病变、急性创伤的病因病理及诊治的临床学科;是在短时间内,对威胁人类生命安全的意外灾害和疾病,所采取的一种紧急救护措施的学科;是急症的一种重要临床救治手段。

（三）填空题

1. 院前急救（急救中心）　院内急救

2. 现场急救　途中急救

3. 急诊科救治　危重症监护救治

(四) 简答题

1. (1) 多学科交叉:急救医学是一门跨科系和多学科交叉的专业学科,涵盖组织管理、内、外、妇、儿等各专科。

(2) 时间的紧迫性:"时间就是生命"体现了急救医学的核心,危重患者都是突然发病或发生伤害,快速的应急反应和应变能力是急救医护人员应该具备的首要条件。综合利用各种信息,针对最严重的生理紊乱,在临床医学所有手段中选择最快捷、最有效、最简便的诊断治疗措施,为后续治疗创造条件。强调第一时间的诊断正确率与抢救成功率。

(3) 救治的复杂性:急救医学的救治对象是急危重症患者,损伤(疾病)种类复杂;院前急救的救治环境复杂;院内急诊以症状为主诉,一定比例的患者短时间内疾病诊断未明,病情危重程度评估亦存在高风险性及复杂性。

(4) 组织的协同性:首先,急救工作最需要卫生行政部门强有力的领导与支持,只有在医政部门的统一领导下,才能卓有成效地发挥急救组织的作用。其次,急救医疗形式与一般临床工作不同,急救对象病种可能涉及临床各科,院内救治需多专业、多学科医务人员通力协作,尽力为急危重症患者铺设一条生命救治的绿色通道。

2. 急症病种繁多,病因繁杂,但究其所以,不外内外二因。内有七情内伤、饮食失节、劳逸损伤、内生痰饮、瘀血等;外有外感六淫邪毒、疫疠之气,更有意外损伤,如枪弹、金刃伤、跌打损伤、持重努伤、烧烫伤、冻伤和虫兽伤等。

(五) 论述题

中医学认为疾病发生是邪正斗争的结果,而中医急症病机的关键则在"正气虚于一时,邪气暴盛而突发"。毒邪侵犯机体,导致周身气血壅滞,气机闭阻不通,升降出入失常,气血津液紊乱,阴阳失衡,使脏器受累,甚至神机失用,而致暴病。若能及时准确治疗,可使邪祛毒解正复,扭转危象;若僵持日久,邪陷正虚,正不胜邪,则见内闭外脱,进而正气溃败,阴竭阳脱,气血消亡。

(1) 邪气暴盛:暴感疫疠邪气、毒性药物、高温暑热等情况下,即使正气旺盛,也难免受邪气伤害,正不胜邪而发为急症。如在某些疫疠之气的流行期间,"无论老少强弱,触之者即病"。

(2) 正虚邪实:由于慢性久病正气耗伤,猝然感受外邪,致气机壅滞,神机失用,生化欲息,致精气神败伤,故其病发猝暴,凶险丛生,造成"主不明则十二官危,使道闭塞而不通,形乃大伤"。正如《素问·玉机真脏论》所言:"急虚身中卒至,五脏绝闭,脉道不通,气不往来。"

(3) 正气极虚:是以正气极度虚损为矛盾主要方面的病理状态,即所谓"精气夺则虚"(《素问·通评虚实论》)。正气极虚,包括机体的精、气、血、津液等物质的亏损及脏腑经络等生理功能的衰退和抗病能力低下等。在疾病过程中,由于各种原因导致机体正气衰弱,脏腑经络等组织器官功能减退,出现一系列以虚弱、衰退、不固为主要特征的证候。

第二章　急救医疗服务体系

一、内容提要

1. 急救医疗服务体系(EMSS)是指为伤员和急危重症患者提供急救医疗服务的,由社会资源和急救医疗工作者共同组成的网络化系统。目前,我国的急救医疗体系是由院前急救、院内急诊、危重症监护治疗及各专科"生命绿色通道"组成的一体化急救网络。

2. 院前急救也称院外急救,是 EMSS 的首要环节,指在医院之外的环境中对各种危及生命的急症、创伤、中毒、灾难事故等伤病者进行的现场救护、转运和途中救护。院前急救是否及时,处理方案正确与否,直接关系到患者的生死存亡。

3. 院内急救是衔接院前急救的关键环节,也是抢救各种急危重症患者的重要环节。将患者送到医院急诊科以后,院前急救医务人员需与急诊科医护人员做好交接和病情交代,同时医院急诊科立即启动院内急救流程。院内急救主要由医院急诊科与急诊危重症监护病房(EICU)两个单元完成。

4. EMSS 救治危重患者的最后环节为急诊危重症监护病房(emergency intensive care unit,EICU),在这一阶段中病情变化最为复杂,需要监测的项目繁多,护理及治疗工作繁重。作为 EMSS 中代表现代医学水平的最主要一环,EICU 监护应当采用最先进的监测和治疗手段。

二、重难点解析

1. 急救医疗服务体系的任务　①进行院前急救的初步救护;②抢救所有危及生命的危急重症,如休克、心搏骤停、急性心律失常、急性心力衰竭、急性心肌梗死、各种危象、创伤、中毒等;③对突发性意外性的天灾人祸要承担其中的救护和对受害者减轻伤亡程度的任务。

2. 目前我国各省医疗急救体系的构建基本模式　以区域 120 急救指挥中心为核心,各级医院急诊科为网点的"院前急救—院内急救—危重症监护"一体化医疗急救模式。这一模式的应用为抢救生命和改善预后争取了时间,极大限度地保证了患者的生命安全。

3. 院前急救的程序　急救措施集中体现在呼救和维持生命体征、防止再损伤、减轻患者痛苦、安全转运 4 个方面,其基本程序为:接受呼救→发出指令→奔赴现场→现场急救→安全转运,在转运过程中应保证 3 个不间断原则:监护不间断、用药不间断、抢救措施不间断。

4. 院前急救的组织形式　包括北京模式、上海模式、重庆模式、广州模式、香港模式。

5. 目前部分大型医院已开始借鉴国外经验,采用 ABC 模式分诊。即将急诊科划分为A、B、C 3 个区域;A 区为抢救区,主要接诊由院前急救车送来的即刻有生命危险的急危重患者,可立即抢救;B 区为危重病就诊区,主要适用于不宜搬动的危重症患者,可方便患者检查治疗;C 区为一般患者就诊区,主要适用于急诊各种常见病、多发病患者,即轻型患者。

三、习　题

(一) 选择题

A₁ 型题

1. 院前急救的特点对于组织急救工作、提高急救效率具有重要意义。以下不属于院前急救特点的是（　　）

    A. 社会性强、随机性强　　　B. 流动性大　　　　　C. 多学科交叉

    D. 病种复杂多样　　　　　E. 以对症救治为主

2. 目前国内院前急救运行体制的主要模式,以下哪项不是（　　）

    A. 北京模式　　　　　　B. 上海模式　　　　　C. 澳门模式

    D. 广州模式　　　　　　E. 香港模式

3. EMSS 中起中心枢纽作用的关键一环的是（　　）

    A. 院前急救　　　　　B. 医院急诊科　　　　C. 危重症监护

    D. 现场急救　　　　　E. 心肺复苏

B 型题

    A. 香港模式　　　　　B. 单纯型　　　　　C. 重庆模式

    D. 创新型　　　　　　E. 广州模式

1. 以院前抢救为主,能充分发挥快速反应优势,急救人员固定,专业性强,抢救能力强,运输工具较现代化的院前急救组织形式是（　　）

2. 院前急救服务的组织隶属于消防机构,由消防队兼管,并与警察部门密切联系的院前急救组织形式是（　　）

3. 全市建立统一的急救通讯指挥中心,仅负责全市急救工作的总调度的模式是（　　）

(二) 名词解释

1. 急救医疗服务体系（EMSS）

2. 院前急救

3. 急诊危重症监护病房（EICU）

(三) 填空题

1. 院前急救的程序是_____、_____、_____、_____、_____。

2. 组织结构设置:急诊科实行_____负责制,为直接隶属医院院长领导的独立科室。急诊科各区域实行_____负责制,_____承担主治医师岗位。

3. EICU 的主要收治对象为:①_____;②_____;③_____;④_____。

(四) 简答题

1. 请简要回答目前我国各省医疗急救体系的构建基本模式。

2. 请简述院前急救的任务。

3. 请简要回答院前急救的特点。

4. 2009 年国家卫生部下发的《急诊科建设与管理指南(试行)》要求急诊医师、护士具备怎样的基本能力?

(五) 论述题

1. 请论述目前国内院前急救运行体制的几种主要模式及其优缺点。

2. 请论述 ABC 分诊模式。

四、参 考 答 案

(一) 选择题

A$_1$ 型题

1. C   2. C.   3. B

B 型题

1. B   2. A   3. E

(二) 名词解释

1. 急救医疗服务体系(EMSS) 是指为伤员和急危重症患者提供急救医疗服务的,由社会资源和急救医疗工作者共同组成的网络化系统。目前,我国的急救医疗体系是由院前急救、院内急诊、危重症监护治疗及各专科"生命绿色通道"组成的一体化急救网络。

2. 院前急救 也称院外急救,是 EMSS 的首要环节,指在医院之外的环境中对各种危及生命的急症、创伤、中毒、灾难事故等伤病者进行的现场救护、转运和途中救护。

3. 急诊危重症监护病房(EICU) 是 EMSS 救治危重患者的最后一个环节,在这一阶段中病情变化最为复杂,需要监测的项目繁多,护理及治疗工作繁重。作为 EMSS 中代表现代医学水平的最主要一环,EICU 监护应当采用最先进的监测和治疗手段。

(三) 填空题

1. 接受呼救 发出指令 奔赴现场 现场急救 安全转运

2. 科主任 主治医师 急诊医学专科医师

3. 心肺复苏后生命体征不稳定,需要不间断循环和呼吸支持的患者 病情垂危,已不能搬动、转运的患者 只需要短时间监护救治即可治愈,无需再住院的患者 各专科难以立即收住院的危重患者

(四) 简答题

1. 目前我国各省医疗急救体系的构建基本模式是:以区域120急救指挥中心为核心,各级医院急诊科为网点的"院前急救—院内急救—危重症监护"一体化医疗急救模式。这一模式的应用为抢救生命和改善预后争取了时间,极大限度地保证了患者的生命安全。

2. 院前急救的任务是:①平时对呼救患者的院前急救;②灾害或战争时对遇难者的院前急救;③特殊任务时的救护值班;④通讯网络中心的枢纽任务;⑤急救知识的普及教育。

3. 院前急救的特点主要表现在:①社会性强、随机性强;②时间紧急;③流动性大;④环境条件差;⑤病种复杂多样;⑥以对症救治为主;⑦救护人员体力消耗大。

4. 除正在接受住院医师规范化培训的医师外,急诊医师应当具有 3 年以上的临床工作经验,具备独立处理常见急诊病症的基本能力,熟练掌握心肺复苏、气管插管、深静脉穿刺、动脉穿刺、心脏电复律、呼吸机使用、血液净化及创伤急救等基本技能。急诊护士应当具有 3 年以上临床护理工作经验,经规范化培训合格,掌握急诊、危重症患者的急救护理技能,常见急救操作技术的配合及急诊护理工作内涵与流程。急诊医师、护士都要定期接受急救技能的再培训,再培训间隔时间原则上不超过 2 年。

(五) 论述题

1. 目前国内院前急救的运行体制尚不统一,主要有以下几种模式:

（1）北京模式（独立型）：北京市院前急救由北京急救中心和北京市999急救中心两个急救指挥系统组成。该模式创建初期是每个急救中心均同时具备院前急救和院内救治的医疗功能，具有可独立完成院前急救并提供后续治疗的能力。其特点是急救中心独立性强、有较完整的院前急救功能，院前急救人员素质较高，运输工具先进，设备配套齐全。优点在于通讯通畅、反应快，随车人员充足，技术水平高，监护设备配套，使用率高，管理规范。缺点是急救中心院内救治后续力量不足，医师对患者长时间连续性诊治观察时间较少，高级生命支持、后续生命支持经验不足。有鉴于此，2005年后，北京急救中心已实行部分功能转型，将全部医疗力量转向院前急救。

（2）上海模式（单纯型）：急救中心有完善的急救通讯指挥系统，有专门从事急救的医务人员，有急救运输工具、急救设备和药品。该模式的特点是以院前抢救为主，能充分发挥快速反应优势，急救人员固定，专业性强，抢救能力强，运输工具较现代化。优点在于缩短了快速反应时间，能争分夺秒地救治患者，有利于自然灾害和突发事件的大批伤员救治。缺点是不能有效地对患者进行连续性救治，特别是后续力量不足，很多重病伤员危险期过后要转入其他专科性医院治疗。

（3）重庆模式（依附型）：该模式的特点是以一个大医院为依托，急救中心独立性较强，能在医院统一指挥下协调人员、技术力量和设备，有强大的后续抢救力量作后盾，能有效地形成院前、院内急救有机结合。优点在于有利于急救人员的调整补充，有比较完善的急救会诊机制，患者后续治疗效果可靠，同时能充分发挥急救中心、院内医疗设备的功能。缺点是一个城市内统一指挥调度较差，容易形成各自为政的局面。

（4）广州模式（指挥型）：全市建立统一的急救通讯指挥中心，仅负责全市急救工作的总调度。急救指挥中心本身仅有急救通讯的设施、设备和人员，院前急救所需的运输、设备和人员均由急救网络内各综合医院自行配备。该模式的特点是当地卫生行政机关指挥调度性强，有利于当地急救总体水平的提高，有利于群体事件时大批伤员的救治。优点在于能减少政府的一次性投资，有效地利用现有医疗资源的发挥，且有利于缩小急救半径，使伤病员能分片就近得到救治，最大限度地在短时间内使患者得到救治。缺点是院前急救人员不固定，对医院依赖性强，各医院独立的急救模式使院前急救很难形成特色优势。

（5）香港模式（附属消防型）：院前急救服务的组织隶属于消防机构，由消防队兼管，并与警察部门密切联系，共用一个报警电话号码。优点在于院前救护组织如同警察、消防等部队一样，速度快、体能好、纪律严明。但缺点是急救人员多数为非医学专业人员，危重症抢救能力偏弱。

2. 目前部分大型医院已开始借鉴国外经验，采用ABC模式分诊。即将急诊科划分为A、B、C 3个区域：A区为抢救区，主要接诊由院前急救车送来的即刻有生命危险的急危重患者，可立即抢救；B区为危重病就诊区，主要适用于不宜搬动的危重症患者，可方便患者检查治疗；C区为一般患者就诊区，主要适用于急诊各种常见病、多发病患者，即轻型患者。该模式的优点在于：①有利于危重患者的抢救治疗；②有利于急诊就诊秩序的条理化；③有利于医师责权分明和治疗技术的提高；④有利于减少误诊、误治或延误抢救，减少医疗纠纷；⑤有利于管理，尊重患者。这种方式可确保急诊患者都能得到合理救治，在急危重症救治上凸显了"时间就是生命"，也体现了现代医院"以人为本"的宗旨，值得推广。

第三章　心搏骤停与复苏

一、内 容 提 要

1. 心搏骤停(cardiac arrest,CA)是指各种原因引起的心脏突然停止搏动,丧失泵血功能,导致全身各组织严重缺血、缺氧,若不及时处理,会造成脑及全身各器官、组织的不可逆性损害而导致死亡,是临床上最危急的情况。查体要点:神志丧失,常伴有抽搐;大动脉(颈动脉、股动脉)搏动消失;呼吸停止,大小便失禁,提示心搏骤停已 40~60 秒;瞳孔散大,提示心搏骤停已 45 秒;瞳孔固定,提示心搏骤停已 1~2 分钟;皮肤苍白或发绀。心搏骤停的心电图表现有:①心室颤动或扑动;②心室停搏;③心肌电 - 机械分离。

2. 心肺复苏术,包括基础生命支持和高级生命支持。

3. 中医学病因病机可分为虚实两端,虚者多由气阴两脱,元阳暴脱;实者主要有痰瘀毒蒙窍。治疗分别以益气救阴,回阳固脱;豁痰化瘀解毒,开窍醒神。

二、重难点解析

1. 心搏骤停与心源性猝死在定义上的区别。

2. 心搏骤停的诊断识别方法。

3. CPR 由原来的 A-B-C 改成 C-A-B 顺序,每分钟按压 100 次改成每分钟至少按压 100 次,对于成人心搏骤停患者按压的深度从 4~5cm 增加到至少 5cm。

4. 对于急性心肌梗死患者如果发生心室颤动,宜立即进行非同步直流电除颤;症状特别严重的高度房室传导阻滞发生在希氏束以下时,也应立即安置起搏器。

5. 水合氯醛作为催眠药和抗惊厥药,临床可用于治疗失眠、烦躁不安及惊厥,但水合氯醛能抑制心肌收缩力,缩短心肌不应期,并抑制延髓的呼吸及血管运动中枢。因此心搏骤停的患者因脑缺血缺氧诱发的癫痫发作,不宜选用水合氯醛抗惊厥。

6. 猝死的辨证,首当分清虚实,一般而论,久病或重病之体,正虚于内,精气衰竭多属虚证。脑髓突被痰瘀、邪毒所闭,气道为异物梗阻,瘀浊内闭心脉,或气逆血冲多属实证。

三、习　　题

(一) 选择题

A₁ 型题

1. 以下哪部中医著作首次记载原始人工呼吸术(　　　)
   A.《伤寒杂病论》　　　　　B.《肘后备急方》　　　　　C.《黄帝内经》
   D.《诸病源候论》　　　　　E.《备急千金要方》

2. 心脏性猝死最多见于(　　　)
   A. 中毒　　　　　　　　　　　　　B. 各种心肌炎和心肌病

   C. 严重的电解质紊乱　　　　　　　　D. 冠状动脉疾病

   E. 大失血和严重休克

3. 急性心肌梗死患者如果发生心室颤动,宜立即进行(　　　)

   A. 同步直流电除颤　　　　　B. 非同步直流电除颤　　　　C. 人工呼吸

   D. 心外按压　　　　　　　　E. 静脉应用利多卡因

4. 判断心搏骤停的最可靠体征是(　　　)

   A. 突然意识丧失,有时伴有癫痫样抽搐

   B. 瞳孔散大、对光反射迟钝、消失

   C. 面色苍白或发绀

   D. 肺部呼吸音消失

   E. 心音消失,大动脉搏动消失,血压测不到

5. 如果已有人工气道,且有 2 人同时进行 CPR 则通气频率为(　　　)

   A. 4~6 次 / 分　　　　　　　B. 6~8 次 / 分　　　　　　C. 8~10 次 / 分

   D. 10~12 次 / 分　　　　　　E. 12~14 次 / 分

6. 为了确定患者有无呼吸,整个判断及评价时间不应超过(　　　)

   A. 5 秒　　　　　　　　　　B. 10 秒　　　　　　　　　C. 15 秒

   D. 20 秒　　　　　　　　　　E. 30 秒

7. 关于心脏电 - 机械分离,下列哪项是错误的(　　　)

   A. 心电图显示有心电活动

   B. 心电图示宽大畸形、频率缓慢的完整的 QRS 波

   C. 无机械收缩以及排血功能

   D. 心室呈不规则蠕动而无排血功能

   E. 常见于广泛的心肌损害、心脏破裂、心包压塞、大失血等

8. 关于心源性猝死,下列哪项说法是错误的(　　　)

   A. 发生 SCA 时,基本 CPR 和早期电除颤是最重要的,然后才是药物治疗

   B. 在 CPR 和除颤之后应立即建立静脉通道,进行药物治疗

   C. 药物治疗目前以血管加压药和抗心律失常药为主

   D. 给药时应尽可能减少按压中断时间

   E. 发生心室颤动时,应首先建立静脉通道,应用胺碘酮抗心律失常药

9.《2005 年心肺复苏和心血管急救国际指南》最重要的改变是下列哪项(　　　)

   A. 简化了 CPR 的程序,提高了 CPR 的质量

   B. 强调施救者在实施胸部按压时应 "用力按压,快速按压"

   C. 每分钟按压 100 次,按压深度为 4~5cm,使胸部充分弹性复位

   D. 将胸部按压 - 通气比例改为 30∶2,尽可能减少胸部按压的间断

   E. 以上都是

10. 关于口对口呼吸,错误的是(　　　)

   A. 首先开放患者气道,并捏住患者的鼻孔防止漏气,急救者和患者形成口对口
      密封状,缓慢吹气

   B. 每次吹气应持续 1 秒钟以上,确保观察到胸廓起伏

    C. 通气频率应为 10~12 次 / 分

    D. CPR 时常作为首选

    E. 大多数成人给予 10ml/kg 潮气量可提供必要的氧合

11. 下列哪些情况宜采取口对鼻人工通气（   ）

    A. 口唇外伤   B. 牙关紧闭不能张口

    C. 口对口封闭困难时   D. 大量呕吐

    E. 以上都是

12. 关于电除颤，以下哪项是错误的（   ）

    A. 早期除颤对于 CA 患者的抢救至关重要

    B. 电除颤是终止心室颤动（VF）最有效的方法

    C. 心室停搏或心肌电 - 机械分离也是除颤的指征

    D. 短时间内 VF 即可恶化并导致心脏停搏

    E. 随着时间的推移，除颤成功率迅速下降

13. 大脑耐缺氧的时间最多（   ）

    A. 4~6 分钟   B. 3~4 分钟   C. 5~8 分钟

    D. 10~12 分钟   E. 8~10 分钟

14. 部分心搏骤停的患者，可因脑缺血缺氧诱发癫痫发作，不宜用（   ）

    A. 10% 水合氯醛   B. 地西泮   C. 苯巴比妥钠

    D. 咪唑安定   E. 丙戊酸钠

15. 在 CPR 时，关于碳酸氢钠错误的是（   ）

    A. 恢复自主循环是维持酸碱平衡的关键

    B. 主要用于合并代谢性酸中毒、高钾血症，三环类抗抑郁药物过量所致的 SCA 患者

    C. 应用时须严密监测碳酸氢根离子和剩余碱，防止发生碱血症

    D. 在紧急情况下，碳酸氢钠可以和肾上腺素类药物混合

    E. CPR 时应用碱性药物不能增加除颤成功率和患者存活率，且有很多不良反应

16. 复苏后监护与器官功能支持的重点，除外下列哪一项（   ）

    A. 努力寻找引起 CA 的原因

    B. 积极预防 CA 再发

    C. 维护患者肺功能及器官和组织的有效灌注，特别是脑灌注

    D. 复苏后治疗应围绕降低患者病死率，改善长期生存和神经功能

    E. 及时进行头颅 CT 检查，排除急性脑血管病变

17. 目前常用的脑保护措施不包括（   ）

    A. 控制高热，诱导低温

    B. 维持正常或略高于正常的平均动脉压

    C. 中药醒脑静

    D. 推荐预防性使用抗癫痫药

    E. 酌情应用脱水剂和神经营养药

18. 有效的徒手心肺复苏术可使脑血流量达正常的（   ）

    A. 15%   B. 20%   C. 25%

　　D. 30%　　　　　　　　　E. 35%

19. 关于阿托品,错误的是(　　　)

　　A. 静脉注射阿托品可提高心率

　　B. 对阿托品无反应时,可考虑氨茶碱、胰高血糖素静脉注射

　　C. 对药物诱导的心动过缓,胰高血糖素有效

　　D. 心脏移植后应用阿托品不会引起高度房室传导阻滞

　　E. 对阿托品无反应时应准备经皮快速起搏

20. 症状特别严重的高度房室传导阻滞发生在希氏束以下时,应该选择以下哪项措施(　　　)

　　A. 静脉应用阿托品　　　　　B. 立即安置心脏起搏器　　　　C. 应用氨茶碱

　　D. 应用多巴胺　　　　　　　E. 应用异丙肾上腺素

21. 关于 CPR 时机械通气正确的是(　　　)

　　A. 无论院内还是院外心搏骤停,机械通气均可用于已建立人工气道的成年患者

　　B. 潮气量的设置应使胸廓有明显的起伏(6~7ml/kg 或 500~600ml)

　　C. 一旦建立人工气道,CPR 期间呼吸频率应为 8~10 次 / 分

　　D. 插管完成后应立即检查确认气管导管位置

　　E. 以上都对

22. 关于肾上腺素,错误的是(　　　)

　　A. 肾上腺素可刺激 α 和 β 肾上腺素能受体,产生缩血管效应

　　B. 增加 CPR 时冠状动脉和脑的灌注压

　　C. 在 CA 的复苏中,每 3~5 分钟使用 1mg 肾上腺素静脉 / 骨髓腔内注射是恰当的

　　D. 大剂量肾上腺素可用于某些特殊情况,如 β 受体阻滞剂或钙通道阻滞剂过量时

　　E. 如果静脉 / 骨髓腔内通道延误或无法建立,可用肾上腺素 2~2.5mg 气管内给药

A₂ 型题

23. 患者,65 岁,男性,吸烟史 20 年。突然心搏停止 30 分钟入院,入院时神志昏迷,面色苍白,四肢厥冷,大动脉搏动消失,血压测不出,心前区听不到心音,舌质淡黯,六脉全无。治疗首选的方剂是(　　　)

　　A. 通脉四逆汤　　　　　　　B. 生脉散　　　　　　　　C. 安宫牛黄丸

　　D. 黑锡丹　　　　　　　　　E. 独参汤

24. 患者 60 岁,突发神志恍惚,气粗息涌,喉间痰鸣,面赤、口唇、爪甲黯红,舌质隐青,苔厚浊或白或黄,脉沉实。治疗首选的方剂是(　　　)

　　A. 苏子降气汤　　　　　　　B. 菖蒲郁金汤　　　　　　C. 生脉散

　　D. 通脉四逆汤　　　　　　　E. 黑锡丹

25. 患者,男性,56 岁,在商店购物时,突发神昏不语,面白肢冷,大汗淋漓,舌质深红或淡,少苔,脉虚极、或微、或伏不出。治疗应首选的方剂是(　　　)

　　A. 静脉滴注参麦注射液或生脉散加减　　B. 静脉滴注参附注射液

　　C. 四逆汤加减　　　　　　　　　　　　D. 静脉滴注醒脑静注射液

　　E. 静脉滴注疏血通注射液

B 型题

    A. 醒脑静注射液   B. 参麦注射液   C. 参附注射液

    D. 丹参注射液   E. 黄芪注射液

1. 气阴两脱证宜用（   ）

2. 元阳暴脱证宜用（   ）

3. 痰瘀毒蒙窍宜用（   ）

    A. 导痰汤   B. 独参汤   C. 菖蒲郁金汤

    D. 生脉散   E. 通脉四逆汤

4. 气阴两脱证宜用（   ）

5. 元阳暴脱证宜用（   ）

6. 痰瘀毒蒙窍宜用（   ）

    A. 肾上腺素   B. 血管加压素   C. 阿托品

    D. 654-2   E. 异丙肾上腺素

7. 心搏骤停首选（   ）

8. 无脉电活动首选（   ）

    A. 胺碘酮   B. 利多卡因   C. 镁剂

    D. 倍他乐克   E. 索他洛尔

9. 心室颤动首选（   ）

10. 尖端扭转型室速首选（   ）

（二）名词解释

1. 心搏骤停

2. 心室颤动

3. 心肌电 - 机械分离

4. 生存链

5. 猝死

（三）填空题

1. 心脏性猝死的临床过程可分为_____、_____、_____和_____4 个时期。

2. 心搏骤停的心电图表现有_____、_____和_____3 种心电图表现。

3. 心肺复苏术有_____、_____和_____三大核心技术。

4. 成人 BLS 基本内容包括_____、_____、_____和_____。

5. 开放气道最常用方法是_____和_____。

6. 紧急气管插管的并发症主要包括_____、_____和_____。

（四）简答题

1. 如何判断心搏骤停？

2. 简述心搏骤停的中医病因病机。

3. 简述心搏骤停的常见病因和诱因。

4. 心搏骤停的查体要点是什么？

5. 心搏骤停的心电图表现有哪些？

（五）论述题

1. 论述心肺复苏后的脑保护策略。

2. 论述心肺复苏中基础生命支持的抢救流程。

四、参　考　答　案

（一）选择题

A₁型题

1. A　　2. D　　3. B　　4. E　　5. C　　6. B　　7. D　　8. E　　9. E

10. D　　11. E　　12. C　　13. A　　14. A　　15. D　　16. E　　17. D　　18. C

19. D　　20. B　　21. E　　22. A

A₂型题

23. A　　24. B　　25. A

B型题

1. B　　2. C　　3. A　　4. D　　5. E　　6. C　　7. A　　8. C　　9. A

10. C

（二）名词解释

1. 心搏骤停　是指各种原因引起的心脏突然停止搏动,丧失泵血功能,导致全身各组织严重缺血、缺氧,若不及时处理,会造成脑及全身各器官、组织的不可逆性损害而导致死亡,是临床上最危急的情况。

2. 心室颤动　是指心室呈不规则蠕动而无排血功能,其心电图表现为 P-QRS-T 波群消失,代之以形状不同、大小不一、极不均匀的颤动波,频率为 150~500 次 / 分。

3. 心肌电 - 机械分离　是指心电图显示有心电活动(心室复合波),但无机械收缩以及排血功能。心电图示宽大畸形、频率缓慢的完整的 QRS 波。常见于广泛的心肌损害、心脏破裂、心包压塞、大失血等。

4. 生存链　包括对心搏骤停患者需要采取的 4 个紧急行动环节,即:①尽早识别心搏骤停患者和启动急救医疗系统;②尽早得到"第一目击者"的 CPR 救助;③尽早得到电击除颤救治;④尽早进行高级生命支持。

5. 猝死　是指各种内外因素导致心、肺、脑等重要脏器受损,阴阳之气突然离决,气机不能复返的危重疾病。

（三）填空题

1. 前驱期　终末事件期　心搏骤停　生物学死亡

2. 心室颤动或扑动　心室停搏　心肌电 - 机械分离

3. 人工通气　人工循环　电除颤

4. 识别突发心搏骤停情况　启动急救反应系统　早期实施高质量的 CPR　对有指征者快速实施除颤

5. 仰头抬颏法　托颌法

6. 口咽损伤　较长时间中断胸部按压和通气　气管导管位置错误导致低氧血症

（四）简答题

1. 心搏骤停的指征:①清醒患者神志突然丧失,呼之不应;②大动脉(颈动脉、股动脉)搏动消失;③心音消失,血压测不到;④呼吸在挣扎一两次后随即停止;⑤瞳孔散大或固定;⑥大小便失禁;⑦皮肤苍白或发绀。其中①和②最重要,凭此即可确诊为心搏骤停。心搏骤停的心电图表现:心室颤动、心肌电 - 机械分离、心室停搏,其中心室颤动最多见。

2. 心搏骤停的中医病因病机可分为虚实两端。

(1) 邪实气闭:脑髓突被痰瘀、邪毒所闭,脑气与脏真之气不相顺接,枢机闭塞;气道为异物梗阻,肺气内闭而衰绝;瘀浊内闭心脉,或气逆血冲致心神大乱或伏遏不行,开阖之枢机骤停等,均导致心气骤损、肺气耗散,脏腑气机阻隔,升降之机闭塞,伏而不行,气息不用,神机化灭而发生猝死。

(2) 真气耗散:久病或重病之体,正虚于内,精气衰竭,突遇外邪,两虚相搏,阴竭于内,阳隔于外,阴阳二气壅闭而猝死;或情志暴乱,气机厥逆,枢机开阖之机骤停,猝使五脏气绝,心脑气散而发猝死。

3. 心搏骤停的常见病因有:原发于心脏的心搏骤停和继发于心脏以外器官的心搏骤停如严重呼吸功能抑制、胸部损伤、中枢神经系统抑制。前者常见疾病有冠状动脉疾病、各种心肌炎和心肌病、严重电解质紊乱、电生理异常、心室肥厚、大失血和严重休克、中毒等。后者常见疾病有窒息及严重低氧血症、胸廓外伤、气管 - 支气管损伤、肺损伤、严重脑干损伤、大面积脑出血和栓塞、脑水肿、脑疝等。

常见的诱发因素有:精神紧张、情绪激动、过度劳累、睡眠不足、酗酒、吸烟、过度饱食、环境温度变化剧烈、心脏以外器官的严重疾患(胆绞痛、肾绞痛、重症胰腺炎、大手术)等。

4. 心搏骤停的查体要点有:

(1) 神志丧失,常伴有抽搐。

(2) 大动脉(颈动脉、股动脉)搏动消失。

(3) 呼吸停止,大小便失禁。提示心搏骤停已 40~60 秒。

(4) 瞳孔散大,提示心搏骤停已 45 秒。

(5) 瞳孔固定,提示心搏骤停已 1~2 分钟。

(6) 皮肤苍白或发绀。

5. 心搏骤停的心电图表现有 3 种,分别是:

(1) 心室颤动或扑动:心室呈不规则蠕动而无排血功能。①心室颤动:P-QRS-T 波群消失,代之以形状不同、大小不一、极不均匀的颤动波,频率为 150~500 次 / 分。②心室扑动:表现为连续出现宽大而均匀的正弦曲线状波形,P-QRS-T 波群相连无法辨别,频率在 200 次 / 分左右。

(2) 心室停搏:心脏完全处于静止状态。P-QRS-T 波群消失,基线稳定成一直线,或完全无心室活动,仅有心房波。

(3) 心肌电 - 机械分离:心电图显示有心电活动(心室复合波),但无机械收缩以及排血功能。心电图示宽大畸形、频率缓慢的完整 QRS 波。

(五) 论述题

1. 经 CPR 存活的患者中,80% 都经历过不同时间的昏迷,其中 40% 患者进入持续植物状态,80% 患者在 1 年内死亡,脑功能完全恢复的很少见。因此,复苏后的脑保护治疗显得尤为重要。目前常用的脑保护措施包括:对无意识患者维持正常或略高于正常的平均动脉压;控制高热,诱导低温(亚低温治疗),尤其注意保持头部低温;酌情应用脱水剂和神经营养药;积极进行高压氧治疗。不推荐预防性使用抗癫痫药,但一旦出现抽搐应立即采取抗惊厥治疗。另外,中药用于脑保护治疗的研究也取得了进展,醒脑静、川芎嗪注射液对脑缺血再灌注损伤具有保护作用。

2. 基础生命支持(basic life support,BLS)是挽救心搏骤停患者生命的最基本措施。成人 BLS 的基本内容包括识别突发心搏骤停情况、启动急救反应系统、早期实施高质量的 CPR 以及对有指征者快速实施电除颤。具体抢救流程如下:

(1) 判断患者意识及脉搏。

(2) 启动医疗急救系统:①条件允许时应拨打急救电话,然后立即开始 CPR;②对因严重创伤、溺水、中毒等导致呼吸心搏停止的患者,应先行 CPR 再行电话呼救,并可由医务人员在电话里提供初步的救治指导;③如果有多人在场,应同时启动 EMS 与 CPR;④若无法确定救治程序,则应优先进行 CPR。

(3) 患者的体位:将患者仰卧位放置在坚固的平面上,双上肢放置于身体两侧,以便于实施 CPR。如果已有人工气道(如气管插管)但无法放置为仰卧位的患者(如脊柱手术中),则应努力在俯卧位进行 CPR。对无反应但已有呼吸和有效循环体征的患者,应采取恢复体位。患者取侧卧位,前臂位于躯干的前面,以维持患者气道开放,减少气道梗阻和误吸的危险。当怀疑患者有头颈部创伤时,应保持轴线翻身,避免不必要的搬动可能加重损伤,造成瘫痪。

(4) 循环支持:对于任何无反应、无呼吸或无正常呼吸(如仅为喘息)的成人患者应立即启动 EMS 并开始胸外按压。CPR 时胸部按压是在胸骨下 1/2 处实施连续规则的按压。对成人的胸部按压频率至少为 100 次/分,按压幅度为使胸骨下陷至少 5cm。每次压下后应让胸廓完全回复,保证压下与松开的时间基本相等。按压中应尽量减少中断,推荐按压 - 通气比值为 30∶2,对婴幼儿和儿童进行双人复苏时采用的比值为 15∶2。如果已有人工气道,按压者可进行连续按压的频率至少为 100 次/分,无需因为人工呼吸而中断胸部按压。

(5) 开放气道:开放气道是 CPR 的重要措施。

1) 仰头抬颏法:为完成仰头动作,应把一只手放在患者前额,用手掌把额头用力向后推,使头部向后仰,另一只手的手指放在下颏骨处,向上抬颏,使牙关紧闭,下颏向上抬动,勿用力压迫下颌部软组织,否则有可能造成气道梗阻,避免用拇指抬下颌。

2) 托颌法:把手放置在患者头部两侧,肘部支撑在患者躺的平面上,握紧下颌角,用力向上托下颌,如患者紧闭双唇,可用拇指把口唇分开。如果需要进行口对口呼吸,则将下颌持续上托,用面颊贴紧患者的鼻孔。

(6) 人工呼吸:急救者如果不能 10 秒内确认患者有无自主呼吸,应予 2 次人工呼吸。无论以何种方式进行人工呼吸均应持续吹气 1 秒以上,以保证进入足量的气体并明显抬高胸廓,但应避免迅速而过度通气。无论是否进行人工呼吸,均不应停止胸部按压。如果已有人工气道,且有 2 人同时进行 CPR,则通气频率为 8~10 次/分。

(7) 重新评价:5 个按压 - 通气周期(约 2 分钟)后,再次检查和评价,如仍无循环体征,立即重新进行 CPR。

(8) BLS 效果的判断:从 5 个方面判断:瞳孔、面色、神志、呼吸和脉搏。若瞳孔缩小有对光反射,面色转红、神志渐清、有脉搏和自主呼吸,表明 CPR 有效。

(9) 电除颤:早期除颤对于心搏骤停患者的抢救至关重要。宜将 CPR 和 AED 联合使用。对于院外发生的心搏骤停且持续时间 >4~5 分钟或无目击者的心搏骤停患者,应立即给予 5 个周期约 2 分钟的 CPR(1 个 CPR 周期包括 30 次胸部按压和 2 次人工呼吸)后再除颤。目前推荐优先使用较低能量双相波除颤(120~200J),单相波除颤时首次电击可用 360J。电击后 5 秒内心室颤动终止即为除颤(电击)成功。电击成功后心室颤动再发不应视为除颤失败。电击后 5 秒心电显示心搏停止或非心室颤动无电活动均可视为电除颤成功,除颤成功后应立即进行胸外按压。

第四章 休 克

一、内 容 提 要

1. 休克是临床常见的急症,掌握休克的定义及发病机制。

2. 掌握休克的临床表现,寻找休克的致病因素,分清休克的类型,根据不同病因对各型休克进行对因、对症、支持等处理。尽快给予急救措施,预防并发症。

3. 休克属于中医"脱证",知道休克的中医病因病机。在急救过程中,酌情采用中医的某些特殊疗法,病情稳定后可参照中医辨证施治。

二、重难点解析

1. **休克的诊断** 主要依据病史及临床表现和休克诊断的标准。

(1) 有诱发休克的病因。

(2) 临床症状:①神志(意识)异常。②脉细数 >100 次 / 分,或不能触及。③四肢湿冷、胸骨部位皮肤指压试验阳性(压后再充盈时间 >2 秒)、皮肤花纹;黏膜苍白或发绀;尿量 <30ml/h,或尿闭。④血压:收缩压 <80mmHg。⑤脉压 <20mmHg。⑥原有高血压者,收缩压较原水平下降 30% 以上。(1)+(2)中①～③中的两项 /④～⑥中一项者,诊断可成立。

2. **休克的急救处理**

(1) 首先明确是不是休克,排除其他原因引起的晕厥、昏迷。

(2) 吸氧,同时询问患者家属相关病史,明确休克的类型。

(3) 快速建立静脉通道,给予生命支持。

(4) 监测生命体征,对因治疗,适当给予血管活性药物。

(5) 转入 ICU 或相关科室进一步对因治疗。

三、习 题

(一) 选择题

A₁ 型题

1. 下列休克的病因中除了哪项均是正确的(　　　)

 A. 低血容量性休克   B. 感染性休克   C. 过敏性休克

 D. 心源性休克   E. 不可逆性休克

2. 休克对器官的主要影响不包括下列哪一项(　　　)

 A. 心脏   B. 脑   C. 肺

 D. 肾   E. 皮肤

3. 休克的病理机制不包括下列哪一项(　　　)

 A. 休克早期   B. 微循环缺血期   C. 组织缺氧期

D. 微循环衰竭期　　　　　　　E. 微循环淤血期

4. 休克的查体要点不包括下列哪一项（　　　）

    A. 意识　　　　　　　　　　B. 血压　　　　　　　　　　C. 心率

    D. 尿量　　　　　　　　　　E. 吞咽功能

5. 各类休克的共同特点是下面哪一项（　　　）

    A. 血压下降　　　　　　　　　　　B. 有效循环血容量下降

    C. 中心静脉压降低　　　　　　　　D. 脉压差缩小

    E. 四肢冰凉

6. 脱证的病机关键是（　　　）

    A. 痰浊内阻　　　　　　　　B. 邪毒内闭　　　　　　　　C. 元气不足

    D. 阴阳不相维系　　　　　　E. 热毒内陷

7. 全身皮肤、黏膜明显发绀,四肢厥冷,脉搏摸不清,血压测不出,尿少甚至无尿,属于（　　　）

    A. 轻度休克　　　　　　　　B. 中度休克　　　　　　　　C. 重度休克

    D. 休克淤血期　　　　　　　E. 休克早期

8. 轻度休克的临床表现是（　　　）

    A. 血压稍升高,脉搏、脉压正常　　　　B. 血压稍降低,脉搏、脉压正常

    C. 收缩压稍降低,脉搏快,脉压缩小　　D. 舒张压稍升高,脉搏快,脉压缩小

    E. 血压稍升高,脉搏快,脉压无变化

9. 由于真阴亏少,虚阳上亢,面色潮红、心烦潮热、口干欲饮、皮肤干燥、舌红而干、脉微细数,可用下列哪首方治疗（　　　）

    A. 当归六黄汤　　　　　　　B. 生脉散　　　　　　　　　C. 四逆汤

    D. 增液汤　　　　　　　　　E. 一贯煎

A₂ 型题

10. 患者,男性,36 岁,外伤后出现皮肤干皱,身软无力,尿少,舌红少津,脉细,证属（　　　）

    A. 气脱证　　　　　　　　　B. 阴脱证　　　　　　　　　C. 阳脱证

    D. 气阴两脱证　　　　　　　E. 热毒内陷证

11. 患者,女性,40 岁,神志模糊,语声低微,冷汗大出,身寒畏冷,四肢冰凉,尿少甚或无尿,舌质淡白,脉微欲绝,证属（　　　）

    A. 热毒内陷证　　　　　　　B. 阳脱证　　　　　　　　　C. 气脱证

    D. 阴脱证　　　　　　　　　E. 气滞血瘀证

12. 患者,女性,64 岁,烦躁不安,面色潮红,心烦潮热,口干欲饮,少尿便秘,皮肤干皱,舌红而干,脉微细数。治宜选何方加减（　　　）

    A. 独参汤　　　　　　　　　B. 参附汤　　　　　　　　　C. 生脉散

    D. 至宝丹　　　　　　　　　E. 血府逐瘀汤

13. 某患者,女,68 岁,面色苍白,神情淡漠,声低息微,倦怠乏力,汗漏不止,四肢发冷,舌淡苔白润,脉细微。可用针灸以回阳固脱,苏厥救逆,其配穴不包括（　　　）

    A. 中冲　　　　　　　　　　B. 涌泉　　　　　　　　　　C. 内关

    D. 关元　　　　　　　　　　E. 神阙

B 型题

A. 精神恍惚,语声低微,唇甲发绀,四肢厥冷,发斑出血,舌质紫黯有瘀点,脉数

B. 神志淡漠,反应迟钝,身热汗出,口干喜饮,四肢逆冷,小便短赤,大便秘结,舌质红,苔黄少津,脉细数

C. 大汗淋漓,烦躁不安,口干咽燥,皮皱,静脉萎陷,尿少或无尿,舌质红而干,舌体瘦小,脉微细数

D. 面色青灰,精神恍惚,甚至神昏,汗出身冷,口燥咽干,肌肤干皱,四肢逆冷,尿少或无尿,舌淡无苔,脉微欲绝

E. 精神委靡,反应迟钝,大汗淋漓,身冷畏寒,口淡不渴,心悸胸闷,四肢厥冷,二便失禁,舌淡苔白,脉微欲绝

1. 以上哪一项属于阳脱证( )

2. 以上哪一项属于阴脱证( )

(二) 名词解释

1. 休克

2. 脱证

(三) 填空题

1. 休克按其病因可分为:_____、感染性休克、_____、神经源性休克、_____。

2. "脱"之名源于_____。西医学的_____可参考本病救治。

3. 休克除见到正气虚脱诸证外,还见壮热、口渴、烦躁、大便秘结、舌红苔黄燥,脉沉细,根据中医辨证论治,应选用_____加减。

4. "脱"证的中医病因病机为_____。

(四) 简答题

1. 休克的急救常规处理原则是什么?

2. 怎样积极预防脱证的发生?

(五) 论述题

1. 试述休克的临床表现及休克程度分期。

2. 某患者,男,48 岁,突然大汗不止,神志恍惚,心慌气促,声短息微,四肢厥冷,二便失禁,舌卷,脉微欲绝。

请写出你的中医诊治思路及急救处理。

四、参 考 答 案

(一) 选择题

A₁ 型题

1. E   2. E   3. C   4. E   5. B   6. D   7. C   8. D   9. B

A₂ 型题

10. D   11. B   12. C   13. C

B 型题

1. E   2. C

(二) 名词解释

1. 休克　是机体在严重失血、失液、感染、创伤等致病因素作用下,以组织微循环灌流量急剧减少为主要特征的急性血液循环障碍,致使各重要器官功能代谢障碍和结构损害的一个全身性病理过程。

2. 脱证　是因邪毒侵扰,脏腑败伤,气血受损,阴阳不相维系而致的以突然汗出,目合口开,二便自遗,甚则神昏为主要表现的危急重症。

(三) 填空题

1. 低血容量性休克　心源性休克　过敏性休克

2.《灵枢·通天》　各类型休克

3. 白虎汤合紫雪丹

4. 阴竭阳枯,气血不相维系

(四) 简答题

1. 休克的急救常规处理原则是:①鼻导管或者面罩吸氧;②24 小时监测生命体征;③快速建立静脉通道,扩容基础上适当使用血管活性药物;④注意神志变化。

2. 可以从以下几个方面预防:①积极治疗原发病,如给予补血益气、收敛止血、清热解毒、调补阴阳等法;②调畅情志,疏通气机,避免肝气郁滞过久化火,耗伤阴血;③调节饮食,忌食肥甘厚腻、辛辣刺激之品,以防损伤脾土,后天气血化源不足;④年老体虚,久病及肾,命门火衰,应避免过劳及寒冷刺激,因劳则耗气,寒则伤阳,终导致阳气欲脱之象。

(五) 论述题

1. 临床表现及休克程度分期如下:

(1) 轻度休克:患者神志清醒,烦躁,精神紧张,面色与全身皮肤开始苍白,肤温凉,口唇及指甲发绀,全身冷汗,尿量减少,脉搏增快,收缩压正常或偏低,舒张压轻度升高,脉压减小。

(2) 中度休克:此期患者神志尚清楚,表情淡漠,反应迟钝,或出现意识模糊,软弱无力,皮肤湿冷,唇色苍白、皮肤黏膜发冷,肢端青紫,脉搏细速,血压下降至 60~80mmHg,脉压 <20mmHg,浅表静脉萎陷,尿量 <20ml/h。

(3) 重度休克:患者意识模糊,甚至昏迷,多脏器衰竭,面色青灰,口唇及肢端发绀,皮肤黏膜广泛瘀斑、瘀点,血压 <60mmHg 或测不出,脉压差显著缩小;嗜睡或昏迷;随着持续的重度组织灌注缺乏,导致细胞功能损害,甚则微循环衰竭而死亡。

2. 诊断思路:

(1) 诊断:脱证;证型:阳脱证。

(2) 辨证分析:患者大汗不止,汗为心液,阳随液脱,心阳虚衰,故见神志恍惚,心慌气促;阳虚不能温煦四肢,故见四肢厥冷;肾阳虚衰,不能司摄二便,故二便失禁。舌卷,脉微欲绝,均为阳脱之象。

急救处理:

(1) 急用参附汤回阳救逆。汗出不止时可加用煅龙骨、煅牡蛎、五味子以收涩敛汗;四肢厥冷者加桂枝、当归温通阳气;气促加黄芪益气。

(2) 中成药处理:参附注射液 20ml 静脉注射,而后参附注射液 100ml 加入 5% 葡萄糖注射液 250ml 中静脉滴注;黄芪注射液 50ml 加入 5% 葡萄糖注射液 100ml 中静脉滴注。

(3) 亦可针刺关元、内关、肾俞、三阴交等穴以回阳救逆。

第五章　恶性心律失常

一、内 容 提 要

1. 恶性心律失常是可导致猝死的严重心律失常。掌握恶性心律失常的具体类型,知道各型心律失常的心电图表现,临床才能正确诊断。

2. 恶性心律失常的治疗　在正确诊断心律失常后,根据其属于快速或慢速心律失常的类型,根据发病机制治疗,知道何种情况适合予起搏器安置术;掌握心律失常伴有严重的血流动力学紊乱时如何行电复律。

3. 心律失常在中医范围属于"心悸"范畴,知道其病因病机,熟悉中医辨证分型论治。

二、重难点解析

电复律 / 电除颤的临床适用范围:

1. 房扑 / 房颤　心房扑动时若心室率较快,有明显血流动力学障碍时,如同时伴发心肌梗死、心绞痛、心力衰竭、心源性休克,应及时行同步直流电复律,待复律成功后给予药物治疗。

2. 室性心动过速　若血流动力学不稳定,此种情况极易发生心室颤动而后心搏骤停,需即刻行同步直流电复律;无脉性或多形性室速视同心室颤动行 1 次非同步除颤,心室颤动(VF)或心动过速(VT)除颤后无效,可应用胺碘酮 300mg,快速静脉推注后再重复除颤,直到室颤转复成功。

3. 心室颤动与扑动　均为心脏电除颤的绝对适应证。目前主张心搏骤停时,即使无法确认是否为心室颤动所致,均应及时除颤。

三、习　　题

(一) 选择题

A$_1$ 型题

1. 下列哪项不是心律失常形成的病理机制(　　)
   - A. 自律性增高
   - B. 折返激动
   - C. 传导障碍
   - D. 心肌收缩力增强
   - E. 触发活动异常

2. 电复律绝对适应证是下列哪一项(　　)
   - A. 阵发性室性心动过速
   - B. 心房颤动
   - C. 心房扑动
   - D. 预激综合征伴心房颤动
   - E. 心室颤动

3. 心悸虚证治疗选用桂枝甘草龙骨牡蛎汤加减,若以心动过缓为主,可加用(　　)
   - A. 葶苈子、茯苓
   - B. 人参、附子
   - C. 赤芍、丹参
   - D. 半夏、竹茹
   - E. 橘皮、枳实

4. 心悸相当于西医学的各种心律失常,在急性心肌梗死合并缓慢性心律失常时,可选用下列哪种方法治疗(　　　)

　　A. 利多卡因　　　　　　　　B. 美托洛尔　　　　　　　C. 阿托品

　　D. 电复律　　　　　　　　　E. 胺碘酮

5. 在心悸诊断的相关检查中,常用并有重要诊断意义的检查是(　　　)

　　A. 胸部 X 线检查　　　　　　B. 心电图　　　　　　　　C. 血常规检查

　　D. CT 扫描　　　　　　　　　E. 腹部 B 超

6. 脉率过速型心悸是指在静息状态下,脉搏频率超过(　　　)

　　A. 100 次 / 分　　　　　　　B. 120 次 / 分　　　　　　C. 150 次 / 分

　　D. 160 次 / 分　　　　　　　E. 90 次 / 分

7. 脉率过缓型心悸是指在静息状态下,脉搏频率低于(　　　)

　　A. 40 次 / 分　　　　　　　　B. 50 次 / 分　　　　　　C. 60 次 / 分

　　D. 70 次 / 分　　　　　　　　E. 80 次 / 分

8. 心室颤动首选的治疗措施是(　　　)

　　A. 利多卡因　　　　　　　　　　　B. 普鲁卡因胺

　　C. 非同步直流电复律　　　　　　　D. 同步直流电复律

　　E. 10% 葡萄糖酸钙溶液

A₂ 型题

9. 患者,男性,70 岁,突然晕厥。查体:神志淡漠,血压 70/40mmHg,心率 40 次 / 分,大汗淋漓,四肢冰凉。心电图提示急性下壁心肌梗死,Ⅲ度房室传导阻滞。首选的治疗措施是(　　　)

　　A. 阿托品静脉滴注　　　　　　　　B. 安装临时心脏起搏器

　　C. 安装永久性心脏起搏器　　　　　D. 异丙肾上腺素静脉滴注

　　E. 肾上腺素静脉注射

10. 患者,男性,40 岁,症见心悸时发时止,受惊易作,胸闷烦躁,睡眠差多梦,口干苦,大便秘结,小便黄,舌红苔黄腻,脉弦滑。治疗应辨何证型(　　　)

　　A. 实证 - 心脉瘀阻证　　　　　　　B. 实证 - 痰火扰心证

　　C. 实证 - 水饮凌心证　　　　　　　D. 虚证 - 心虚胆怯证

　　E. 虚证 - 阴虚火旺证

11. 患者症见心悸不安,胸闷气短,动则尤甚,面色无华,舌淡苔白,脉结代。治疗选用以下哪种方法最适宜(　　　)

　　A. 清热化痰,宁心安神　　　　　　B. 滋阴降火,养心安神

　　C. 补血益气,养心安神　　　　　　D. 镇静定志,养心安神

　　E. 温补心阳,安神定悸

12. 患者男性,32 岁,既往风湿性心脏病二尖瓣狭窄伴关闭不全 5 年,5 个月前突发心悸不适,行心电图检查提示快速房颤,给予洋地黄治疗,心率控制在 70 次左右,但是心律仍绝对不齐。应首选的治疗措施是(　　　)

　　A. 继续用洋地黄制剂控制心室率　　B. 停用洋地黄

　　C. 地高辛加心得安治疗　　　　　　D. 地高辛加糖皮质激素治疗

　　E. 药物或电击转复

13. 患者女性,60 岁,心搏骤停后出现室性心动过速,电击后仍没有好转,应首选的药物是(　　)

　　A. 胺碘酮　　　　　　　B. 利多卡因　　　　　　C. 洋地黄

　　D. 安定　　　　　　　　E. 阿托品

B 型题

　　A. Ⅱ度Ⅰ型房室传导阻滞　　　　B. Ⅱ度Ⅱ型房室传导阻滞

　　C. Ⅲ度房室传导阻滞　　　　　　D. Ⅱ度Ⅰ型窦房传导阻滞

　　E. 干扰性房室分离

1. P-P 间距规则,突然出现 P 波脱落,形成长 P-P 间距,长 P-P 间距与正常 P-P 间距无倍数关系,应诊断为(　　)

2. P 波与 QRS 波之间无比例关系,心房率较心室率快,可出现逸搏心律,应诊断为(　　)

　　A. 补血养心,益气安神　　　　　　B. 清热化痰,宁心安神

　　C. 温补心阳,安神定悸　　　　　　D. 滋阴清火,养心安神

　　E. 镇惊定志,养心安神

3. 患者心悸时发时止,胸闷烦躁,失眠多梦,口干苦,大便秘结,小便黄赤,舌苔黄腻,脉滑。中医治法最适宜的是(　　)

4. 患者心悸不宁,心烦失眠,头晕目眩,手足心热,耳鸣,舌红,少苔,脉细数。中医治法最适宜的是(　　)

(二) 名词解释

1. 心悸

2. 病态窦房结综合征

3. 窦性停搏

(三) 填空题

1. 心悸的常见证型有_____,痰火扰心证,_____,气血亏虚证,_____,心脉瘀阻证,_____。

2. 快速性心律失常的主要病理机制为_____,_____,_____。

3. 心悸的治疗原则是_____,_____。

(四) 简答题

1. 简述心悸的病理性质。

2. 简述室颤的急诊处理。

3. 试述室性心动过速的急诊处理流程。

(五) 论述题

某患者,男,65 岁,心悸胸闷反复发作 6 年余,加重 1 周。现症见心悸不宁,劳累加重,伴胸闷气短,四肢倦怠,头晕目眩,形寒肢冷,面色苍白,纳呆,便溏,舌淡,苔白腻,脉细数。

请写出中医诊断、证型、证候分析、治法及方药。

四、参考答案

（一）选择题

A₁型题

1. D　2. E　3. B　4. C　5. B　6. A　7. C　8. C

A₂型题

9. B　10. B　11. C　12. A　13. A

B型题

1. E　2. C　3. B　4. D

（二）名词解释

1. 心悸　是因外感或内伤,致气血阴阳亏虚,心失所养,或痰饮瘀血阻滞,心脉不畅,引起心中悸动,惊惕不安,甚则不能自主的一种病证。

2. 病态窦房结综合征　由于窦房结或其周围组织的器质性病变导致窦房结起搏功能和(或)窦房传导障碍而产生明显而持久的窦性心动过缓,心率<50次/分,并且以头晕、心悸、软弱乏力、黑蒙、甚至阿-斯综合征为主要临床表现的症状。

3. 窦性停搏　亦称窦性静止,是因迷走神经张力增高或窦房结功能障碍,窦房结一过性停止激动,且时间在2秒以上,可有黑蒙、晕厥等临床表现。

（三）填空题

1. 邪热伤阴证　阴虚火旺证　心阳不振证　水饮凌心证

2. 冲动形成异常　冲动传导异常　折返及复合性的病理改变

3. 虚证当补气、养血、滋阴、温阳　实证当祛痰、化饮、清火、化瘀

（四）简答题

1. 心悸的病理性质主要有虚实两方面:虚者为气血阴阳亏损,心神失养所致;实证多由痰火扰心、心脉瘀阻、水饮凌心,气血运行不畅等所致。虚实之间可以相互夹杂或者相互转化。

2. ①发生室颤时易出现心搏骤停,应立即行心肺复苏,电除颤;②除颤无效后,给予胺碘酮300mg,快速静脉注射后再重复一次电除颤;③室颤转复成功后,需纠正水、电解质紊乱,调整酸碱平衡。

3. （1）吸氧,建立静脉通道。

（2）检查是否有脉搏,无脉搏者参照室颤的治疗方案。

（3）有脉搏,且收缩压<90mmHg,心率>150次/分,伴有胸痛、心力衰竭,需同步直流电复律;若存在低钾、低镁,根据缺钾程度静脉补充氯化钾,使血钾水平达4.5~5.0mmol/L,另外,无论血镁水平如何,给予硫酸镁2~5g,用5%的葡萄糖注射液40ml稀释,缓慢静脉推注。随后给予150mg胺碘酮,必要时再次心脏电复律。

（4）有脉搏,不存在收缩压<90mmHg,心率>150次/分,伴有胸痛、心力衰竭的情况,若低钾,按照上述方案补钾,10分钟内静脉推注胺碘酮150mg,或者利多卡因50mg,可重复使用,最大剂量不超过200mg;若心动过速不能控制,请专科医师会诊,给予同步直流电复律,必要时可给以胺碘酮150mg,1小时以上给予300mg,可重复。

（五）论述题

中医诊断:心悸

证型:心阳不振,气血亏虚

证候分析:患者心悸6年余,此次发病以心悸为主,故诊断心悸明确。患者患病时间较长,加之年老,久病必虚。其心悸不宁,劳累后加重,伴有胸闷、气短,形寒肢冷,面色苍白,舌淡,苔白,说明病机以阳虚为主,病位在心,故为心阳不振,心阳不能温养心脉,可见心悸不宁。心阳不振,不能温养脾阳,脾失健运,后天气血生化不足,中气亏虚,可见气短、肢倦、纳呆、便溏、脉细等。

治法:温通心阳,益气养血,安神定悸。

方药:桂枝甘草龙骨牡蛎汤合炙甘草汤加减。(桂枝、龙骨、牡蛎、炙甘草、麦门冬、阿胶、当归、生地黄、麻仁、大枣、生姜等)

第六章 脓毒症与多器官功能障碍综合征

第一节 脓 毒 症

一、内 容 提 要

1. 脓毒症、严重脓毒症及脓毒性休克是反映机体内一系列病理生理改变及临床病情严重程度变化的动态过程,其实质是 SIRS 不断加剧、持续恶化的结果。其中脓毒性休克,可以认为是严重脓毒症的一种特殊类型,以伴有组织灌注不良为主要特征。

2. 脓毒症的基本病机是正虚毒损,毒热、瘀血、痰浊瘀滞脉络,气机逆乱,脏腑功能失调。西医病因有内毒素血症学说、炎症介质学说、内皮细胞损伤学说、肠道屏障功能受损学说以及基因表达的特异性等。

3. 脓毒症的实验室检查指标及中西医治疗手段。

二、重难点解析

1. 脓毒症、严重脓毒症、脓毒性休克的定义。
2. 脓毒症的诊断标准。
3. 脓毒症在不同阶段治疗的侧重点不同。

三、习　　题

(一) 选择题

A$_1$ 型题

1. 以下临床表现哪项不是诊断为全身炎症反应综合征的依据(　　)
   A. 体温 37.8℃　　　　　B. 心率 102 次 / 分　　　　　C. PaCO$_2$ 28mmHg
   D. WBC 12×10^9/L　　　E. 呼吸频率 22 次 / 分

2. 脓毒症休克患者一旦组织低灌注缓解,且不存在心肌缺血、严重低氧血症、急性出血、发绀型心脏病或乳酸酸中毒等情况,推荐血红蛋白低于多少时输注红细胞(　　)
   A. 9g/dl　　　　　　　B. 6g/dl　　　　　　　C. 7g/dl
   D. 8g/dl　　　　　　　E. 5g/dl

3. 脓毒症所致急性肺损伤 / 急性呼吸窘迫综合征的肺保护性通气策略中要求的平台压在多少比较合适(　　)
   A. 55cmH$_2$O　　　　　B. 45cmH$_2$O　　　　　C. 50cmH$_2$O
   D. 30cmH$_2$O　　　　　E. 40cmH$_2$O

A₂ 型题

4. 脓毒症患者出现高热,烦躁,口干,便秘,舌质红绛,脉数,属于中医辨证(　　)

　　A. 脓毒症初期热毒内盛,耗伤阴血　　　B. 脓毒症初期热毒内盛,气营两燔

　　C. 严重脓毒症期瘀毒内阻,脉络受损　　D. 严重脓毒症期瘀毒损络,阳气虚衰

　　E. 严重脓毒症期瘀血损络,气阴两虚

5. 男性,48岁,"急性出血坏死性胰腺炎"术后23天,已经深静脉导管行TPN治疗20天。今日突发寒战、高热、T 39.8℃、头痛、头晕、面色潮红。患者极度烦躁、P 132次/分,R 36次/分。血常规检查:白细胞计数 25×10^9/L、中性核左移。此时应首先考虑患者出现了(　　)

　　A. 静脉导管感染引起脓毒症　　　　B. 肠源性感染引起脓毒症

　　C. 切口感染引起脓毒症　　　　　　D. 坏死组织毒素吸收引起毒血症

　　E. 腹腔内感染引起脓毒症

6. 患者女性,30岁。右髂窝脓肿切开引流术后第4天,出现阵发性高热、寒战、全身不适、咳嗽胸痛,X线检查提示右下肺叶 4cm×3cm 大小、壁完整的阴影。该患者最可能患有(　　)

　　A. 革兰阴性细菌脓毒症　　　　　　B. 真菌脓毒症

　　C. 革兰阳性细菌脓毒症　　　　　　D. 肺结核

　　E. 寒性脓肿

B 型题

　　A. 普济消毒饮　　　　　　　　　　B. 清瘟败毒饮合凉膈散

　　C. 清营汤合安宫牛黄丸　　　　　　D. 参附汤

　　E. 生脉散或独参汤

1. 脓毒症邪毒袭肺,气壅喘逆宜选用什么方剂(　　)

2. 脓毒症热盛腑实,气营两燔宜选用什么方剂(　　)

3. 严重脓毒症期正虚毒陷,阳气暴脱宜选用什么方剂(　　)

(二) 名词解释

脓毒症

(三) 填空题

1. 脓毒症过程中出现高热,烦躁,口干,便秘,舌质红绛,脉数,属于中医辨证＿＿＿＿期＿＿＿＿证。

2. 晶体液复苏要求在＿＿＿＿分钟内给予＿＿＿＿晶体液或＿＿＿＿胶体液。

3. 在脓毒症治疗中可以使用的中成药有＿＿＿＿、＿＿＿＿、＿＿＿＿、＿＿＿＿等。

(四) 简答题

1. 脓毒症早期目标治疗包括哪些指标?

2. 脓毒症容量复苏有哪些原则?

四、参考答案

(一) 选择题

A₁ 型题

1. A　　2. C　　3. D

A₂ 型题

4. A　5. A　6. C

B 型题

1. A　2. B　3. D

（二）名词解释

脓毒症　是指由感染或高度可疑感染灶引起的全身炎症反应综合征（SIRS），其病原体包括细菌、真菌、寄生虫及病毒等。

（三）填空题

1. 脓毒症初　热毒内盛，耗伤阴血

2. 30　500~1000ml　300~500ml

3. 安宫牛黄丸　醒脑静　血必净　参附注射液

（四）简答题

1. 在早期复苏最初 6 小时内的复苏目标包括：①中心静脉压（CVP）8~12mmHg；②平均动脉压（MAP）≥65mmHg；③尿量≥0.5ml/（kg·h）；④中心静脉氧饱和度（ScvO₂）≥70%，混合静脉氧饱和度（SvO₂）≥65%。严重脓毒症或脓毒性休克在最初 6 小时复苏过程中，尽管 CVP 已达到目标，但对应的 ScvO₂ 与 SvO₂ 未达到 70% 或 65% 时，可输入浓缩红细胞达到血细胞比容≥30%，同时 / 或者输入多巴酚丁胺 [最大剂量为 20μg/（kg·min）] 来达到目标。

2. 应遵循"序贯"治疗和"集束化"原则。包括采用晶体液复苏、输红细胞，应用血管活性药、小剂量皮质激素、山莨菪碱、益气活血中药等。

第二节　多器官功能障碍综合征

一、内容提要

1. 多脏器功能障碍综合征（MODS）是指急性严重感染及一些非感染因素（如创伤、烧伤、大手术后、病理产科、心肺复苏等）诱发全身炎症反应综合征 24 小时之后导致机体同时或相继发生两个或两个以上脏器功能障碍的临床综合征。其病因复杂，治疗困难，死亡率高，是急诊临床的常见症。中医学中无 MODS 的名称，历代医籍所记载的各种病因所致脏器受损，邪毒炽盛，正气衰惫，气血逆乱，凶恶并见的临床表现与之相似，属于中医"厥证"、"脱证"等范畴。

2. 多脏器功能障碍综合征的常见病因　①严重感染如败血症、肺部感染、腹腔内脓肿、重症胰腺炎、重症胆管炎、弥漫性腹膜炎、流行性出血热、重症病毒性肝炎等；②严重创伤如胸部、腹部、颅脑及严重复合性外伤，大面积烧伤等；③大手术如肺叶、肝叶、胰、十二指肠、腹主动脉瘤切除等巨大复杂的胸腹部手术；④病理产科；⑤缺血缺氧性损害如休克、复苏后综合征、弥散性血管内凝血（DIC）、血栓形成；⑥治疗失误如高浓度氧吸入、大量应用去甲肾上腺素等血管收缩药、输液或输血过多、长期大量使用抗生素、大剂量激素的应用等；⑦其他，如急性中毒、麻醉意外、长时间低氧血症、器官储备功能低下的老年人和免疫能力低下者、原先存在多种慢性疾病者。在上述病因中以严重感染最常见。

二、重难点解析

1. MODS 是与应激密切相关的急性全身性器官功能损害。MODS 在概念上应注意以下几点：①原发的致病因素是急性的，继发的受损器官远离原发损害的部位；②从原发损害到发生 MODS，往往有一间隔期，可为数小时或数天，呼吸功能障碍在 MODS 中较常见，一般出现在创伤和感染发生的 24~72 小时内；③受损器官原来的功能基本正常，一旦阻断其发病机制，功能障碍是可逆的；④在临床表现上，各器官功能障碍的严重程度不同步，有的器官已呈现完全衰竭（如无尿性肾衰），有的器官则可为临床不明显的"化学性"衰竭（如血转氨酶升高）。MODS 的病死率很高，并随衰竭器官的数目增加而增高。累及 1 个器官的病死率为 30%，累及 2 个器官的病死率为 50%~60%，累及 3 个以上器官的病死率为 72%~100%。病死率还与患者的年龄、病因和基础病变等因素有关。

2. MODS 的确切发病机制尚未完全阐明，目前认为与下列因素有关。

(1) 同源发病机制：指 MODS 是由若干共同病因同时或先后存在，各种致病因素作用于机体，引起一系列的改变。具体表现：①微循环障碍；②"再灌注"损伤；③炎症介质；④代谢障碍。

(2) 序贯性发病机制：序贯性发病机制是指 MODS 常从某一脏器开始，随之其他脏器序贯地发生障碍乃至衰竭，呈多米诺效应，互为影响，形成恶性循环，而首发器官以肺为多见。

(3) "二次打击"学说

中医病因病机：本病的形成，多是由于外邪侵袭，或素体亏虚，又复感外邪、严重创伤、失治误治等，使热毒炽盛，脏气耗伤，阴阳失调，气滞血瘀，水湿泛滥，痰饮内生，瘀热互结，腑气不通，甚则阴阳离决所致。无论何种致病动因，病情发展至 MODS，常是疾病转归的必然趋势，此时，证情多表现为以虚为本，虚实并见，寒热错杂。总之，阴阳逆乱是 MODS 发病的关键，气滞血瘀是其基本病理改变和中间环节，而正气欲脱、阴阳离决是该病发展的最终阶段。

三、习　题

(一) 选择题

A₁ 型题

1. 多系统器官衰竭最早发现于（　　）

  A. 休克   B. 严重感染   C. 严重创伤

  D. 大手术后   E. 机体免疫力低下

2. MODS 是指（　　）

  A. 一种新的难治的临床综合征

  B. 发生于大手术和严重创伤后的综合征

  C. 多发性创伤同时损伤了多个器官而引起的疾病

  D. 急性危重疾病后短时间内不止一个系统或器官发生功能障碍的综合征

  E. 一个器官衰竭导致另一些器官相继衰竭

3. MODS 最常见的病因是（　　）

  A. 营养不良   B. 严重创伤和感染   C. 输液过多

  D. 免疫力低下   E. 吸氧浓度过高

4. 下列原有疾病基础上遭受急性损害后不易发生 MODS 的是（ ）

  A. 慢性肾病   B. 风湿性关节炎   C. 糖尿病

  D. 肝硬化   E. 冠心病

5. 关于 MODS 以下哪个是正确的（ ）

  A. 凡有两个或两个以上的重要器官衰竭即是 MODS

  B. 肝脏损害往往是首发器官

  C. 全身性炎症反应综合征（SIRS）只表现在感染而与损伤无关

  D. 肠道细菌 / 内毒素移位可触发（SIRS），但不会导致 MODS

  E. 以上都是错的

6. 下列哪种属于多器官衰竭（ ）

  A. 肺源性心脏病   B. 肺性脑病   C. 挤压综合征

  D. 肝肾综合征   E. 尿毒症

7. 引起多器官功能障碍综合征的感染性病因中，主要的感染部位是（ ）

  A. 肺部   B. 胸腔   C. 腹腔

  D. 肾脏   E. 心包腔

8. 老年人发生的多器官功能障碍综合征,以下列哪种感染作为最常见的原发病因（ ）

  A. 腹腔内感染   B. 肺部感染   C. 泌尿系感染

  D. 皮肤感染   E. 脑膜炎

9. 多器官功能障碍综合征或多系统器官衰竭时,肾功能障碍的最初表现为（ ）

  A. 肾小管细胞管型   B. 蛋白尿   C. 尿量减少

  D. 尿钠排出减少   E. 肾小球滤过率下降

10. 关于多器官功能不全综合征（MODS）,以下哪个是错误的（ ）

  A. MODS 常指急性疾病过程中发生的 2 个或 2 个以上主要器官功能不全

  B. 其特点之一是急性

  C. 死亡率高

  D. 凡是 2 个或 2 个以上的主要器官功能不全就是 MODS

  E. MODS 最好的治疗是预防

11. 治疗急性呼吸窘迫综合征,以下哪项是错的（ ）

  A. 主要支持呼吸的方法是用呼吸机进行呼气末正压通气

  B. 因正压通气使回心血量减少,所以要大量快速输液

  C. 防治感染是重要措施

  D. 可选用改善肺循环的药物

  E. 纠正低氧的同时,应兼顾其他主要器官功能的支持治疗,防止 MODS 发生

12. 下列哪一项是多器官功能障碍综合征"二次打击"的原因（ ）

  A. 大手术   B. 失血   C. 创伤

  D. 感染   E. 休克

13. 符合 MODS 时体内分解代谢的表现是（ ）

  A. 糖分解减少   B. 蛋白质负氮平衡   C. 乳酸减少

D. 二氧化碳产生减少　　　　　E. 尿素氮减少

14. MODS 时免疫系统（　　）

A. 保持正常功能　　　　　　　　B. 处于全面抑制状态

C. 外周血淋巴细胞增多　　　　　D. B 细胞分泌抗体能力增强

E. TH/TS 比例升高

15. 多系统器官衰竭时发生的应激性溃疡,最多见于（　　）

A. 食管上段　　　　　　B. 食管下段　　　　　　C. 胃近端

D. 胃远端　　　　　　　E. 十二指肠

16. 呼吸功能障碍在 MODS 中出现较早,一般出现在创伤和感染发生的（　　）

A. 12~24 小时内　　　　B. 12~46 小时内　　　　C. 24~72 小时内

D. 46~72 小时内　　　　E. 72 小时后

A₂ 型题

17. 女性,70 岁,因急腹症入院,急救过程中先后出现少尿、肺水肿、呼吸困难、嗜睡、意识障碍,消化道出血等症状,应诊断为（　　）

A. DIC　　　　　　　　　B. ARF　　　　　　　　　C. MODS

D. ARDS　　　　　　　　E. Curling 溃疡

18. 男性,24 岁,夏日工地上劳动时突发晕厥,发热、呼吸急促,烦躁或神志昏愦,口干欲冷饮,汗出而热不减,舌红,苔黄,脉洪大。宜选用下列哪一汤剂治疗（　　）

A. 大承气汤　　　　　　B. 银翘散　　　　　　　C. 清瘟败毒饮

D. 竹叶石膏汤　　　　　E. 凉膈散

19. 男,70 岁,70% 烧伤第 2 日,收缩压 80mmHg,呼吸频率 34 次 / 分,每小时平均尿量 18ml,有黑色大便,血胆红素 36mmol/L,血小板计数 40×10^9/L,Glasgow 计分 5 分,目前最恰当的诊断是（　　）

A. ARDS　　　　　　　　B. ARF　　　　　　　　　C. DIC

D. ATN　　　　　　　　　E. MSOF

20. 男,65 岁,患急性胰腺炎入院,出现多器官功能不全综合征,分析其发生机制,不属于重要损害因子的是（　　）

A. 细胞因子　　　　　　B. 炎症介质　　　　　　C. 生长因子

D. 全身炎症反应　　　　E. 组织缺血 - 再灌注过程

21. 男性,42 岁,患急性重症胰腺炎并发休克 36 小时,经抗休克治疗后行胰腺和其周围坏死组织清除、腹腔引流术。术后心率 106 次 / 分,血压 96/60mmHg(12.8/8kPa),中心静脉压 10cmH₂O(9.8kPa)。呼吸频率 22 次 / 分,动脉血氧分压 66mmHg(11.5kPa),尿量 10ml/h,尿比重 1.002。此患者目前最紧急的并发症是（　　）

A. 心功能不全　　　　　B. 肺衰竭　　　　　　　C. 肾衰竭

D. 血容量不足　　　　　E. 体内抗利尿激素分泌过多

B 型题

A. 呼吸机支持治疗　　　B. 血液净化治疗　　　　C. 制酸剂治疗

D. 口服肠道抗菌药　　　E. 患者先后出现呼吸和肾衰竭

1. 急性呼吸窘迫综合征应（　　）

2. 急性肾衰竭应（　　　）

3. 应激性溃疡应（　　　）

4. 急性肝衰竭应（　　　）

5. MODS 应（　　　）

   A. 高钾血症　　　　　　　B. 呼气末正压通气　　　　　　C. 尿比重 >1.020

   D. 尿钠 >40mmol/L　　　　E. 大便 OB 阳性

6. ARDS 会出现（　　　）

7. 应激性溃疡会出现（　　　）

8. 急性肾衰竭少尿期会出现（　　　）

9. 肾前性 ARF 会出现（　　　）

10. 肾性 ARF 会出现（　　　）

(二) 名词解释

1. 多器官功能障碍综合征（MODS）

2. 全身炎症反应综合征（SIRS）

3. 代偿性抗炎反应综合征（CARS）

4. 细菌移位

5. 急性呼吸窘迫综合征（ARDS）

(三) 填空题

1. 引起 MODS 的原因一般分为＿＿＿＿和＿＿＿＿两类。

2. 从发病形式上,MODS 分为＿＿＿＿型和＿＿＿＿型。

3. MODS 患者中常出现呼吸功能不全,轻者表现为＿＿＿＿,重者表现为＿＿＿＿。

4. ARDS 患者临床主要表现为＿＿＿＿和＿＿＿＿。

5. MODS 肾功能严重障碍表现为＿＿＿＿性肾衰竭。

6. MODS 时肝功能代谢变化主要表现为＿＿＿＿和＿＿＿＿。

7. MODS 时反映机体能量代谢不足的为动脉血中＿＿＿＿。

8. SIRS 时,机体释放＿＿＿＿过量;而 CARS 则由于机体释放＿＿＿＿过量所致。

9. 引起多系统器官衰竭的 3 类主要病因有：＿＿＿＿、＿＿＿＿、＿＿＿＿。

10. 多系统器官衰竭的发病机制可能与＿＿＿＿、＿＿＿＿、＿＿＿＿、＿＿＿＿有关。

11. 多器官功能不全综合征（MODS）患者出现高代谢的发病机制是＿＿＿＿、＿＿＿＿、＿＿＿＿。

12. MODS 与慢性实质器官疾病合并其他器官功能障碍,以及老年性器官功能障碍的概念不同,MODS 具有 2 个显著的病理生理紊乱,分别是＿＿＿＿、＿＿＿＿。

(四) 简答题

1. 根据发病形式,MODS 分为哪两种类型? 有何特点?

2. 试用二次打击学说解释 MODS 的发生。

3. 全身炎症反应综合征（SIRS）的诊断标准是什么?

(五) 论述题

1. 试从 SIRS 与 CARS 的关系失衡解释 MODS 的发生。

2. 多系统器官衰竭时可发生哪些重要的器官（系统）衰竭? 各有何临床表现与实验

室检查发现？

四、参考答案

(一) 选择题

A₁ 型题

1. D　　2. D　　3. B　　4. B　　5. E　　6. C　　7. C　　8. B　　9. E

10. D　　11. B　　12. D　　13. B　　14. B　　15. C　　16. C

A₂ 型题

17. C　　18. C　　19. E　　20. C　　21. C

B 型题

1. A　　2. B　　3. C　　4. D　　5. E　　6. B　　7. E　　8. A　　9. C

10. D

(二) 名词解释

1. 多器官功能障碍综合征（MODS）　患者在各种急性危重疾病（如严重创伤、感染、休克）时，短时间内同时或相继出现 2 个或 2 个以上系统、器官功能障碍的临床综合征。

2. 全身炎症反应综合征（SIRS）　感染或非感染病因作用于机体引起的一种全身性炎症反应临床综合征。此时，机体的病理生理变化为高代谢状态和多种炎症介质的失控性释放。临床诊断 SIRS 需要以下各项中的至少 2 项成立：①体温 >38℃或 <36℃；②心率 >90次 / 分；③呼吸 >20 次 / 分或 $PaCO_2$<32mmHg；④白细胞计数 >12×10⁹/L，或 <4.0×10⁹/L，或幼稚粒细胞 >10%。

3. 代偿性抗炎反应综合征（CARS）　感染或创伤时机体产生可引起免疫功能降低和对感染易感性增加的内源性抗炎反应。

4. 细菌移位　肠道细菌透过肠黏膜屏障入血，经血液循环（门静脉循环或体循环）抵达远隔器官的过程。

5. 急性呼吸窘迫综合征（ARDS）　在 MODS 或 MOF 中，呼吸功能障碍发生率高，出现最早。如出现发绀、进行性低氧血症和呼吸窘迫，称为 ARDS，实际上是由急性肺损伤（肺泡 - 毛细血管膜损伤）引起的呼吸衰竭。

(三) 填空题

1. 感染性　非感染性

2. 单相速发　双相迟发

3. 急性肺损伤　急性呼吸窘迫综合征

4. 进行性低氧血症　呼吸窘迫

5. 急

6. 黄疸　肝功能不全

7. 乙酰乙酸 /β- 羟丁酸减少

8. 炎症介质　抗炎介质

9. 严重休克　严重创伤和大手术　败血症和严重感染

10. 器官微循环灌注障碍　全身性炎症反应失控　内毒素血症和肠道细菌移位　细胞代谢障碍

11. 应激激素分泌增多　创面热量丧失　细胞因子作用

12. 全身炎症瀑布式反应失控性激活　氧摄入和氧传递比例失衡

（四）简答题

1. (1) 单相速发型：发病迅速，很快出现多系统器官衰竭，患者在短期内恢复或死亡，病变进程只有一个时相即只有一个高峰。

(2) 双相迟发型：患者在创伤或休克经处理后出现一短暂的缓解期，但 3~5 天后发生全身性感染，病情急剧恶化，短时间内再次相继发生 2 个或 2 个以上器官衰竭。病情的发展呈双相，即病程中有 2 个高峰出现。

2. 创伤、休克或感染等第一次打击较轻，可能不足以引起严重的损伤，但却使机体免疫细胞处于被激活的状态，以后再出现第二次打击（细菌感染或移位）时，即使程度不严重，也易使处于激发状态下的免疫 - 内皮细胞系统发生超强反应，超量释放各种炎症介质和细胞因子，引起"瀑布样效应"，导致炎症反应失控，最终发生 MODS。

3. SIRS 的诊断标准包括：①体温 >38℃ 或 <36℃；②心率 >90 次 / 分；③呼吸 >20 次 / 分或 $PaCO_2<32mmHg(4.3kPa)$；④白细胞计数 $>12 \times 10^9/L$ 或 $<4 \times 10^9/L$ 或幼稚粒细胞 >10%。具备以上 4 项中的 2 项或 2 项以上时，即可判断患者发生了 SIRS。

（五）论述题

1. 感染、损伤等因素均可促进体内生成炎症介质，引起 SIRS。轻度 SIRS 可动员体内防御力量克服对机体的损伤作用，但中重度的 SIRS 逐级放大、反复加重则引起组织损伤。在 SIRS 发展过程中随着促炎介质的增多，体内开始产生内源性抗炎介质，产生抗炎反应。适量的抗炎介质有助于控制炎症，恢复内环境稳定；抗炎介质释放过量，则引起免疫功能降低及对感染的易感性增高，导致 CARS。体内炎症反应与抗炎反应是对立统一的，两者保持平衡，则维持内环境稳定。无论哪一反应过强均导致炎症反应失控，使细胞因子由保护性作用转为损伤性作用，局部组织及远隔器官均遭到损伤，导致 MODS 的发生；或由于全身免疫功能严重低下而引发全身性感染及 MODS，即 SIRS/CARS 失衡的严重后果。

2. ①肺衰竭，临床可见明显的进行性呼吸困难与发绀，肺顺应性显著降低。血气检查 PaO_2 低于 50mmHg(6.7kPa) 或需要吸入 50% 以上氧气才能维持 PaO_2 在 45mmHg(6.0kPa) 以上。②肾衰竭，少尿或尿量无明显变化，血清肌酐持续高于 177μmol/L(2mg/dl)，尿素氮大于 18mmol/L(50mg/dl)。③肝衰竭、黄疸或肝功能不全的表现，血清总胆红素大于 34μmol/L(20mg/dl)，血清 ALT（丙氨酸氨基转移酶）、AST（天冬氨酸氨基转移酶）、LDH（乳酸脱氢酶）或 AKP（碱性磷酸酶）大于正常值上限的 2 倍。④胃肠道衰竭，胃黏膜损伤或应激性胃肠出血，24 小时内失血超过 600ml。⑤心力衰竭，表现为突然发生的低血压，心排血指数 $<1.5L/(min \cdot m^2)$。⑥凝血功能衰竭，血小板计数进行性下降（$<50 \times 10^9/L$），凝血时间，凝血酶原时间与活化部分凝血活酶时间均延长达正常的 2 倍以上，纤维蛋白原 <200mg/dl，3P 试验阳性。⑦中枢神经系统衰竭，反应迟钝，意识障碍，最后进行性昏迷。⑧免疫防御系统衰竭，主要为菌血症或败血症。

第七章 急性发热

一、内 容 提 要

1. 急性发热作为急诊最常见的症状,掌握其临床诊治思路,便于及时正确的给予处理。很多疾病均可以伴有发热的症状,因此需掌握高热的急救措施及急性发热常见危重疾病的急救方法。

2. 熟悉发热的概念、分度、常见的热型及其临床意义,有助于临床诊断。

3. 了解发热的发病机制及常见病因。

二、重难点解析

1. 急性发热的病因,归纳起来,可分为感染性发热和非感染性发热,以感染性发热多见。中医学发热病因有外感发热,因感受六淫之邪及疫疠之气所致;内伤发热,多由饮食劳倦或七情变化,导致阴阳失调,气血虚衰所致。

2. 急性发热的治疗以对症支持为主,但及时、有效病因治疗是关键,故快速、准确的病因诊断与治疗和预后有很大关系。首先询问流行病学史及既往诊疗史,初步筛查是否为传染性疾病,再根据热程及临床表现,确定为感染性发热或非感染性发热,进一步考虑其常见病因,从而做出诊断。发热很少是单一病理过程,肿瘤与结缔组织病在发热过程中可夹杂感染因素,致使临床表现复杂,但绝大多数根据临床特点与全面检查后仍可明确诊断。

三、习　　题

(一)选择题

A₁型题

1. 体温调节中枢异常导致发热的特点是(　　　)
   A. 寒战高热　　　　　　　B. 高热　　　　　　　　C. 高热大汗
   D. 低热　　　　　　　　　E. 高热无汗

2. 波状热最常见的病因为(　　　)
   A. 伤寒高热期　　　　　　B. 大叶性肺炎　　　　　C. 败血症
   D. 疟疾　　　　　　　　　E. 布鲁菌病

3. 体温在40℃以上,24小时内波动<1℃,这种热型为(　　　)
   A. 弛张热　　　　　　　　B. 回归热　　　　　　　C. 间歇热
   D. 稽留热　　　　　　　　E. 波状热

4. 不直接通过体温调节中枢,需内源性致热原发挥作用的致热原是(　　　)
   A. 病原微生物　　　　　　B. 肿瘤坏死因子　　　　C. 干扰素
   D. 白介素-1　　　　　　　E. 嗜酸性粒细胞

5. 下列说法错误的是（　　　）
　　A. 老年人体温偏低　　　　　　　　　　B. 24 小时内早晨体温较下午偏低
　　C. 剧烈运动后体温偏高　　　　　　　　D. 高温环境中,体温略高于正常
　　E. 女性妊娠期体温略低于正常

6. 下列不属于内伤发热的是（　　　）
　　A. 肝经郁热　　　　　　　B. 中气不足　　　　　　　C. 血虚失养
　　D. 感染疫毒　　　　　　　E. 瘀血阻滞

7. 急性发热是指热程在（　　　）
　　A. 2 周以内　　　　　　　B. 3 周以内　　　　　　　C. 2~3 周
　　D. 3 周以上　　　　　　　E. 1 周以内

8. 发热的中医辨证中,下列属于实证的是（　　　）
　　A. 气短懒言　　　　　　　B. 尿清便溏　　　　　　　C. 热势缓进
　　D. 脉虚　　　　　　　　　E. 烦渴面赤

9. 下面不属于感染性发热的是（　　　）
　　A. 吸收热　　　　　　　　B. 伤寒发热　　　　　　　C. 肺炎发热
　　D. 寄生虫感染　　　　　　E. 白血病

10. 治疗气分热盛证的代表方剂是（　　　）
　　A. 麻黄汤　　　　　　　　B. 白虎汤　　　　　　　　C. 桑菊饮
　　D. 犀角地黄汤　　　　　　E. 补中益气汤

A₂ 型题

11. 患者,男性,20 岁,重症感染患者,每天上午 10 点出现寒战、高热,已连续 6 天,疑有全身性感染菌血症,拟做血培养,则最佳抽血时间应在（　　　）
　　A. 出现寒战时　　　　　　B. 预计发生寒战及发热前　　C. 寒战后
　　D. 体温正常后 1 小时　　　E. 体温正常后半小时

12. 患者,男性,全身重度烧伤,近日来常寒战、高热,体温常在 39℃,波动幅度大,24 小时波动幅度常超过 2℃,且最低体温也在正常水平以上。其热型是（　　　）
　　A. 不规则热　　　　　　　B. 弛张热　　　　　　　　C. 双峰热
　　D. 稽留热　　　　　　　　E. 回归热

13. 患者,女,23 岁,发热 4 天,表现为大热面赤,大汗,大渴,谵语,舌苔黄腻,脉数。则该患者发热治疗方剂首选是（　　　）
　　A. 麻黄汤　　　　　　　　B. 白虎汤　　　　　　　　C. 犀角地黄汤
　　D. 桑菊饮　　　　　　　　E. 补中益气汤

14. 8 岁,男孩,突起高热 1 天,伴剧烈头痛、恶性呕吐 1 次。查体:神清,全身皮肤散在瘀点、瘀斑,颈项强直,心率120次/分,余查体无异常。查 WBC $21 \times 10^9/L$,N 0.89,L 0.05。其最可能的诊断是（　　　）
　　A. 败血症　　　　　　　　　　　　　　B. 流行性乙型脑炎
　　C. 流行性脑脊髓膜炎　　　　　　　　　D. 伤寒
　　E. 结核性脑膜炎

15. 女,25 岁,发热 1 周,体温 38.5~39℃。查体:见皮肤散在紫癜,颈部及腋下可触及

0.5~1.5cm 大小淋巴结 5 个,脾肋下 3cm,血红蛋白 85g/L,白细胞计数 10×10^9/L,血小板计数 25×10^9/L。则下列检查中对诊断最有帮助的是（　　）

 A. 血培养   B. 胸片   C. 白细胞分类

 D. 血小板抗体测定   E. 骨髓象检查

16. 女,32 岁,发热 1 周,高达 41℃,伴头痛,无呕吐、腹泻,曾按"感冒"治疗,无好转。查体:贫血貌,表情淡漠,P 64 次 / 分,胸腹部皮肤可见数个淡红色斑丘疹,压之褪色,双肺未见异常,肝肋下未及,脾肋下刚触及。血 WBC 3.0×10^9/L,N 0.67,L 0.33,未见嗜酸性粒细胞,胸片未见异常。为确诊应进行的检查项目是（　　）

 A. 血培养   B. 骨髓培养   C. 粪便培养

 D. IgM 抗体   E. 尿样培养

17. 男性,33 岁,发热 2 天,夜甚,谵语,口干喜饮,皮肤斑疹显露,舌红绛,苔黄,脉细数。则该患者发热证型是（　　）

 A. 热入营血证   B. 气分热盛证   C. 风寒束表证

 D. 湿热内郁证   E. 风热袭表证

18. 女,27 岁,突起寒战、高热,恶心、呕吐、腰痛 3 天。查体:重病面容,眼睑水肿,球结膜及胸部皮肤充血,腋下见少许点状出血点,BP 75/55mmHg,怀疑为肾综合征出血热。则该患者必须首先考虑的治疗措施为（　　）

 A. 纠正酸中毒   B. 抗病毒治疗   C. 补充血容量

 D. 慎用升压药   E. 小剂量肝素抗 DIC

B 型题

 A. 补体结合试验   B. 抗核抗体   C. 肥达试验

 D. 凝集溶解试验   E. 外斐试验

1. 有助于伤寒诊断的血清学检查是（　　）

2. 有助于流行性乙型脑炎诊断的血清学检查是（　　）

3. 有助于钩端螺旋体病诊断的血清学检查是（　　）

 A. 清热息风   B. 清热凉血   C. 清气凉营

 D. 疏散风热   E. 清热利湿

4. 热极生风证的治法是（　　）

5. 气营两燔证的治法是（　　）

6. 风热袭表证的治法是（　　）

 A. 变质性炎   B. 浆液性炎   C. 增生性炎

 D. 纤维素性炎   E. 化脓性炎

7. 流行性乙型脑炎的病变性质是（　　）

8. 流行性脑脊髓膜炎的病变性质是（　　）

（二）名词解释

1. 发热 2. FUO 3. 回归热 4. 流行性出血热 5. 内源性致热原

（三）填空题

1. 外源性致热原的作用是促使_____的产生和释放。

2. 中医学将发热分为_____和_____两类。

3. 流行性乙型脑炎是由_____引起的以_____为主要病变的中枢神经系统急性传染病,经蚊虫传播。

4. 湿热内郁证治法是_____,代表方剂_____。

5. 血清白细胞计数和中性粒细胞计数明显升高常见于_____。

6. 长期发热伴有肝区压痛常见于_____。

7. 急性发热以呼吸道、_____和_____感染最常见。

8. 正常人的体温受体温调节中枢所控制,并通过神经、体液因素使产热和散热过程呈现_____。

(四) 简答题

1. 什么是超高热? 简述引起超高热的常见原因。

2. 简述风寒束表证的辨证论治。

3. 简述感染性发热的特点。

4. 简述流行性出血热的治疗。

5. 简述发热的分度。

(五) 论述题

1. 试述急性发热患者的诊断流程及鉴别诊断。

2. 试述急性发热的急救处理。

3. 患儿,男,4岁,发热、头痛3天,皮肤瘀斑1天,神志不清3小时。伴头痛、咽痛、鼻塞及轻咳、寒战、全身酸痛不适、精神委靡不振、不思饮食、呕吐胃内容物4次,呈喷射状,同时发现前胸、后背有出血点,并迅速增多、扩大,渐及四肢和头面部,入院前3小时患儿出现神志不清,阵发性躁动。患儿7天前有流脑患者接触史。查体:体温40℃,脉搏130次/分,呼吸34次/分,血压95/65mmHg。急性发热面容,昏迷,刺激后易激惹,呼吸急促,全身皮肤散在大小不等瘀点、瘀斑,呈鲜红色,最大的约4mm×3mm,结膜充血,颈部有抵抗,腹软,肝肋下1cm,脾肋下未触及;腹壁反射减弱,双侧膝腱反射轻度亢进,Babinski征阳性,Kerning征阳性,Brudzinski征阳性。其他查体未见异常。

请分析:

(1) 该患儿应首先考虑的是什么疾病?

(2) 若要确诊,进一步需做何检查?

(3) 该患者如何治疗?

四、参考答案

(一) 选择题

A₁型题

1. E　　2. E　　3. D　　4. A　　5. E　　6. D　　7. A　　8. E　　9. A

10. B

A₂型题

11. A　　12. B　　13. B　　14. C　　15. E　　16. B　　17. A　　18. C

B型题

1. C　　2. A　　3. D　　4. A　　5. C　　6. D　　7. A　　8. E

(二) 名词解释

1. **发热** 由于致热原的作用或各种原因使体温调节中枢的功能障碍,体温调定点上移而引起的调节性体温升高,称为发热,见于各种全身性或局部性感染以及许多非感染性疾病(如肿瘤、结缔组织疾病等),是内科急诊中最常见的症状。

2. **FUO** 是指发热时间持续≥3 周;体温多次 >38.3℃;经≥1 周完整的病史询问、体格检查和常规实验室检查后仍不能确诊者。不明原因发热的病因诊断是一个世界性难题,有近 10% 的 FUO 病例始终不能明确病因。

3. **回归热** 是指体温急剧上升至 39℃或以上,持续数天后又骤然下降至正常水平。高热期与无热期各持续若干天后规律性交替一次。可见于回归热、霍奇金病等。

4. **流行性出血热** 即肾综合征出血热,是由汉坦病毒引起的以鼠类为主要传染源的自然疫源性疾病;是以发热、休克、出血和急性肾损害为主要临床特征的急性传染病。

5. **内源性致热原** 又称白细胞致热原,如白介素(IL-1)肿瘤坏死因子(TNF)和干扰素等。其可通过血 - 脑脊液屏障,直接作用于体温调节中枢,使体温调定点上升,从而引起发热。

(三) 填空题

1. 内源性致热原
2. 外感发热　内伤发热
3. 乙型脑炎病毒　脑实质炎症
4. 清热利湿　三仁汤
5. 急性化脓性感染
6. 肝脓肿
7. 泌尿道　消化道
8. 动态平衡

(四) 简答题

1. 超高热系指体温升高至体温调节中枢所能控制的调定点以上(超过 41℃)的发热,当体温调节中枢衰竭时可发生。超高热对人体各组织器官,尤其脑组织损伤严重,引起脑细胞变性、脑水肿,可使患者出现深度昏迷,于数小时内死亡,需要积极抢救。引起超高热的常见原因有:

(1) 中暑或热射病。

(2) 中枢神经系统疾病,如病毒性脑炎、严重脑外伤、脑出血及脑肿瘤等。

(3) 输血、输液污染引起的严重热原反应及脓毒症。

(4) 麻醉药物引起的恶性高热等。

2. 辨证:恶寒重、发热轻,无汗,头身疼痛,鼻塞,流涕,舌淡,苔薄白,脉浮紧。

治法:辛温解表,宣肺散寒。

代表方剂:麻黄汤。

3. 感染性发热的特点:

(1) 起病急,伴或不伴寒战。

(2) 血象:白细胞计数高于 $1.2 \times 10^9/L$,或低于 $0.5 \times 10^9/L$。

(3) C- 反应蛋白测定(CRP):阳性提示有细菌性感染或风湿热,阴性多为病毒感染。

(4) 有其他定位症状或体征。

(5) 中性粒细胞碱性磷酸酶增高:对细菌性感染有指导意义,需除外妊娠癌肿、恶性淋巴瘤。应用激素后可有假阳性。

4. 本病起病急骤、病程进展快,治疗需依各病期不同特点采用对症处理,危重者伴有腔道大出血、颅内出血、DIC,需积极抢救。其治疗为:

(1) 发热期:抗病毒、减轻外渗、改善中毒症状和预防 DIC。

(2) 低血压休克期:积极补充血容量、纠正酸中毒和改善微循环。

(3) 少尿期:稳定机体内环境、促进利尿、导泻及必要时透析治疗。

(4) 多尿期:依尿量补液,维持水、电解质平衡,促进肾功能恢复,防止继发感染,忌用有肾毒性的抗菌药物。

5. 按体温高低,发热分为:低热 37.4~38℃;中等热 38.1~39℃;高热 39.1~41℃;超高热 41℃以上。

(五) 论述题

1. 诊断流程:

(1) 询问传染病接触史,结合流行病学特点,判断是传染性还是非传染性疾病引起的发热。

(2) 感染性发热具有以下特点:①起病急,伴有或不伴寒战。②血象:白细胞计数高于 $1.2 \times 10^9/L$,或低于 $0.5 \times 10^9/L$。③ C- 反应蛋白测定(CRP):阳性提示有细菌性感染或风湿热,阴性多为病毒感染。④有其他定位症状或体征。⑤中性粒细胞碱性磷酸酶增高,对细菌性感染有指导意义,需除外妊娠癌肿、恶性淋巴瘤。应用激素后可有假阳性。

(3) 明确发热原因:病毒、细菌、支原体、衣原体或其他病原菌引起的是感染性发热;结缔组织疾病、肿瘤性疾病、代谢性疾病、药物热等导致的是非感染性发热。

(4) 原因不明的急性发热,进一步检查明确病因。

鉴别诊断:

(1) 非感染性发热:发热如未发现感染的依据,伴有组织损伤及坏死产物、应用特殊生物制剂或药物病史、或存在影响产热、散热及体温调节中枢功能的因素,有免疫系统疾病依据等,应首先考虑非感染性发热。

(2) 传染疾病引起的发热

流行性脑脊髓膜炎:流行性脑脊髓膜炎简称流脑,是由脑膜炎奈瑟菌引起的化脓性脑膜炎。主要临床表现为突发高热、剧烈头痛、频繁呕吐、皮肤黏膜瘀点瘀斑及脑膜刺激征,严重者可有败血症休克和脑实质损害,常可危及生命,部分患者暴发起病,可迅速致死。

流行性出血热:即肾综合征出血热,是由汉坦病毒引起的以鼠类为主要传染源的自然疫源性疾病。以发热、休克、出血和急性肾损害为主要临床特征的急性传染病。本病起病急骤、病程进展快,治疗需依各病期不同特点采用对症处理,危重者伴有腔道大出血、颅内出血、DIC。

流行性乙型脑炎:简称乙脑,由乙型脑炎病毒引起的以脑实质炎症为主要病变的中枢神经系统急性传染病,经蚊虫传播,流行于夏秋季。临床以高热、意识障碍、抽搐、呼吸衰竭及脑膜刺激征、病理反射征阳性为特征。乙脑起病急,病情变化快,病死率较高,应早期抗病毒治疗及综合对症治疗。重点是高热、抽搐、呼吸衰竭的处理,同时防止继发感染等并发症发生。

2. 西医急救处理：

(1) 处理原则：以对症支持治疗为主，合并感染者加用抗生素；在发热病因未明确之前，不宜滥用退热药、抗生素和肾上腺皮质激素。无论发热的病因是否明确，无确切激素应用指征时，不可随意应用糖皮质激素类药物。

(2) 一般对症处理：休息，补充能量，维持水、电解质平衡，必要时可采用胃肠内、外高营养；患者出现神志改变、呼吸窘迫等危及生命的症状和体征时，立即实施监护、建立静脉通路、补液及吸氧等，必要时给予呼吸支持治疗。体温低于38.5℃时，一般可不做特殊处理，最好是多喝开水，同时密切注意病情变化，或者应用物理降温方法。遇以下情况需紧急降温处理：体温超过40℃；高热并惊厥或谵妄；高热伴休克或心功能不全；高热中暑。

物理降温：一般可用冷毛巾湿敷额部，每5~10分钟更换1次，或用冰袋置于额、枕后、颈部、腋和腹股沟处降温，或用25%~50%乙醇溶液擦浴，或冰水灌肠、冷盐水洗胃，或将患者置于空调房内（使室温维持27℃左右）。

药物降温：视发热程度可采用口服或肌内注射解热镇痛药，如萘普生、安痛定等。治疗时应避免体温波动幅度过大，以免由于体温骤降发生虚脱；高热或超高热患者的体温一般不宜骤降至37.8℃以下。

高热惊厥或谵妄者，可酌情应用镇静剂，如地西泮10~20mg肌内注射或缓慢静脉注射，必要时4小时再重复1次；苯巴比妥钠0.1~0.2g肌内注射，必要时4~6小时后重复1次。

中医急救处理：

(1) 药物擦浴法：风寒表热证者，可用荆芥、薄荷、麻黄、青蒿，水煎擦浴；里热证者，可用石膏、知母、葛根水煎擦浴。

(2) 针刺：选百会、人中、大椎、风池、少商等穴，以三棱针点刺放血，可有降温作用，即刺血疗法；也可取手三里、曲池、合谷、内关、足三里、阳陵泉、三阴交等穴以泻法针刺。

(3) 中药注射液：复方柴胡注射液，每次2~4ml，肌内注射；痰热清注射液20~40ml加入5%葡萄糖注射液或生理盐水注射液250~500ml中静脉滴注。醒脑静注射液10~20ml加入5%葡萄糖注射液250ml中静脉滴注。

3. (1) 考虑为：流行性脑脊髓膜炎。因患者为儿童，冬季发病，有明确流脑接触史；急性起病，体温为40℃，有咽痛、鼻塞及轻咳等上呼吸道感染症状，皮肤出现出血点、瘀斑，头痛，喷射状呕吐，入院前3小时神志不清，阵发性躁动，查体脑膜刺激征阳性等，故考虑为本病，确诊需做进一步检查。

(2) 需做的进一步检查有：外周血白细胞计数及中性粒细胞百分比，脑脊液是否呈化脓性改变及血液、脑脊液细菌培养等。

(3) 流行性脑脊髓膜炎的急救，强调早期诊断，就地住院隔离治疗，积极控制感染，解除中毒症状，改善微循环，纠正酸中毒。

1) 支持、对症治疗

抗休克：补液、纠正酸中毒，解除微循环障碍，山莨菪碱0.3~1mg/kg，静脉注射；氢化可的松300~500mg/d，分次静脉滴注，短程。

抗DIC：肝素0.5~1.0mg/kg，4~6小时一次，稀释后静脉注射或静脉滴注，输血浆补充凝血因子。

降颅压:20% 甘露醇。

2) 病原治疗:尽早、足量应用细菌敏感并能透过血脑屏障的抗菌药物。首选青霉素,成人 800 万 U,每 8 小时 1 次,儿童 20 万 ~40 万 U/kg,分 3 次加入 5% 葡萄糖注射液中静脉滴注,疗程 5~7 天。其他抗菌药有头孢菌素、氯霉素等。

第八章 急性痛证

第一节 急性头痛

一、内容提要

常见危险性头痛包括高血压脑病、蛛网膜下腔出血、脑出血、急性脑梗死、颅脑外伤性头痛、感染性头痛、颅内占位等。治疗上，首先要稳定生命体征，对症处理：如卧床休息、控制血压、降低颅内压、减轻脑水肿、控制抽搐、保护重要器官功能等；其次为病因治疗。

二、重难点解析

蛛网膜下腔出血的诊断：突发剧烈头痛及呕吐，面色苍白，冷汗，脑膜刺激征阳性以及血性脑脊液或头颅 CT 见颅底各池、大脑纵裂及脑沟中积血等。少数患者，特别是老年人头痛等临床症状不明显，应注意避免漏诊，及时腰穿或头颅 CT 检查可明确诊断。

三、习 题

(一) 选择题

A₁ 型题

1. 下列急性头痛的病因中除了哪项均是正确的（   ）

    A. 颅脑病变　　　　　　B. 颅外病变　　　　　　C. 全身性因素

    D. 心源性休克　　　　　E. 精神心理性因素

2. 高血压脑病的临床表现不包括下列哪一项（   ）

    A. 意识障碍　　　　　　B. 视物模糊　　　　　　C. 抽搐

    D. 头痛　　　　　　　　E. 水肿

3. 蛛网膜下腔出血最可靠的诊断依据是（   ）

    A. 头痛、呕吐　　　　　　　　　　B. 脑膜刺激征

    C. 腰穿时发现均匀一致血性脑脊液　　D. 偏瘫

    E. 一侧动眼神经麻痹

4. 在高血压脑病诊断的相关检查中，常用并有重要诊断意义的检查是（   ）

    A. 颅骨 X 线　　　　　　B. 心电图　　　　　　C. 脑彩超

    D. 脑 CT、MR　　　　　E. 肌电图

5. 蛛网膜下腔出血检查首选（   ）

    A. 颅脑 CT 检查　　　　B. 脑脊液检查　　　　C. DSA 检查

    D. 颅脑 MRI 检查　　　E. 颅脑 MRA

6. 高血压脑病有抽搐者,首选( )

    A. 苯巴比妥钠   B. 醒脑静   C. 硝酸甘油

    D. 地西泮   E. 甘露醇

7. 急性头痛致病因素包括( )

    A. 风、火   B. 痰、瘀   C. 风、火、痰

    D. 火、痰、瘀   E. 风、火、痰、瘀

8. 头痛肝阳上亢证,主方选用( )

    A. 羌活胜湿汤   B. 通窍活血汤   C. 半夏白术天麻汤

    D. 天麻钩藤饮   E. 川芎茶调散

A₂ 型题

9. 患者,男,58 岁,高血压病史 10 年,运动后出现剧烈头痛、恶心、呕吐,测血压 220/130mmHg,此时应当立即( )

    A. 行脑 CT 检查   B. 行磁共振检查   C. 降血压

    D. 止吐   E. 治疗头痛

10. 患者,女,62 岁,患高血压多年,因情绪激动而突然头痛、头晕、烦躁、恶心呕吐、视物模糊、抽搐,测血压 200/120mmHg,治疗上应当( )

    A. 控制抽搐   B. 降低血压   C. 治疗脑水肿

    D. 降低颅内压   E. 以上均是

11. 患者,女性,52 岁,头部外伤数天后,头痛如针刺,痛处固定不移,舌质紫黯,有瘀斑、瘀点,苔薄白,脉细涩。需用何方治疗( )

    A. 龙胆泻肝汤   B. 天麻钩藤饮   C. 通窍活血汤

    D. 半夏白术天麻汤   E. 五苓散

B 型题

    A. 头痛昏蒙,头晕头胀,视物模糊,恶心呕吐,嗜睡神疲,行走不稳,呕吐痰涎,脘痞纳呆。舌苔白腻,脉滑或弦滑

    B. 头痛头晕,持续不减,自觉头大头沉,重滞不舒,恶心欲吐,或有嗜睡,或谵妄,精神错乱,躁动不安,或抽搐,或有口舌不清,言语不利,半身不遂,舌质黯淡、黑滑,舌苔厚或腻,脉沉弦或弦紧有力

    C. 头昏胀痛,眩晕,面红,口苦,胁痛,易怒,心烦,不寐,舌红苔黄,脉弦数

    D. 头痛如针刺,痛处固定不移,日久不愈,或有头部外伤史,舌质紫黯,或有瘀斑、瘀点,苔薄白,脉细或细涩

    E. 头痛较重,面红目赤,躁扰不安,甚则手足厥冷,神昏或昏愦,半身不遂鼻鼾痰鸣,肢体强痉拘急,项背身热,频繁抽搐,舌质红绛,舌苔黄腻或干腻,脉弦滑数

1. 以上哪一项属于肝阳上亢证( )

2. 以上哪一项属于瘀血痹阻证( )

(二) 名词解释

1. 高血压脑病

2. 原发性蛛网膜下腔出血

（三）填空题

1. 急性头痛的病位在头，涉及肝、脾等脏腑，_____、_____、_____为其基本病机。

2. 蛛网膜下腔出血可分为_____与_____两类，主要并发症有_____、_____、_____。

（四）简答题

1. 急性头痛的中医病因病机是什么？

2. 简述蛛网膜下腔出血的西医治疗要点。

（五）论述题

某患者，男，60 岁，高血压病史 10 年，不规律服用降压药物，未监测血压，平素嗜食肥甘厚味，形体肥胖。2 小时前与人争吵后突然出现头痛昏蒙，视物模糊，嗜睡神疲，行走不稳，呕吐痰涎，脘痞纳呆，舌苔白腻，脉弦滑。测血压：200/110mmHg，行头颅 CT 检查提示脑萎缩。

请写出你的中西医诊断、诊治思路及中医急救处理。

四、参考答案

（一）选择题

A₁ 型题

1. D 2. E 3. C 4. D 5. A 6. D 7. E 8. D

A₂ 型题

9. C 10. E 11. C

B 型题

1. C 2. D

（二）名词解释

1. 高血压脑病 指各种原因所致血压突然显著升高（180/120mmHg 或以上，尤其舒张压 >120mmHg），超出了脑血管自动调节机制而引起的一种一过性急性脑功能障碍综合征。

2. 原发性蛛网膜下腔出血 指各种病因引起的脑底部或脑及脊髓表面血管破裂，血液直接流入蛛网膜下腔。

（三）填空题

1. 脉络阻闭 神机受累 清窍不利

2. 自发性 外伤性 脑血管痉挛 再出血 脑积水

（四）简答题

1. 病因包括感受外邪、内伤、外伤跌仆等，风、火、痰、瘀为主要致病因素，脉络阻闭，神机受累，清窍不利为其基本病机。

2. 调控血压；降低颅内压；防治脑动脉痉挛及脑缺血；防治再出血；防治脑积水；防治抽搐；病因治疗。

（五）论述题

中医诊断：头痛，痰浊蒙窍证。

辨证分析：患者由于平时嗜食肥甘厚味，损伤脾胃，脾失健运，聚湿生痰，上蒙清窍，故而头痛昏蒙、视物模糊、嗜睡神疲、行走不稳,呕吐痰涎,脘痞纳呆,舌苔白腻,脉滑等均为痰浊壅盛之症。

西医诊断:高血压脑病。

诊断要点:①临床表现:有过度疲劳、情绪激动或停服降压药物等诱发因素。急骤起病,有头痛、头晕、恶心、呕吐、视物模糊、烦躁、抽搐甚至意识障碍等脑水肿、颅内压增高的临床表现;眼底检查可见严重弥漫性或部分性视网膜动脉明显痉挛、硬化变细甚至视网膜出血、渗出和视乳头水肿。②理化检查:颅脑 CT 或 MRI 显示顶枕叶水肿的特征性改变,排除高血压性脑出血、颅内占位病变及蛛网膜下腔出血。③对降血压治疗的反应:经快速有效降压治疗后,症状可迅速好转或大部分缓解,一般不遗留神经损害的后遗症。

中医急救处理:①治法:化痰,降逆,止痛。方选半夏白术天麻汤加减:半夏 9g、白术 15g、天麻 9g、茯苓 15g、橘红 10g、枳实 15g、竹茹 12g、石菖蒲 10g,木香 9g,甘草 3g。水煎服,每日 1 剂。②醒脑静注射液 20ml,稀释于 5% 葡萄糖注射液或 0.9% 氯化钠注射液中静脉滴注,每日 1 次。③针刺太阳、头维、丰隆、阴陵泉等穴化痰降逆止痛。

第二节 急 性 胸 痛

一、内 容 提 要

1. 急性胸痛是临床常见急症,其临床表现各异,危险性也存在较大区别。多数情况下急性胸痛可能预示着严重的不良预后。

2. 肺栓塞是呼吸内科急症之一,肺栓塞的症状和体征缺乏特异性,根据临床表现,结合危险因素,及时完善相关检查以明确诊断。根据肺栓塞早期死亡相关危险指标进行危险分层,针对不同危险分层制定最佳的个体化治疗方案,尤其是溶栓和抗凝方面的规范化治疗。

3. 急性冠状动脉综合征(ACS)包括不稳定型心绞痛、非 ST 段抬高型心肌梗死和 ST 段抬高型心肌梗死。其诊断应有典型的缺血性胸痛,特征性的心电图变化,血心肌坏死标志物指标升高或行选择性冠状动脉造影及血管内超声来明确诊断。

4. 主动脉夹层起病凶险,死亡率极高。最常用的分型为 DeBakey 分型,主要症状包括疼痛、高血压、心血管症状、神经症状、压迫症状。治疗分为紧急治疗和巩固治疗 2 个阶段。

二、重难点解析

1. 肺栓塞的严重程度与危险分层 肺栓塞的严重程度依据肺栓塞相关早期死亡风险进行个体化评估,与肺栓塞早期死亡(即住院或 30 天死亡率)相关的危险指标包括:临床特征(休克或低血压)、右心功能不全表现及心肌损伤标志物。根据危险指标存在情况,可将肺栓塞患者进行危险分层,在床旁快速区分高危和非高危肺栓塞患者,有助于针对不同患者选择最佳的诊断措施及治疗方案。

2. ACS 是临床常见的心血管急症,要争取尽早诊断,尽早治疗 治疗的方法和预后与发病就诊的时间密切相关。ACS 心电图的变化、心肌坏死标志物的异常,加上胸痛的症状是诊断 ACS 的关键。应注意 ST 段抬高的 ACS 的治疗和非 ST 段抬高的 ACS 治疗的区别。ST 段抬高 ACS 应掌握好溶栓适应证、禁忌证和溶栓方法,溶栓成功指标及介入治疗适应证。非 ST 段抬高 ACS 的治疗重点是抗凝和抗血小板治疗。

3. 主动脉夹层主要根据典型临床表现和实验室检查来诊断,由于本病以急性胸痛为首要症状,应注意与急性心肌梗死和急性肺栓塞相鉴别。

4. 肺血栓栓塞溶栓指征　大块肺栓塞;肺栓塞伴休克;原有心肺疾病的次大块肺栓塞引起循环衰竭者。

三、习　题

(一) 选择题

A₁ 型题

1. 髋关节置换术后卧床两周,突发胸痛,呼吸困难,发绀,考虑(　　)
    A. 冠状动脉粥样硬化性心脏病　　　　B. 主动脉夹层
    C. 急性肺栓塞　　　　　　　　　　　D. 大叶性肺炎
    E. 急性张力性气胸

2. 排除急性肺栓塞最有价值的化验是(　　)
    A. 血气分析　　　　　　B. 心肌酶　　　　　　　C. D- 二聚体
    D. 血常规　　　　　　　E. 血沉

3. 肺栓塞患者的治疗不包括以下哪项(　　)
    A. 低分子肝素　　　　　B. 尿激酶或链激酶　　　C. 华法林
    D. 纤维蛋白原　　　　　E. 重组组织型纤溶酶原激活剂

4. 肺栓塞最特异的理化检查是下列哪项(　　)
    A. 心电图　　　　　　　B. 动脉血气分析　　　　C. 肺动脉造影
    D. 肺放射性核素扫描　　E. 血浆纤维蛋白原和纤维素降解产物

5. 关于急性心肌梗死溶栓治疗的适应证,下列哪项不正确(　　)
    A. 2 个或 2 个以上相邻导联 ST 段抬高(胸导联≥0.2mV,肢体导联≥0.1mV),或提示 AMI 病史伴左束支传导阻滞(影响 ST 段分析),起病时间 <12 小时,年龄 <75 岁
    B. 前壁心肌梗死、低血压(收缩压 <100mmHg)或心率增快(>100 次 / 分)患者溶栓治疗意义更大
    C. ST 段抬高,年龄≥75 岁的患者,慎重权衡利弊后仍可考虑溶栓治疗
    D. 有进行性缺血性胸痛,ST 段抬高,发病时间 12~24 小时的患者,不应溶栓治疗
    E. 高危心肌梗死,就诊时收缩压 >180mmHg 和 (或) 舒张压 >110mmHg,应镇痛、将血压降至 150/90mmHg 时再行溶栓治疗

6. 急性主动脉夹层患者心率控制在多少次 / 分(　　)
    A. 50~60　　　　　　　B. 60~70　　　　　　　C. 70~80
    D. 80~90　　　　　　　E. 90~100

7. 中医认为急性胸痛与哪些脏器相关(　　)
    A. 心、肺　　　　　　　B. 心、肺、胸膈　　　　C. 心、肺、食管
    D. 心、肺、胸膈、食管　E. 肺、胸膈、食管

8. 胸痹属寒凝心脉者治疗当温阳散寒,通脉止痛,方选(　　)
    A. 血府逐瘀汤　　　　　B. 瓜蒌薤白半夏汤　　　C. 当归四逆汤

D. 四逆汤合人参汤　　　　　E. 小陷胸汤

9. 患者证见胸痛、胸闷、刺痛、痛处固定，或伴胁痛，舌黯红，苔薄，脉弦或弦涩。方选（　　）

　　A. 血府逐瘀汤　　　　　B. 瓜蒌薤白半夏汤　　　　　C. 当归四逆汤

　　D. 四逆汤合人参汤　　　　E. 小陷胸汤

A₂型题

10. 某患者，男性，60岁，下肢水肿5年，右下肢水肿较剧，无高血压和糖尿病病史。昨晚在看电视时突感胸痛、呼吸困难，活动后加重，不伴咳嗽、咳痰，其可能的诊断为（　　）

　　A. 肺动脉脂肪栓塞　　　　　B. 肺动脉血栓形成

　　C. 肺动脉血栓栓塞　　　　　D. 肺血流量增加

　　E. 肺动脉狭窄

11. 某患者，女性，70岁，高血压病史10年。无诱因出现后背剧烈疼痛2小时来诊，伴有大汗、焦躁。血压：150/80mmHg（右上肢），听诊双肺正常，S_1减弱，主动脉瓣舒张期杂音。心电图示：窦性心动过速。胸片示：纵隔血管影增宽。考虑最可能的诊断是（　　）

　　A. 急性心力衰竭　　　　　B. 急性肺栓塞

　　C. 急性心肌梗死　　　　　D. 主动脉夹层

　　E. 风湿性心脏病

12. 某患者，男性，45岁，既往有劳力性心绞痛病史，1小时前突然胸骨后压榨性疼痛，性质和部位与既往心绞痛发作相似，但疼痛持续1小时未缓解来诊。临床上首先考虑的是（　　）

　　A. 主动脉夹层分离　　　　　B. 心绞痛　　　　　C. 急性肺栓塞

　　D. 急性心包炎　　　　　E. 急性心肌梗死

B型题

　　A. 心电图除aVR导联外，其他导联均呈弓背向下型抬高

　　B. Ⅰ、aVF、V_1~V_6导联ST段弓背向上型抬高，伴病理性Q波形成

　　C. 胸前导联普遍ST段水平型压低，aVR导联ST段抬高

　　D. Ⅱ、Ⅲ、aVF导联ST段水平型压低，口服普萘洛尔后回至基线

　　E. ST段下移呈鱼钩样改变

1. 非ST抬高型心肌梗死（　　）

2. 急性广泛前壁心肌梗死（　　）

　　A. 肺动脉栓塞　　　　　B. 主动脉夹层　　　　　C. 急性心肌梗死

　　D. 肺炎球菌肺炎　　　　　E. 自发性气胸

3. 某患者，男性，20岁，下肢外伤后突发胸痛、呼吸困难、咯血、咳嗽、心悸。最可能是（　　）

4. 某患者，女性，60岁，劳累后感胸骨后持续疼痛，向左肩、臂放射，心电图示V_1~V_5导联ST段弓背向上型抬高。最可能是（　　）

（二）名词解释

1. 肺栓塞

2. 急性冠脉综合征

3. 主动脉夹层

（三）填空题

1. 肺栓塞治疗的抗凝血药物主要有_____、_____和_____。

2. 目前,临床上治疗急性冠脉综合征常用的抗血小板治疗药物有＿＿＿＿、＿＿＿＿、
＿＿＿＿。联合抗血小板治疗将会改善临床预后。

3. 主动脉夹层 DeBakey Ⅰ、Ⅱ 型又称 stanford A 型,病变涉及＿＿＿＿,约占夹层
的＿＿＿＿。

(四) 简答题

1. 简述肺栓塞的溶栓指征。

2. 简述 ST 段抬高型急性冠状动脉综合征的诊断。

3. 简述主动脉夹层动脉瘤的 DeBakey 分型。

(五) 论述题

试述 ST 段抬高型急性冠状动脉综合征的急诊处理。

四、参 考 答 案

(一) 选择题

A₁ 型题

1. C   2. C   3. D   4. C   5. D   6. B   7. D   8. C   9. A

A₂ 型题

10. C   11. D   12. E

B 型题

1. C   2. C   3. A   4. C

(二) 名词解释

1. 肺栓塞   是以各种栓子阻塞肺动脉系统为其发病原因的一组疾病或临床综合征
的总称。

2. 急性冠脉综合征   是指在冠状动脉粥样硬化的基础上,斑块破裂、出血,继而血管
痉挛,血栓形成,导致冠状动脉血流显著减少或完全中断而引发的一组急性或亚急性心肌
缺血的临床综合征。

3. 主动脉夹层   系主动脉内的血液经内膜撕裂口流入囊样变性的中层,形成夹层血
肿,随血流压力的驱动,逐渐在主动脉中层内扩展,是主动脉中层的解离过程。

(三) 填空题

1. 普通肝素   低分子肝素   华法林

2. 阿司匹林   氯吡格雷   GP Ⅱ b/ Ⅲ a 受体拮抗剂

3. 升主动脉   2/3

(四) 简答题

1. 心源性休克及(或)持续低血压的高危肺栓塞患者,如无绝对禁忌证,溶栓治疗是
首选的疗法;对一些中危患者在全面考虑出血风险后,可给予溶栓治疗。

2. ST 段抬高型急性冠状动脉综合征的诊断:①症状:典型的缺血性胸痛,少部分无症
状或症状不典型;②心电图:2 个或 2 个以上相邻导联 ST 段抬高≥1mm;新发或可能新发
的左束支传导阻滞;下壁导联 ST 段抬高,应排除右室 STEMI;前壁导联 ST 段压低,应排
除后壁 STEMI;③心肌坏死标志物:cTnI 或 cTnT、肌红蛋白、CK-MB 急性期内出现升高;
④心脏彩超:新发室壁运动障碍。

3. 主动脉夹层动脉瘤的 DeBakey 分型,根据夹层的起源及受累的部位分为 3 型:

Ⅰ型:夹层起源于升主动脉,扩展超过主动脉弓到降主动脉,甚至腹主动脉,此型最多见。

Ⅱ型:夹层起源并局限于升主动脉。

Ⅲ型:病变起源于降主动脉左锁骨下动脉开口远端,并向远端扩展,可直至腹主动脉。

(五) 论述题

ST 段抬高型急性冠状动脉综合征的即刻处理:患者来院后应立即开始治疗,并与其诊断同时进行,重点是监测和防治不良事件或并发症。

(1) 监测:持续心电、血压和血氧饱和度监测,及时发现和处理心律失常、血流动力学异常和低氧血症。

(2) 卧床休息:可降低心肌耗氧量,减少心肌损害。

(3) 建立静脉通道:保持给药途径畅通。

(4) 镇痛:应迅速给予有效镇痛剂,可给吗啡 3mg 静脉注射,必要时每 5 分钟重复 1 次,总量不宜超过 15mg。副作用有恶心、呕吐、低血压和呼吸抑制。

(5) 吸氧:纠正因肺瘀血和肺通气 / 血流比例失调所致的中度缺氧。有严重左心衰竭、肺水肿并发症的患者,需面罩加压给氧或气管插管并机械通气。

(6) 硝酸甘油:适用于持续胸痛或肺水肿患者,初始剂量为 $10\mu g/min$,最大剂量 $\leqslant 200\mu g/min$,静脉滴注 24~48 小时,然后改用口服硝酸酯制剂。注意避免低血压,下壁伴右室梗死时,因更易出现低血压也应慎用。

(7) 阿司匹林:所有患者如无禁忌应立即嚼服 300mg 阿司匹林。

(8) 氯吡格雷:预计介入治疗的患者术前一次性口服 600mg,裸支架术后每天 75mg 至少服用 30 天,最好持续 1 年,药物涂层支架术后至少服用 12 个月(每天 75mg)。

(9) 阿托品:主要用于急性心肌梗死,特别是下壁急性心肌梗死伴有窦性心动过缓、心室停搏和房、室传导阻滞患者,可给阿托品 0.5~1.0mg 静脉注射,必要时每 3~5 分钟可重复使用 1 次,总量应 <2.5mg。

(10) 饮食和通便:患者需给予流质、半流质饮食,逐步过渡到普通饮食。所有患者均应使用缓泻剂。

第三节　急性腹痛

一、内容提要

1. 急性腹痛是临床常见急症之一,其发病急剧,病情复杂,常常需要手术治疗,如诊治贻误,可危及生命,临床上急性腹痛的患者要予以充分重视。

2. 急性腹痛常常涉及内科、外科、妇产科以及儿科等专业,病因较多,鉴别诊断困难。因此,熟练掌握急性腹痛的中西医病因病机,诊断思路及常见急腹症的诊断要点十分必要。

二、重难点解析

1. 急性腹痛的鉴别涉及外科、内科、妇科等许多疾病,而外科急性腹痛又包括炎症、穿孔、出血、梗阻、绞窄等不同病理情况。

内科腹痛的特点是:①常一般先发热或先呕吐,后才腹痛。伴有发热、咳嗽、胸闷、气促、心悸、心律失常、呕吐、腹泻等症状;②腹痛或压痛部位不固定,程度较轻,无明显腹肌紧张;③查体或化验、X 线、心电图等检查可明确疾病诊断。

妇科腹痛特点:①以下腹部或盆腔内疼痛为主;②常伴有白带增多、阴道流血,或有停经史、月经不规则,或与月经周期有关;③妇科检查可明确疾病诊断。

外科腹痛特点:①一般先有腹痛,后出现发热等伴随症状;②腹痛或压痛部位较固定,程度重;③常可出现腹膜刺激征,甚至休克;④可伴有腹部肿块或其他外科特征性体征及辅助检查表现。

2. 急性腹痛诊断中的关键问题　①首先判断是否存在危及生命的状况,根本原则是保命第一,实施的方案是救治与诊断同时进行;②区分外科急性腹痛或非外科急性腹痛;③如果是外科急性腹痛,是否存在急诊手术指征。

3. 急性胰腺炎的酶学检查

(1) 血淀粉酶起病后 6~12 小时开始升高,48 小时开始下降,持续 3~5 天。血清淀粉酶超过正常值 3 倍可确诊为本病。是急性胰腺炎最具有诊断价值、临床常用的实验室检查指标。

(2) 急性胰腺炎发病 30 分钟血清胰蛋白酶开始升高,病情好转时,血清胰蛋白酶下降缓慢,可维持 5~7 天,因此,血清胰蛋白酶的测定对急性胰腺炎的早期诊断、延期诊断及血淀粉酶不升高的急性胰腺炎均有裨益。

(3) 急性胰腺炎早期就有血脂肪酶水平升高,且与淀粉酶水平的升高呈水平状态,在诊断急性胰腺炎时,其敏感性及特异性均达 100%。

三、习　题

(一) 选择题

A₁ 型题

1. 急性腹痛的中医证型不包括(　)
   - A. 湿热壅滞
   - B. 饮食积滞
   - C. 肝郁气滞
   - D. 亡阴亡阳
   - E. 寒邪内阻

2. 内脏痛的特点不包括(　)
   - A. 定位准确
   - B. 对刀割感觉迟钝
   - C. 对缺血感觉灵敏
   - D. 定位模糊
   - E. 对张力变化敏感

3. 突发的中上腹剧烈刀割样疼痛常见于下列哪种疾病(　)
   - A. 急性坏疽性阑尾炎
   - B. 胃溃疡穿孔
   - C. 急性肠系膜上动脉栓塞
   - D. 急性梗阻性化脓性胆管炎
   - E. 肠梗阻

4. 胆道蛔虫症的典型临床表现是(　)
   - A. 中上腹持续性隐痛
   - B. 全腹持续性、广泛性疼痛
   - C. 阵发性剑突下钻顶样疼痛
   - D. 脐周胀痛
   - E. 右上腹绞痛

5. 立位 X 线检查见膈下游离气体影,常提示下列哪种疾病(　　)
　　A. 急性化脓性阑尾炎　　　　B. 急性胆囊炎　　　　　C. 急性胰腺炎
　　D. 急性肠梗阻　　　　　　　E. 胃十二指肠溃疡穿孔

6. 急性梗阻性化脓性胆管炎典型的五联征是(　　)
　　A. 腹痛、发热、胆囊肿大、寒战、胆囊结石
　　B. 腹痛、白细胞增高、腹膜炎、胆囊结石、休克
　　C. 发热、淀粉酶增高、黄疸、休克、意识障碍
　　D. 胆囊结石、胆总管及肝内胆管结石、发热、黄疸
　　E. 腹痛、寒战和发热、黄疸、休克和意识障碍

7. 急性胰腺炎的酶学检查中,最具有诊断价值、临床常用的实验室检查指标是(　　)
　　A. 血胰蛋白酶　　　　　　　B. 血磷脂酶　　　　　　C. 血淀粉酶
　　D. 血脂肪酶　　　　　　　　E. 血碱性磷酸酶

8. 对未明确诊断的急性腹痛患者,下列哪项处置是错误的(　　)
　　A. 严密观察　　　　　　　　　　　B. 吗啡或哌替啶镇痛治疗
　　C. 禁用泻药和灌肠　　　　　　　　D. 禁食水
　　E. 纠正水电解质紊乱和酸碱平衡失调

9. 胆石症或泌尿系统结石的疼痛特点(　　)
　　A. 阵发性绞痛　　　　　　　B. 持续性钝痛　　　　　C. 刀割样疼痛
　　D. 持续性绞痛　　　　　　　E. 烧灼样疼痛

10. 诊断性腹腔穿刺不应用于(　　)
　　A. 小儿及老年人　　　　　　B. 精神状态不正常者　　　C. 昏迷患者
　　D. 诊断已明确的患者　　　　E. 诊断不明确的患者

11. 急性腹痛的诊断中,下列说法错误的是(　　)
　　A. 胃、十二指肠溃疡急性穿孔,腹部透视膈下可无游离性气体
　　B. 在患者所指疼痛的部位,基本上是该部位内脏的疾病
　　C. 让患者咳嗽时感觉上腹疼痛不一定意味着是上腹部炎症性疼痛
　　D. 血、尿淀粉酶正常不能否定急性胰腺炎的诊断
　　E. 重症急性胰腺炎容易早期出现休克症状

12. 腹腔内脏器损伤最有价值的诊断方法是(　　)
　　A. 腹部压痛　　　　　　　　B. 腹腔穿刺、腹腔灌洗　　C. 超声波检查
　　D. X 线检查　　　　　　　　E. 核素扫描

13. 诊断急性肠系膜上动脉栓塞的金标准是(　　)
　　A. 腹部 CT　　　　　　　　　　　　B. 腹部磁共振检查
　　C. 选择性肠系膜上动脉造影　　　　　D. 腹部 X 线
　　E. 多普勒超声检查

14. 急性腹痛手术治疗的适应证,下列哪项是错误的(　　)
　　A. 腹膜刺激征严重或有扩大趋势或抗炎治疗无效者
　　B. 腹内脏器破裂或穿孔
　　C. 急性机械性完全性肠梗阻

    D. 急性水肿性胰腺炎

    E. 嵌顿疝

15. 治疗以瘀血阻滞为主要病机的急性腹痛患者的代表方剂是（　　）

    A. 大黄附子汤　　　　　　　B. 少腹逐瘀汤　　　　　　　C. 当归四逆汤

    D. 大承气汤　　　　　　　　E. 四磨汤

16. 急性腹痛患者剖腹探查指征不包括（　　）

    A. 怀疑腹腔内持续性出血　　　　　　B. 怀疑肠坏死

    C. 临床症状逐渐加重　　　　　　　　D. 经过积极保守治疗后腹痛不缓解

    E. 病情发展缓慢，全身情况较好者

17. 急性腹痛的治疗中，下列哪项是错误的（　　）

    A. 并非所有的急性腹痛均需手术

    B. 胆道蛔虫并发急性梗阻性化脓性胆管炎时应行手术治疗

    C. 急性腹痛诊断不明时，忌用吗啡类止痛剂

    D. 并非所有脾破裂均需做脾切除

    E. 一旦诊断为胃十二指肠溃疡急性穿孔时均应立即手术

18. 胆道感染致感染性休克患者应（　　）

    A. 禁忌手术　　　　　　　　　　B. 抗休克同时解除胆道梗阻

    C. 需经抗休克血压回升后手术　　D. 大量抗生素控制感染后手术

    E. 紧急手术

19. 湿热瘀滞腹痛患者的中医治法是（　　）

    A. 温中散寒　　　　　　　　B. 活血化瘀　　　　　　　　C. 泄热通腑

    D. 血府逐瘀　　　　　　　　E. 回阳救逆

20. 阿托品鸠尾穴注射常用于治疗下列哪种疾病（　　）

    A. 阑尾炎　　　　　　　　　　　　B. 胰腺炎

    C. 急性肠系膜上动脉栓塞　　　　　D. 胆道蛔虫症

    E. 胆绞痛

A₂ 型题

21. 男，38岁，右下胸撞伤6小时，伤后感上腹部疼痛，头晕。查体：血压90/70mmHg，脉搏110次/分，面色苍白，右腹部压痛、反跳痛、肌紧张较明显。X线透视示肝阴影扩大、右膈抬高。首先应考虑的诊断是（　　）

    A. 外伤性血气胸　　　　　　B. 肝破裂　　　　　　　　　C. 右肾破裂

    D. 结肠肝区破裂　　　　　　E. 胃十二指肠穿孔

22. 男，30岁，上腹疼痛3小时。于晚餐后突发上腹部剧痛，迅速波及全腹，伴恶心、呕吐。查体：腹稍胀，全腹有肌紧张、压痛和反跳痛，以上腹为著。叩诊肝浊音界消失，听诊肠鸣音弱。化验：白细胞计数 $15.2 \times 10^9/L$，中性粒细胞百分比85%，淋巴细胞百分比15%。最可能的诊断是（　　）

    A. 阑尾炎穿孔，腹膜炎　　　　　　B. 胆囊炎穿孔，腹膜炎

    C. 急性出血性胰腺炎　　　　　　　D. 胃十二指肠溃疡穿孔

    E. 肠扭转

23. 女性,42 岁。6 小时前酗酒并摄入多量油腻食物后出现左中上腹剧烈疼痛,并伴有腰背部放射痛,频繁呕吐,腹胀呈持续性加重。查体:腹膨隆,腰腹部 Gray-Turner 征,全腹压痛、肌紧张、反跳痛,移动性浊音阳性,肠鸣音消失,腹穿液呈淡血性,实验室检查,血白细胞计数 18.4×10^9/L,中性粒细胞百分比 89%,血清淀粉酶 680 苏氏单位,应首先考虑的诊断是（　　）

    A. 重症急性胰腺炎　　　　　B. 胃溃疡穿孔　　　　　C. 急性胆囊炎

    D. 十二指肠溃疡穿孔　　　　E. 脾破裂

24. 男性,55 岁,上腹部疼痛 4 天,加重 2 小时,伴恶心、呕吐、发热。上消化道溃疡病病史 5 年。查体:T 38.6℃,腹软,剑突下及右上腹均有压痛,有轻度肌紧张及反跳痛,墨菲征阳性,肝区叩击痛阳性,白细胞计数 13.9×10^9/L,中性粒细胞百分比 89%,拟诊为（　　）

    A. 急性腹膜炎　　　　　　　　B. 急性消化道溃疡性穿孔

    C. 急性肠系膜动脉栓塞　　　　D. 急性胆管炎

    E. 急性胆囊炎

25. 女性,35 岁,腹痛 5 小时来诊,经检查诊断为外科急性腹痛,下列哪项决定是正确的（　　）

    A. 粘连性肠梗阻不需要手术治疗

    B. 消化道穿孔不是腹部探查的绝对指征

    C. 先有发热的急性腹痛一般是外科急性腹痛,均须手术治疗

    D. 疑为绞窄性肠梗阻时不可手术治疗,必须诊断明确后才可手术

    E. 急性胰腺炎是否手术治疗要根据血淀粉酶的测定结果而定

(二) 名词解释

1. 急性腹痛

2. 牵涉痛

(三) 填空题

1. 急性腹痛常见的中医证型可分为_____、_____、_____、_____、_____ 5 种类型。

2. 肠梗阻的基本临床表现为_____、_____、_____、_____。

3. 根据病理生理机制的不同,急性腹痛可分为_____、_____、_____。

(四) 简答题

1. 简述急性腹痛的中医病因病机。

2. 简述急性腹痛的诊断流程。

3. 简述内科与外科急性腹痛的鉴别要点。

(五) 论述题

1. 患者,女性,30 岁,转移性右下腹疼痛 12 小时来院。患者于 12 小时前无明显诱因出现胃部胀痛不适,2 小时后疼痛逐渐转移至右下腹,伴恶心、呕吐。发病以来,无大小便异常。既往体健,无肝肾疾病及胆囊炎和胆石症病史,无手术、外伤等病史。不嗜烟酒。月经基本正常。查体:T 38.5℃,P 80 次/分,R 18 次/分,BP 120/70mmHg。一般状况可,心肺(−),腹部平软,右下腹麦氏点压痛,反跳痛,无肌紧张。肠鸣音 4 次/分,腰背部叩痛(−)。血常规示:白细胞计数 14×10^9/L,中性粒细胞百分比 80%,血红蛋白 134g/L。

请写出分析步骤：

(1) 写出本病的初步诊断及诊断依据。

(2) 写出鉴别诊断。

(3) 进一步需做的检查。

(4) 治疗原则。

2. 患者，女性，60岁，5天前进食后1小时上腹正中隐痛，逐渐加重，呈持续性，向腰背部放射，仰卧、咳嗽或活动时加重，伴低热、恶心、频繁呕吐，吐出食物、胃液和胆汁，吐后腹痛无减轻，多次使用止痛药无效。发病以来无咳嗽、胸痛、腹泻及排尿异常。既往有胆石症多年，但无慢性上腹痛史，无反酸、黑便史，无明确的心、肺、肝、肾病史，个人史、家族史无特殊记载。查体：T 39℃，P 104次/分，R 19次/分，BP 130/80mmHg，急性病容，侧卧、蜷曲位，皮肤干燥，无出血点，浅表淋巴结未触及，巩膜无黄染，心肺无异常，腹平坦，上腹部轻度肌紧张，压痛明显，可疑反跳痛，未触及肿块，Murphy征阴性，肝肾区无明显叩痛，移动性浊音阳性，肠鸣音稍弱，双下肢不肿。查血常规：血红蛋白120g/L，白细胞计数 $22×10^9$/L，中性粒细胞百分比86%，血小板计数 $110×10^9$/L；尿常规：尿蛋白(±)，红细胞计数2~3个/HP；尿淀粉酶32U(Winslow法)；生化尿素氮7.0mmol/L。腹平片未见膈下游离气体和液平，肠管稍扩张。

请写出分析步骤：

(1) 写出本病的诊断及诊断依据。

(2) 写出鉴别诊断。

(3) 需要什么进一步检查。

(4) 治疗原则。

四、参考答案

(一) 选择题

A_1 型题

1. D   2. A   3. B   4. C   5. E   6. E   7. C   8. B   9. A

10. D   11. B   12. B   13. C   14. D   15. B   16. E   17. E   18. B

19. C   20. D

A_2 型题

21. B   22. D   23. A   24. E   25. B

(二) 名词解释

1. 急性腹痛　是指患者自觉发生于胸廓下缘至腹股沟以上区域的突发性疼痛。是多由腹腔内或腹腔外疾病引起的一组临床综合征，是常见急症之一。

2. 牵涉痛　又称放射痛或感应痛，指内脏痛达到一定强度后，出现相应的浅表部位疼痛和感觉过敏，致远离该器官的某些体表或深部组织发生疼痛。

(三) 填空题

1. 寒邪内阻　湿热壅滞　饮食积滞　肝郁气滞　瘀血阻滞

2. 腹痛　呕吐　腹胀　排气排便停止

3. 内脏痛　躯体痛　牵涉痛

(四) 简答题

1. 急性腹痛的中医病因主要有情志、饮食、跌仆外伤,常见证型为寒邪内阻、湿热壅滞、饮食积滞、肝郁气滞、瘀血阻滞。腹中有肝、胆、脾、肾、大小肠、膀胱、胞宫等脏腑,并为足三阴、足少阳、手足阳明、冲、任、带等经脉循行之处,寒凝、火郁、食积、气滞、血瘀等病因均可导致脏腑气机阻滞,气血运行不畅,经脉痹阻,不通则痛。

2. (1) 首先判断是否为急性腹痛。

(2) 判断为内科腹痛,还是外科腹痛。

(3) 判断腹痛是器质性还是功能性病变,多从腹痛的部位、腹痛与体位的关系、有无反复发作、发作持续时间、腹部以外症状来判断。

(4) 判断腹内病因的病位:腹内脏器于体表的感应区可以提示病变部位。

(5) 三大常规、急诊生化和腹部 X 线检查对诊断有重要意义;必要时行血、尿淀粉酶、尿胆素和尿胆原等实验室检查,以及超声、CT 等辅助检查;可行腹腔诊断性穿刺。

3.

	内科腹痛	外科腹痛
发病特点	可轻可重,短期内恶化不显著	突然发作,剧烈,急剧发展,短期内病情常迅速恶化
症状体征	症状与体征不一致,主观感觉腹痛剧烈,表情痛苦,但腹部体征不显著,多腹软,局部轻压痛,无反跳痛	表情痛苦,呻吟,大汗,面色苍白辗转不安或蜷曲静卧腹膜刺激征阳性(腹肌紧张呈板状,压痛、反跳痛明显)肝浊音界缩小、消失内出血症状(头晕、心慌、多汗、面色苍白、脉细速、血压下降等)

(五) 论述题

1. (1) 诊断和诊断依据

本病初步印象:急性阑尾炎。

其诊断依据是:①转移性右下腹痛为该病的主要特点,伴随发热、恶心、呕吐等症状;②右下腹压痛为最主要体征,早期局部可触及右下腹压痛,位置固定于麦氏点,局部反跳痛提示局部炎症的存在;③实验室检查血常规:白细胞计数超过 $10 \sim 15 \times 10^9/L$,中性粒细胞分类增多。

(2) 鉴别诊断:① Meckel 憩室炎;②宫外孕破裂;③右侧卵巢囊肿扭转;④溃疡病穿孔。

(3) 进一步需做的检查:腹部 X 线平片、B 超、CT 扫描。

(4) 治疗原则

非手术治疗:①卧床;②禁食;③水电解质和热量输入;④抗感染治疗,青霉素(或第二、三代头孢菌素)+ 甲硝唑联合静脉输入。

手术治疗:①首选阑尾切除手术;②急性阑尾炎合并弥漫性腹膜炎时,及早手术,同时去除腹腔内的脓性分泌物,腹腔放置引流管。

2. (1) 诊断:急性重症胰腺炎。

诊断依据:①急性持续性上腹痛,向腰背部放射,伴恶心,呕吐,吐后腹痛不减;②查体有上腹部肌紧张,压痛,可疑反跳痛和腹水征及麻痹性肠梗阻征象;③化验血白细胞计数和中性粒细胞比例增高,腹平片结果不支持肠穿孔和明显肠梗阻;④既往有胆结石史。

(2) 鉴别诊断:①上消化道溃疡病急性穿孔;②急性肠梗阻;③急性胃炎;④慢性胆囊炎急性发作。

(3) 进一步检查:①腹部 B 超和 CT 扫描;②若有腹水,则应穿刺化验及腹水淀粉酶活性测定;③测定血清淀粉酶活性、血糖、血 Ca^{2+}、K^+、Na^+、Cl^-;④血气分析检查;⑤肝肾功能。

(4) 治疗原则:①减少胰腺外分泌:禁食和胃肠减压,抑制胰腺分泌药物如生长抑素;②对抗胰酶活性药物(抑肽酶、加贝酯);③抗生素;④支持疗法:输液、营养支持、镇痛;⑤必要时手术治疗。

第四节　急性腰痛

一、内容提要

1. 急性腰痛泛指腰背部的急性疼痛,系腰部功能紊乱的临床表现,亦非单一的疾病。

2. 运用中、西医学的基础理论、思维与方法,根据临床实践的需要,融会贯通地认识腰部局部组织解剖、生理、病理特点,研究急性腰痛发生、发展、诊疗规律及预防的方法。

二、重难点解析

1. 急性腰痛的危险性评估在临床上很重要。高危腰痛或称危险性腰痛,常见于腹主动脉瘤、急性脊髓炎、急性重症胰腺炎。低危腰痛,常见于急性腰椎间盘突出、急性腰扭伤。高危腰痛患者多病情危重,可能预后不良;低危腰痛患者多属于病情较轻、一般情况下不威胁生命、预后较好。

2. 急性腰痛的中医治疗以祛邪活络为要。寒湿腰痛患者采用甘姜苓术汤散寒除湿,温经通络;湿热腰痛患者采用四妙丸清热利湿,舒筋止痛;瘀血腰痛患者采用身痛逐瘀汤活血化瘀,通络止血。

3. 脊柱结核占全身关节结核的首位,其中以腰椎结核发生率最高。腰椎结核临床表现除低热、疲倦、盗汗、消瘦等全身症状外,亦有腰痛不适,表现为站立与行走时往往用双手托住腰部,头及躯干向后倾,使重心后移,尽量减轻体重对病变椎体的压力。患者从地上拾物时不能弯腰,需挺腰屈膝屈髋下蹲才能拾物,称(拾物试验阳性)。

三、习　题

(一) 选择题

A_1 型题

1. 顽固性背痛和放射性神经根痛,剧烈而持续,休息、药物、理疗都不能缓解,最可能的疾病是(　　　)

    A. 脊椎肿瘤   B. 强直性脊柱炎   C. 风湿热

    D. 脊椎结核   E. 腰肌劳损

2. 腰椎侧弯,平腰或呈后凸状,椎体棘间韧带、棘突旁压痛、放射痛,坐骨神经有压痛点、直腿抬高试验阳性最可能的疾病是( )

    A. 脊柱退行性变　　　　　　　B. 腰椎间盘突出症　　　　　　C. 脊柱结核

    D. 风湿热　　　　　　　　　　E. 类风湿关节炎

3. 治疗寒湿腰痛的代表方剂为( )

    A. 大黄附子　　　　　　　　　B. 四妙丸　　　　　　　　　　C. 身痛逐瘀汤

    D. 四君子汤　　　　　　　　　E. 甘姜苓术汤

4. "腰者,肾之府,转摇不能,肾将惫矣"出自下列哪篇文献( )

    A.《金匮要略》　　　　　　　B.《素问·脉要精微论》　　　　C.《诸病源候论》

    D.《丹溪心法·腰痛》　　　　　E.《七松岩集·腰痛》

5. 下列哪项不是急性腰椎间盘突出症的临床特点( )

    A. 青壮年多见　　　　　　　　　　　　B. 咳嗽、深呼吸可加重疼痛

    C. 有急性腰扭伤或着凉史　　　　　　　D. 腰部阵发性绞痛

    E. 可有臀上神经压痛

6. 腹主动脉瘤的手术指征不包括( )

    A. 腹主动脉瘤的直径 >2cm　　　　　　B. 动脉瘤伴有疼痛和压痛

    C. 随访证实动脉瘤在继续增大者　　　　D. 动脉瘤有引起远端血管栓塞者

    E. 动脉瘤有压迫胃肠道者或其他症状者,虽直径 <6cm,但局部瘤体壁菲薄有破裂
       的趋向

7. 肾盂肾炎所致腰背痛的特点不包括( )

    A. 伴有脊肋角压痛　　　　　　B. 尿检异常　　　　　　　　　C. 伴有尿频尿急

    D. 常伴有腹部剧烈绞痛　　　　E. 伴有肾区叩痛

8. 以下疾病可致腰背痛,除外( )

    A. 肾结石　　　　　　　　　　B. 输尿管结石　　　　　　　　C. 前庭大腺囊肿

    D. 急性胰腺炎　　　　　　　　E. 腰椎间盘突出症

A$_2$ 型题

9. 男,25 岁,近 2 年来感腰痛,午后低热、T 37.5~38℃,盗汗、易疲劳,食欲不佳最可能的疾病是( )

    A. 脊椎结核　　　　　　　　　B. 类风湿关节炎　　　　　　　C. 强直性脊柱炎

    D. 系统性红斑狼疮　　　　　　E. 骨关节炎

10. 男,45 岁,近 4 年来经常腰痛,劳累及气候变冷时加剧,3 天前因搬重物后,腰痛加剧,疼痛放射至左下肢,最可能的疾病是( )

    A. 脊椎结核　　　　　　　　　　　　B. 类风湿关节炎

    C. 强直性脊柱炎　　　　　　　　　　D. 腰椎间盘突出症

    E. 骶椎隐裂

11. 女,29 岁,农民。尿频、尿急、尿痛,加重时尿末有血尿。夜尿 7~8 次,尿检查:红细胞、白细胞、脓细胞均满视野,尿普通细菌培养无细菌生长,尿路平片未见明显异常,按膀胱炎治疗已半年未见好转,首先要考虑哪一种疾病( )

    A. 慢性肾盂肾炎　　　　　　　　　　B. 泌尿系肿瘤

C. 间质性膀胱炎　　　　　　　　　D. 泌尿系结核

E. 尿道炎

12. 10 年前左肾外伤后被切除。近 2~3 年经常右腰酸痛,时伴发热,尿培养曾有大肠杆菌生长,B 超发现右肾中度积水,尿路平片和排泄性尿路造影提示右侧输尿管中段 1 枚结石,直径约 1cm,血尿素氮 8mmol/L,血肌酐 125μmol/L。目前处理最佳选择(　　　)

A. 继续抗炎和支持治疗　　　　　　B. 中药排石冲击治疗

C. 手术取出右侧输尿管结石　　　　D. 右输尿管逆行插管引流肾盂尿

E. 右肾造瘘术

(二) 名词解释

1. 高危腰痛

2. 急性腰痛

(三) 填空题

1. 按危险性程度,急性腰痛可分为_____、_____。

2. 瘀血腰痛一般的治法是_____、_____。

3. 痛如锥刺,痛处拒按,痛处固定,日轻夜重,或持续不解,活动不利,甚则不能转侧,舌质黯紫,或有瘀斑,脉涩的腰痛证型为_____。

(四) 简答题

1. 简述急性腰痛的中医病因病机。

2. 简述牵涉痛的西医病理机制。

3. 试述腰背痛的问诊要点。

(五) 论述题

患者,男性,55 岁,右侧腰痛伴血尿 3 个月。3 个月前右侧腰部胀痛,持续性,活动后出现血尿并伴轻度尿急、尿频、尿痛。去医院就诊,反复化验尿中有较多红细胞、白细胞,给予抗感染治疗。1 个月前 B 超发现右肾积水,来我院就诊,腹平片未见异常。静脉尿路造影(IVP)右肾中度积水,各肾盏成囊状扩张,输尿管显影,左肾正常。发病以来,食欲及大便正常。近 2 年来有时双足趾红肿痛,疑有"痛风",未作进一步检查。否认肝炎,结核等病史。吸烟 30 余年,1 包 / 日。查体:发育正常,营养良好,皮肤巩膜无黄染,浅表淋巴结不大,心肺无异常。腹平软,肝脾、双肾未及,右肾区压痛(+),叩痛(+)。右输尿管走行区平脐水平,有深压痛。化验:血常规正常;尿 pH 5.0,尿蛋白(+),RBC 30~50/HP,WBC 2~4/HP;肾功能:血肌酐 141μmol/L,尿素氮 8.76mmol/L,尿酸 596mmol/L;肝功能正常,电解质无异常。24 小时尿酸定量 1260μmol/L(正常 <750μmol/L)。B 超:右肾盂扩张,皮质厚度变薄,未见结石影,右输尿管上段扩张,内径 1.2~1.5cm;左肾未见明显异常。膀胱镜检查正常。右逆行造影,插管至第 5 腰椎水平受阻,注入造影剂在受阻水平有一 2.6cm×1.5cm 大小充盈缺损,上段输尿管显著扩张。

请分析:

(1) 写出本病的诊断及诊断依据。

(2) 写出鉴别诊断。

(3) 需要什么进一步检查。

(4) 写出治疗原则。

四、参 考 答 案

(一) 选择题

A₁ 型题

1. A   2. B   3. E   4. B   5. D   6. A   7. D   8. C

A₂ 型题

9. A   10. D   11. D   12. C

(二) 名词解释

1. 高危腰痛 或称危险性腰痛,常有生命体征不平稳、辅助检查如 X 线、CT、MRI 提示阳性结果,多病情危重,可能预后不良。

2. 急性腰痛 泛指腰背部的急性疼痛,系腰部功能紊乱的临床表现,亦非单一的疾病。一方面,脊柱及其附件与邻近组织发生病变可引起腰痛;另一方面,包括腰背部邻近器官的病变引起的所谓放射性腰痛。

(三) 填空题

1. 高危腰痛 低危腰痛

2. 活血化瘀 通络止痛

3. 瘀血腰痛

(四) 简答题

1. 急性腰痛的中医病因主要是:①外邪侵袭腰府,造成腰部经脉受阻,气血不畅而发生腰痛;②跌仆闪挫,劳损腰府筋脉气血,气血瘀滞不通,瘀血留着腰部而发生疼痛。主要发病机制为:外邪痹阻经脉,气滞血瘀,壅滞经络,凝涩血脉,不通而痛。

2. 内脏病变时刺激了内脏的痛觉传入神经,通过交感神经干和交通支而入后根和脊髓,又将该刺激扩散到该段脊髓和神经根所支配的皮肤和筋膜等组织,从而产生疼痛、压痛和感觉过敏。

3. 应问及疼痛出现的时间、部位、起病缓急,疼痛性质,程度,诱因及缓解因素,演变过程,伴随症状及职业等。

(五) 论述题

(1) 诊断及诊断依据

诊断:①右输尿管结石(尿酸结石);②右肾积水,肾功能轻度受损。

诊断依据:①右侧腰痛,活动后血尿,既往疑有"痛风"病史;②右肾区压痛、叩痛;③右输尿管走行区有深压痛;④ B 超及 IVP 见右肾积水,右输尿管充盈缺损,上段输尿管扩张;⑤血尿酸及尿尿酸均增高,尿 pH 5.0。

(2) 鉴别诊断:①输尿管肿瘤;②阑尾炎;③尿路感染。

(3) 进一步检查:① CT 检查;②输尿管镜检查。

(4) 治疗原则:①碎石治疗或输尿管切开取石;②术后积极采取预防结石复发的措施。

第九章 急性出血

第一节 咯 血

一、内容提要

1. 喉以下呼吸道任何部位的出血经喉头、口腔咯出称咯血。咯血患者可因窒息、大面积肺不张、失血性休克而死亡。

2. 中医病因病机为外感六淫、情志过极、阴虚肺热、气不摄血等。

西医病因常见于：①呼吸道肿瘤：如肺癌；②血管相关性疾病：如肺栓塞、支气管毛细血管扩张症、左心衰竭、二尖瓣狭窄等；③感染：如肺炎球菌肺炎、结核分枝杆菌感染、坏死性肺炎、肺脓肿；④出凝血障碍：如血友病、血小板减少性紫癜、弥散性血管内凝血；⑤其他：全身疾病的伴随症状，如钩端螺旋体病、流行性出血热、结节性多动脉炎等。

3. 评估出血量 少量指 24 小时咯血量在 100ml 以内，包括痰中带血丝；中量为 24 小时咯血量在 100~500ml；大量为 24 小时咯血量大于 500ml 或一次咯血量大于 300ml。

4. 治疗 有效止血，保证气道通畅，维持循环稳定，如发生较大面积的肺不张，应立即采用体位引流、拍击背部及吸痰等，以利于血块、血液的咯出。

二、重难点解析

1. 咯血患者多有支气管扩张、肺结核、支气管肺癌等病史，症状可见：

(1) 咯血、咳痰：①鲜红色多由肺结核、支气管扩张和出血性疾病所致；②铁锈色血痰见于肺炎球菌肺炎、肺吸虫病和肺泡出血；③砖红色胶冻样血痰提示克雷伯杆菌肺炎；④黏稠黯红色血痰多由二尖瓣狭窄、肺栓塞引起；⑤粉红泡沫痰为左心衰竭肺水肿特征；⑥脓性痰伴咯血则见于支气管炎、支气管扩张症、肺脓肿、空洞型肺结核继发细菌感染等。

(2) 伴随症状：①伴发热，肺结核、肺炎、肺脓肿、肺出血型钩端螺旋体病、支气管肺癌等；②伴胸痛，肺炎球菌肺炎、肺结核、肺梗死、支气管肺癌等；③伴呛咳，支气管肺癌、支原体肺炎等；④伴脓痰，支气管扩张、肺脓肿等；⑤伴皮肤黏膜出血，血液病、流行性出血热、肺出血型钩端螺旋体病等；⑥伴心脏症状，心脏瓣膜病、肺梗死等；⑦伴进行性消瘦，活动性肺结核、支气管肺癌等。

2. 咯血药物止血治疗 垂体后叶素，酚妥拉明、维生素 K_1、巴曲酶、酚磺乙胺、6- 氨基己酸等，应掌握用法用量及适应证。咯血其他治疗如急诊纤维支气管镜下处理，支气管动脉栓塞，需了解。

三、习 题

(一) 选择题

A₁ 型题

1. 咯血伴浓痰最常见的病因是 ( )

    A. 流行性出血热   B. 肺结核   C. 肺癌

    D. 支气管结核   E. 支气管扩张

2. 下列哪项是正确的 ( )

    A. 每日咯血 <150ml 为小量咯血   B. 咯血前患者常有胸闷,恶心,呕吐

    C. 24 小时咯血量 >500ml 为大量咯血   D. 咯出的血液常呈酸性

    E. 咯血患者宜健侧卧位,以利血液排除

A₂ 型题

3. 患者,女,28 岁,周期性咯血,可能属于 ( )

    A. 支气管子宫内膜异位症   B. 支气管扩张   C. 肺结核空洞

    D. 支气管肺癌   E. 急性左心衰竭

B 型题

    A. 大量咯血伴低热   B. 持续痰中带血伴全身出血倾向

    C. 稍有痰中带血伴剧咳   D. 间断咯血伴大量脓痰

    E. 周期性咯血

1. 支气管扩张的常见症状 ( )

2. 肺结核空洞的临床表现 ( )

(二) 名词解释

咯血

(三) 填空题

1. 判断咯血量,每日小于_____为小量咯血;24 小时咯血量大于_____或一次咯血量大于_____为大量咯血。

2. 咯血应与_____出血或_____引起的呕血相鉴别。

3. 某男性,46 岁,有长期大量吸烟史,出现咯血,要高度警惕_____疾病。

(四) 简答题

1. 简述支气管扩张咯血的诊断要点。

2. 简述咯血的常见中医证型。

(五) 论述题

试述咯血的急救处理。

四、参 考 答 案

(一) 选择题

A₁ 型题

1. E   2. C

A₂ 型题

3. A

B 型题

1. D 2. A

(二)名词解释

咯血 喉以下呼吸道任何部位的出血经喉头、口腔咯出称咯血。

(三)填空题

1. 100ml 500ml 300ml

2. 鼻、口腔、咽 上消化道出血

3. 支气管肺癌

(四)简答题

1. 支气管扩张咯血的诊断要点:发病以青少年为多见。大多数患者在幼时曾有麻疹、百日咳或支气管肺炎史。症状为慢性咳嗽、大量脓痰和反复咯血。早期可无异常肺部体征,病变重或继发感染时常可闻及固定而持久的局限性湿啰音。X 线表现为粗乱肺纹理中有多个不规则的蜂窝状透亮阴影或沿支气管的卷发状阴影。CT 表现为管壁增厚的柱状扩张或成串成簇的囊样改变。

2. 咯血的常见中医证型:①燥热伤肺;②肝火犯肺;③阴虚肺热;④气不摄血。

(五)论述题

原则:及时止血,维持患者的生命体征,救治失血性休克;保持气道通畅,预防气道阻塞所致窒息、大面积肺不张。

(1)有效止血:针对不同病因选择相应的药物及方法。

(2)保证气道通畅:发生气道阻塞者,应尽可能早的开放气道,清除口腔、咽喉部积存的血块,吸引上段气道内积存的残血,恢复呼吸道通畅。

(3)发生较大面积的肺不张,应立即采用体位引流、拍击背部及吸痰等,以利于血块、血液的咯出;若深部不易引出者可用纤维支气管镜吸引,清除血块、血液。

(4)维持循环稳定:对大咯血或存在容量不足的患者,应立即建立静脉通路补液,配血和输血支持,维持循环的稳定。

(5)中医急救处理:云南白药,每次 0.3~0.5g,口服,每天 3 次。三七粉每次 2~3g,温水吞服,每日 2 次。失血性休克者可给予生脉注射液、参附注射液静脉滴注。

第二节 呕 血

一、内 容 提 要

1. 呕血(hematemesis)是指患者呕吐血液,多由于上消化道急性出血所致,即屈氏韧带以上包括食管、胃、十二指肠及胃空肠吻合术后的空肠、胰腺、胆道出血。呕血是上消化道出血的特征性表现。

2. 呕血主要属脾胃病变。证候可见热伤胃络、脾虚不摄、劳倦久病、瘀阻胃络等。呕血最常见的三大病因:消化性溃疡;食管或胃底静脉曲张破裂出血;急性胃黏膜出血。

3. 出血量初步估计

(1) 成人每日胃肠道出血量 >5~10ml,大便潜血试验可出现阳性。

(2) 出血量在 50~100ml 以上,可出现黑便。

(3) 胃内积血量在 250~300ml 以上可引起呕血。

(4) 一般一次出血量不超过 400ml 可无全身症状,反之可出现头昏、心悸、乏力、晕厥等表现。

(5) 短时间出血量超过 1000ml 有脉搏细弱、呼吸加快、血压下降等循环衰竭或休克的表现。

二、重难点解析

1. 咯血与呕血的鉴别

比较项目	咯血	呕血
出血前症状	咽部痒感、胸闷、咳嗽	上腹不适、恶心、呕吐等
血色	鲜红	黯红或咖啡色
出血方式	咯出	呕出
血中混有物	痰液、泡沫	胃液、食物
反应	碱性	酸性
黑便	一般没有,但若咯出的血有咽下,可有黑便	有,可在呕血前几日出血,呕血停止后数日停止

2. 呕血的常见疾病

(1) 消化性溃疡呕血:多数具有典型临床表现:慢性、周期性、节律性上腹痛,呕血,黑便。上腹部局限性压痛。呕吐物或大便隐血试验阳性。胃镜检查可提供诊断依据。

(2) 食管胃底静脉曲张:为肝硬化门静脉高压症主要临床表现之一,并为上消化道出血的常见病因。常有肝病史。有疲倦、乏力、食欲减退、消瘦、黄疸、肝掌、蜘蛛痣、脾大、腹水等症状和体征。实验室检查常有肝功能异常,血清白蛋白减少,出现白/球蛋白倒置,凝血酶原时间延长。腹部超声可见肝脏回声增强,门静脉增宽,腹水等。

(3) 如患者有服用非甾体类解热镇痛剂、酗酒、严重创伤、严重感染性疾病史,上消化道出血最可能为急性胃黏膜病变。

三、习 题

(一) 选择题

A₁ 型题

1. 上消化道出血最常见的原因是(　　　)

  A. 门静脉高压症 　　　　B. 出血性胃炎 　　　　C. 胃癌

  D. 胃十二指肠溃疡 　　　E. 应激性溃疡

2. 患者有上腹痛史,经常黑便及呕血、反酸,应考虑(　　　)

  A. 胃十二指肠溃疡出血 　　　　　　B. 胃癌出血

  C. 食管静脉破裂出血 　　　　　　　D. 应激性溃疡出血

  E. 胆道出血

A₂型题

3. 女性,36岁,突然发生右上腹阵发性绞痛,伴发热寒战,排柏油样便少量,查体急性病容,巩膜黄染,应考虑是(　　)

    A. 门静脉高压症　　　　B. 胃十二指肠溃疡　　　　C. 出血性胃炎

    D. 胆道出血　　　　　　E. 应激性溃疡出血

B型题

    A. 患者有服用非甾体类解热镇痛剂、酗酒、严重创伤、严重感染性疾病史

    B. 酒后呕吐或妊娠呕吐,尤其是先呕吐食物残渣继而呕出鲜血

    C. 有慢性、周期性、节律性上腹痛史,尤其是在出血前疼痛加剧,出血后疼痛减轻或缓解者

    D. 有胃痛、胁痛、黄疸等病史

    E. 伴食欲减退和体重减轻的上消化道出血

1. 最可能是急性胃黏膜病变的是(　　)
2. 消化性溃疡出血可见于(　　)

(二) 名词解释

呕血

(三) 填空题

成人每日胃肠道出血量_____,大便潜血试验可出现阳性;出血量_____以上,可出现黑便;胃内积血量_____以上可引起呕血。一般一次出血量不超过_____可无全身症状,反之可出现头昏、心悸、乏力、晕厥等,短时间出血量超过_____有脉搏细弱、呼吸加快、血压下降等循环衰竭或休克的表现。

(四) 简答题

简述肝硬化食管胃底静脉曲张并上消化道出血的诊断要点。

(五) 论述题

试述呕血的中医辨证治疗。

四、参 考 答 案

(一) 选择题

A₁型题

1. D　　2. A

A₂型题

3. D

B型题

1. A　　2. C

(二) 名词解释

呕血　呕血(hematemesis)是指患者呕吐血液,多由于上消化道急性出血所致,即屈氏韧带以上包括食管、胃、十二指肠及胃空肠吻合术后的空肠、胰腺、胆道出血。

(三) 填空题

>5~10ml　50~100ml　250~300ml　400ml　1000ml

(四) 简答题

肝硬化食管胃底静脉曲张为肝硬化门静脉高压症主要临床表现之一,并为上消化道出血的常见病因。常有肝病史。有疲倦、乏力、食欲减退、消瘦、黄疸、肝掌、蜘蛛痣、脾大、腹水等症状和体征。实验室检查常有肝功能异常,血清白蛋白减少,出现白/球蛋白倒置,凝血酶原时间延长。腹部超声可见肝脏回声增强,门静脉增宽,腹水等。

(五) 论述题

(1) 胃热壅盛证

证候:吐血色红或紫黯,常夹有食物残渣,脘腹胀闷,甚则作痛,口臭,便秘,大便色黑,舌质红,苔黄腻,脉滑数。

治法:清胃泻火,化瘀止血。

代表方:泻心汤合十灰散。

(2) 肝火犯胃证

证候:吐血色红或紫黯,口苦胁痛,心烦易怒,寐少梦多,舌质红绛,脉弦数。

治法:泻肝清胃,凉血止血。

代表方:龙胆泻肝汤。

(3) 脾虚失摄证

证候:吐血缠绵不止,时轻时重,血色黯淡,神疲乏力,心悸气短,面色苍白,舌质淡,脉细弱。

治法:健脾养心,益气摄血。

代表方:归脾汤。

(4) 瘀阻胃络证

证候:吐血色黯,或夹有食物残渣,胃脘疼痛如刺,固定不移,或胁下有痞块,面色黧黑,肌肤甲错,舌质紫黯或边有瘀点,脉涩。

治法:活血化瘀,和络止血。

代表方:膈下逐瘀汤。

第三节　便　血

一、内容提要

1. 便血为消化道出血的常见症状。可见于上消化道出血及下消化道出血。此节"便血"特指下消化道出血。下消化道出血指 Treitze 韧带以下的空肠、回肠、盲肠、结肠、直肠出血。

2. 便血中医病因病机　①外邪侵袭,内风扰动;②饮食不节,内生湿热;③情志过极,气机失调;④劳逸失度,久病体虚。

3. 便血的常见疾病　①痔疮出血;②肠道炎症性疾病如急性出血坏死性肠炎、肠结核、溃疡性结肠炎、急性细菌性痢疾等;③肠道肿瘤如结肠癌、直肠癌及肠恶性淋巴瘤等;④下消化道血管病变如肠系膜动脉栓塞或肠系膜动静脉血栓形成,肠扭转,肠套叠等;⑤全身性疾病如流行性出血热、急性白血病、再生障碍性贫血、血友病等。

二、重难点解析

1. 成年人便血多是内痔、肛裂、炎性肠病等,内痔出血男性多见,肛裂出血则多见于年轻妇女和便秘患者。儿童便血多为直肠息肉、肠套叠。家族性息肉病多于青春期发病,多为黏液血便。中老年便血则要排除结直肠恶变。

2. 鉴别诊断

(1) 首先鉴别是否消化道出血

1) 排除口腔、鼻咽、喉、肺等部位的出血被吞咽后由肛门排出的可能性。

2) 区别由口服中药、铁剂、铋剂导致的大便黑色及食用过多肉类、猪肝、动物内脏、口服酚酞制剂等误认为便血。

(2) 与上消化道出血相鉴别:大便黯红色或黑色,BUN>10.3mmol/L 者,约 2/3 可考虑为上消化道出血。

三、习 题

(一) 选择题

A₁ 型题

1. 下列哪些不是引起便血的小肠疾病( )

  A. 小肠血管畸形　　　　B. 肠套叠　　　　C. 空肠溃疡

  D. 回肠溃疡　　　　E. 阿米巴痢疾

2. 痔疮的便血特点( )

  A. 便后滴血　　　　B. 柏油便　　　　C. 洗肉水样便

  D. 果酱样脓血便　　　　E. 黏液脓血便

A₂ 型题

3. 男性,56 岁,近期内出现排便不畅,腹部不适,腹胀,大便带有血液和黏液,有原因不明的贫血,乏力,体重减轻。应考虑是( )

  A. 痔疮出血　　　　B. 胃十二指肠溃疡　　　　C. 阿米巴痢疾

  D. 结肠癌　　　　E. 肠系膜动脉栓塞

(二) 名词解释

便血(特指下消化道出血)

(三) 填空题

_____人便血多是内痔、肛裂、炎性肠病等;_____便血多为直肠息肉、肠套叠;家族性息肉病多于青春期发病,多为黏液血便。_____人便血则要排除结直肠恶变。

(四) 简答题

简述便血的查体要点。

(五) 论述题

试述结肠癌便血的诊断要点。

四、参 考 答 案

(一) 选择题

A₁型题

1. E　　2. A

A₂型题

3. D

(二) 名词解释

便血(特指下消化道出血)　指 Treitze 韧带以下的空肠、回肠、盲肠、结肠、直肠出血。

(三) 填空题

成年　儿童　中老年

(四) 简答题

(1) 腹部查体:腹部外形、蜘蛛痣、肠型、肝界、脾界、肝颈静脉回流征、肠鸣音。

(2) 直肠和肛门检查:注意有无肛裂、痔疮、瘘管,直肠指检有无肿物。

(3) 全身体检:皮肤黏膜、淋巴结、生命体征等。

(五) 论述题

多发生于中年以上患者。①近期内出现排便习惯改变(如便秘、腹泻或排便不畅)、持续腹部不适、隐痛或腹胀;②粪便潜血试验持续阳性;③大便带有血液和黏液;④腹部可扪及肿块;⑤有原因不明的贫血、乏力或体重减轻等;⑥肛管指诊和直肠镜检查有直肠息肉、直肠癌;⑦乙状结肠镜和纤维结肠镜检查:不仅可以发现癌肿,还可观察其大小、位置以及局部浸润范围,可以采其组织做病理检查;⑧腹部平片检查:适用于伴发急性肠梗阻的病例,可见梗阻部位上方的结肠有充气胀大现象;⑨钡剂灌肠检查:可见癌肿部位的肠壁僵硬,扩张性差,蠕动至病灶处减弱或消失,结肠袋形态不规则或消失,肠腔狭窄,黏膜皱襞紊乱、破坏或消失,充盈缺损等;⑩癌胚抗原:可协助诊断。

第十章　急性呼吸困难

第一节　支气管哮喘

一、内　容　提　要

支气管哮喘(bronchial asthma)是由多种炎症细胞作用引起的气道慢性反应性炎症和气道高反应性为特征的疾病。表现为反复发作性的喘息、呼吸困难、胸闷或咳嗽等症状，常在夜间和(或)清晨发作、加剧，多数患者可自行缓解或经治疗缓解。严重而持续的哮喘发作称为哮喘持续状态，严重者可死于呼吸衰竭。

重度至危重度哮喘西医急救处理：尽快解除气道阻塞，纠正低氧血症，控制感染，恢复肺功能，预防进一步恶化或再次发作，防止并发症。

中医称支气管哮喘为"哮病"，是一种发作性的痰鸣气喘疾患。宿痰内伏于肺，复加外感、饮食、情志、劳倦等因素，以致痰阻气道，肺失肃降，肺气上逆所致。发作时以"攻邪治标"为治则，采取"祛痰利气，宣肺平喘"等治法。

二、重难点解析

1. 支气管哮喘定义与诊断标准　支气管哮喘是由嗜酸性粒细胞、肥大细胞、T淋巴细胞、气道上皮细胞、中性粒细胞等多种炎症细胞作用引起的气道慢性反应性炎症和气道高反应性为特征的疾病。这种炎症使易感者对各种激发因子具有气道高反应性，并可引起气道缩窄，表现为反复发作性的喘息、呼吸困难、胸闷或咳嗽等症状，常在夜间和(或)清晨发作、加剧，常出现广泛多变的可逆性气流受限，多数患者可自行缓解或经治疗缓解。

西医诊断标准

(1) 反复发作喘息、气急、胸闷或咳嗽，多与接触变应原、冷空气、物理和化学刺激、病毒性上呼吸道感染、运动等有关。

(2) 发作时在双肺可闻及散在或弥漫性，以呼气相为主的哮鸣音，呼气相延长。

(3) 上述症状可经治疗缓解或自行缓解。

(4) 除外其他可引起喘息、气急、胸闷和咳嗽的疾病。

(5) 临床表现不典型者(如无明显喘息或体征)至少应有下列3项中的一项：①支气管激发试验或运动试验阳性；②支气管舒张试验阳性；③昼夜PEF变异率≥20%。

符合(1)~(4)条或(4)(5)条者，可以诊断为支气管哮喘。

2. 支气管哮喘与心源性哮喘的鉴别诊断　心源性哮喘多有高血压心脏病、冠心病、风湿性心脏病病史，夜间熟睡中发病，咳粉红色泡沫样痰，双肺满布湿啰音；支气管哮喘多有哮喘反复发作病史，任何时间均可发作，肺部听诊哮鸣音为主。

三、习 题

(一) 选择题

A₁ 型题

1. 支气管哮喘发病的最主要病理基础是( )

    A. 气道的非特异性炎症   B. 副交感神经兴奋   C. 细菌感染

    D. 支气管痉挛   E. 支气管分泌物过多

2. 关于支气管哮喘概念的描述,正确的是( )

    A. 支气管哮喘是一种气道慢性炎症性疾病,临床表现为反复喘息、吸气性呼吸困难等症状,多数患者可自行或经治疗后缓解

    B. 支气管哮喘是支气管黏膜的慢性非特异性炎症,临床表现为反复喘息、呼气性呼吸困难等症状,多数患者可自行或经治疗后缓解

    C. 支气管哮喘是多种炎性细胞参与的气道慢性炎症,临床表现为反复喘息、呼气性呼吸困难等症状,多数患者虽经治疗仍不能缓解

    D. 支气管哮喘是支气管黏膜的慢性非特异性炎症,临床表现为反复喘息、吸气性呼吸困难等症状,多数患者可自行或经治疗后缓解

    E. 支气管哮喘是多种炎性细胞参与的气道慢性炎症,临床表现为反复发作性的喘息、呼气性呼吸困难等症状,多数患者可自行或经治疗后缓解

3. 下列诊断支气管哮喘的依据中,哪一项是错误的( )

    A. 有反复发作的支气管哮喘史   B. 发作时有呼气性呼吸困难

    C. 肺部满布哮鸣音   D. 支气管扩张药治疗有效

    E. 发作性吸气性呼吸困难

4. 男性,58 岁,平素健康,近半月夜间阵发性哮喘常发作,被迫坐位,气急,10 分钟后自行缓解。查体:肥胖,BP 170/110mmHg,R 25 次 / 分,P 110 次 / 分,两肺底部湿啰音,无哮鸣音,初步诊断为( )

    A. 支气管哮喘   B. 心源性哮喘

    C. 喘息性支气管炎   D. 运动性哮喘

    E. 以上都不是

5. 支气管哮喘发作时常出现( )

    A. 进行性呼吸困难   B. 吸气时呼吸困难

    C. 混合性呼吸困难   D. 夜间阵发性呼吸困难

    E. 呼气性呼吸困难

6. 支气管哮喘急性发作患者血气分析二氧化碳分压增高提示( )

    A. 病情好转   B. 出现呼吸性碱中毒   C. 病性恶化

    D. 没有临床意义   E. 出现心力衰竭

7. "哮即痰喘之久而常发者,因内有壅塞之气,外有非时之感,膈有胶固之痰,三者相合,闭拒气道,搏击有声,发为哮病"出自( )

    A.《证治汇补·哮病》

    B.《素问·阴阳别论》

C.《金匮要略·肺痿肺痈咳嗽上气病脉证并治》

D.《诸病源候论·咳逆短气候》

E.《素问·逆调论》

8. 患者,女性,每遇寒冷季节则发病,发时喘促不安,喉中痰鸣,胸膈满闷,咳痰量少,色白稀薄,面青,口不渴。苔白,脉浮。中医辨证分型属（　　）

　　A. 热哮　　　　　　　　　B. 寒哮　　　　　　　　　C. 喘脱

　　D. 风寒闭肺　　　　　　　E. 风邪袭肺

A₂ 型题

9. 用糖皮质激素治疗重症哮喘的机制,下列哪项不正确（　　）

　　A. 抑制炎症反应

　　B. 减少组胺合成

　　C. 增加 β 受体和 PGE 受体的数量

　　D. 抑制磷脂酶 A_2,阻止 LTS、PGS、TX、PAF 的合成

　　E. 抑制胆碱能受体

10. 支气管哮喘发作时不会出现（　　）

　　A. $FEV_1/FVC\%$ 下降　　　B. MMFR 降低　　　　　C. RV、FRC 增加

　　D. RV/TLC% 增加　　　　　E. PEF 增加

11. 下列哪项不是热哮证的主要证候（　　）

　　A. 胸高胁胀,咳呛阵作　　　　　B. 形寒肢冷,口淡不渴

　　C. 喘而气粗息涌,喉中痰鸣如吼　　D. 咳痰黏浊稠厚,排吐不利,或黄或白

　　E. 面赤,口苦,口渴喜饮

12. 患者,男性,65 岁,哮喘发作 1 周,晨 6 时患者突然出现意识障碍,呼之能应,两肺呼吸音低,哮鸣音较前低,急查血气 $PaCO_2$>70mmHg,PaO_2<55mmHg,接下来处理应首先考虑（　　）

　　A. 氨茶碱静脉注射　　　　　　B. 肾上腺素静脉注射

　　C. 纳洛酮静脉注射　　　　　　D. 鼻导管给氧

　　E. 立即气管插管,机械通气

B 型题

　　A. 抑制磷酸二酯酶,减少 cAMP 的水解

　　B. 通过调控 LT 的生物活性而发挥抗炎作用

　　C. 阻止钙进入肥大细胞

　　D. 稳定肥大细胞膜,阻止其脱颗粒和释放介质

　　E. 兴奋受体 β

1. 拟肾上腺素药（　　）

2. 色甘酸钠（　　）

3. 茶碱类药（　　）

4. 钙拮抗剂（　　）

5. 白三烯调节剂（　　）

　　A. 射干麻黄汤　　　　　　　　B. 定喘汤

C. 回阳救急汤合生脉饮　　　　　　　　D. 麻黄附子细辛汤

E. 麻杏石甘汤

6. 寒哮证可用(　　　)

7. 热哮证可用(　　　)

8. 喘脱危证可用(　　　)

(二) 名词解释

1. 支气管哮喘

2. 哮喘持续状态

(三) 填空题

1. 支气管哮喘常用药物包括以下几类,分别是_____、_____、_____、_____、_____、_____和_____。

2. 茶碱类药治疗支气管哮喘的主要作用机制是_____、_____、_____、_____、_____。

(四) 简答题

1. 简述支气管哮喘的西医诊断标准。

2. 简述重度至危重度哮喘西医急救处理原则。

(五) 论述题

试述糖皮质激素治疗支气管哮喘的作用机制及应用方法。

四、参　考　答　案

(一) 选择题

A_1 型题

1. A　　2. E　　3. E　　4. B　　5. E　　6. C　　7. A　　8. B

A_2 型题

9. E　　10. E　　11. B　　12. E

B 型题

1. E　　2. D　　3. A　　4. C　　5. B　　6. A　　7. B　　8. C

(二) 名词解释

1. 支气管哮喘　是由嗜酸性粒细胞、肥大细胞、T 淋巴细胞、气道上皮细胞、中性粒细胞等多种炎症细胞作用引起的气道慢性反应性炎症和气道高反应性为特征的疾病。表现为反复发作性的喘息、呼吸困难、胸闷或咳嗽等症状,常在夜间和(或)清晨发作、加剧,常出现广泛多变的可逆性气流受限,多数患者可自行缓解或经治疗缓解。

2. 哮喘持续状态　指的是常规治疗无效的严重哮喘发作,持续时间一般在 12 小时以上。哮喘持续状态并不是一个独立的哮喘类型,而是它的病生理改变较严重,如果对其严重性估计不足或治疗措施不适当常有死亡的危险。

(三) 填空题

1. β_2 受体激动剂　糖皮质激素　抗胆碱药　茶碱类　白三烯(LT)调节剂　色甘酸钠　H_1 受体拮抗剂

2. 抑制磷酸二酯酶　拮抗腺苷受体　刺激肾上腺分泌肾上腺素　增强气道纤毛清

除功能 抗炎作用

(四) 简答题

1. (1) 反复发作喘息、气急、胸闷或咳嗽，多与接触变应原、冷空气、物理和化学刺激、病毒性上呼吸道感染、运动等有关。

(2) 发作时在双肺可闻及散在或弥漫性、以呼气相为主的哮鸣音，呼气相延长。

(3) 上述症状可经治疗缓解或自行缓解。

(4) 除外其他可引起喘息、气急、胸闷和咳嗽的疾病。

(5) 临床表现不典型者(如无明显喘息或体征)至少应有下列 3 项中的一项：①支气管激发试验或运动试验阳性；②支气管舒张试验阳性；③昼夜 PEF 变异率≥20%。

符合(1)~(4)条或(4)(5)条者，可以诊断为支气管哮喘。

2. 应遵循尽快解除气道阻塞，纠正低氧血症，控制感染，恢复肺功能，预防进一步恶化或再次发作，防止并发症的原则，给予以下处理：

(1) 持续雾化吸入 β_2- 受体激动剂，或合并抗胆碱药；或静脉滴注氨茶碱或沙丁胺醇，加用口服白三烯拮抗剂。

(2) 静脉滴注糖皮质激素如琥珀酸氢化可的松、甲泼尼松或地塞米松。待病情得到控制和缓解后(一般 3~5 天)，改为口服给药。

(3) 上述方法无效、病情继续恶化、$PaCO_2$>50mmHg(6.67kPa)或 PaO_2<60mmHg(8.0kPa)、神志意识障碍、呼吸肌疲劳、不能耐受的呼吸窘迫、呼吸停止、心搏骤停等，应果断行气管插管，机械通气。

(五) 论述题

由于哮喘的病理基础是慢性非特异性炎症，糖皮质激素是当前控制哮喘发作最有效的药物。主要作用机制是抑制炎症细胞的迁移和活化；抑制细胞因子的生成；抑制炎症介质的释放；增强平滑肌细胞受体的反应性。可分为吸入、口服和静脉用药。

吸入治疗是目前推荐长期抗感染治疗哮喘的最常用方法。常用吸入药物有倍氯米松(beclomethasone,BDP)、布地奈德(budesonide)、氟替卡松(fluticasone)、莫米松(mometasone)等。

静脉用药：重度或严重哮喘发作时应及早应用琥珀酸氢化可的松(注射后 4~6 小时起作用，常用量为 100~400mg/d)或甲泼尼龙(甲基强的松龙，80~160mg/d，起效时间更短，为 2~4 小时)。地塞米松因在体内半衰期较长、不良反应较多，宜慎用，一般 10~30mg/d。症状缓解后逐渐减量，然后改为口服和吸入制剂维持。

第二节 慢性阻塞性肺疾病急性加重期

一、内容提要

慢性阻塞性肺疾病急性加重期是指慢性阻塞性肺疾病患者在短期内出现超越日常状况的持续恶化，并需改变 COPD 基础的常规用药，患者在短期内咳嗽、气短和(或)喘息加重，痰量增多，呈脓性或黏液脓性，可伴发热等炎症明显加重的表现。西医治疗需尽快改善缺氧状态，积极控制感染，保持气道通畅。

中医认为慢性阻塞性肺疾病急性加重期的基本病机以肺气虚损为本；痰瘀阻肺，肺气壅塞为标;复感外邪为诱因,致肺气骤失宣降,上逆发为咳喘。外感诱发时,偏于邪实,早期由肺及脾肾,晚期则见肺脾心肾四脏俱虚,严重时可见痰迷心窍、气不摄血、正虚喘脱等危象。

二、重难点解析

1. 慢性阻塞性肺疾病急性加重期的诊断标准　在 COPD 诊断的基础上,慢性阻塞性肺疾病急性加重期的临床诊断需满足以下几点:

(1) 病史特征:有近期感染、环境理化因素刺激。

(2) 主要症状:短时间内咳嗽、咳痰、气短和喘息加重,痰量增多呈脓性或黏液脓性,可伴有发热。以气短和呼吸困难为标志性症状。

(3) 主要体征:呼吸变浅、频率增快,辅助呼吸肌如斜方肌和胸锁乳突肌参与呼吸,重症可见胸腹矛盾运动,缩唇呼吸;低氧血症者出现黏膜及皮肤发绀,右心衰竭者下肢水肿、肝脏增大。

(4) 理化检查:实验室及影像学检查项目同 COPD,慢性阻塞性肺疾病急性加重期时 $FEV_1 < 1L$;动脉血氧分压(PaO_2)$< 50mmHg$,$PaCO_2 > 70mmHg$,$pH < 7.30$;可出现急性肺部感染影像学表现。

2. 慢性阻塞性肺疾病急性加重期治疗　慢性阻塞性肺疾病急性加重期的主要治疗方案如下:

(1) 吸氧:发生低氧血症者可鼻导管吸氧,或面罩吸氧,必要时予呼吸机或气管切开辅助通气。

(2) 抗生素治疗:急性加重期的原因最多见的是细菌或病毒感染。根据患者所在地常见病原菌类型及药物敏感情况积极选用抗生素治疗。

(3) 支气管舒张药:主要有 β_2- 肾上腺素受体激动剂如沙丁胺醇(salbutamol)气雾剂、特布他林(terbutaline)气雾剂;抗胆碱能药,如:异丙托溴铵、噻托溴铵(tiotropium bromide);茶碱类,如氨茶碱、多索茶碱。

(4) 糖皮质激素:可考虑口服泼尼松龙 30~40mg/d,也可静脉给予甲泼尼龙 40~80mg,每日 1 次,连续用 5~7 天。

(5) 祛痰剂:溴己新 8~16mg,每日 3 次;盐酸氨溴索 30mg,每日 3 次,酌情选用。

(6) 机械通气:根据病情需要,可首选无创或有创方式给予机械通气。

三、习　　题

(一) 选择题

A_1 型题

1. 有关慢性支气管炎的诊断标准,咳嗽、咯痰,反复发作时间应为(　　　　)

　　A. 每年发作至少 3 个月,持续 5 年以上

　　B. 每年发作至少 1 个月,持续 2 年以上

　　C. 每年发作至少 2 个月,持续 3 年以上

　　D. 每年发作至少 3 个月,持续 2 年以上

　　E. 每年发作至少 6 个月,持续 5 年以上

2. 以下除哪项外,均提示慢性阻塞性肺疾病病情严重(　　)

    A. $FEV_1<1L$

    B. $PaO_2<50mmHg$,$PaCO_2>70mmHg$

    C. pH<7.30

    D. 胸腹矛盾呼吸

    E. 神志清楚,呼吸急促

3. 下列检查不应作为常规检查的是(　　)

    A. 血常规　　　　　B. 痰培养　　　　　C. 肺功能检查

    D. 胸部 CT　　　　　E. 血气分析

4. 慢性阻塞性肺疾病急性加重最常见的原因是(　　)

    A. 理化因素　　　　　　　　B. 呼吸道感染

    C. 稳定期病情控制不佳　　　D. 年龄过大

    E. 合并疾病多

5. 慢性阻塞性肺疾病急性加重的中医病机是(　　)

    A. 肺气虚损,累及心脾肾功能失调为本

    B. 痰瘀阻肺,肺气壅塞为标

    C. 复感外邪为诱因

    D. 病位以肺为主,累及心、脾、肾,病情为本虚标实

    E. 以上全是

A_2 型题

6. 患者女性,70 岁,慢性咳嗽喘息 30 年,就诊前 4 天因受凉后出现发热喘息,胸膈满闷,不能平卧,吐黄黏痰,大便秘结,口干欲饮,舌质红苔黄,脉滑数。中医辨证属(　　)

    A. 痰热壅肺证　　　B. 外寒内饮证　　　C. 肺气郁闭证

    D. 痰瘀阻肺证　　　E. 痰浊蒙窍证

7. 患者男性,68 岁,慢性咳痰喘 15 年,此次因遇冷突发咳逆喘促,神志恍惚,躁烦不安,嗜睡,舌质黯红,苔白腻,脉滑数。中医治疗应选用(　　)

    A. 小青龙汤　　　B. 定喘汤　　　C. 五磨饮子

    D. 葶苈大枣泻肺汤　　　E. 涤痰汤

B 型题

    A. 小青龙汤　　　　　　　　B. 五磨饮子

    C. 桃红四物汤合葶苈大枣泻肺汤　　　D. 苓桂术甘汤或真武汤

    E. 定喘汤或麻杏石甘汤合清气化痰丸

1. 痰瘀阻肺证选用(　　)

2. 肺气郁闭证选用(　　)

3. 痰热壅肺证选用(　　)

4. 外寒内饮证选用(　　)

5. 水气凌心证选用(　　)

(二) 名词解释

慢性阻塞性肺疾病急性加重期

(三) 填空题

1. 中医治疗慢性阻塞性肺疾病急性加重期的原则是＿＿＿＿、＿＿＿＿、＿＿＿＿。

2. 针刺治疗慢性阻塞性肺疾病急性加重期,清泄热邪取_____、_____、_____等穴;平喘取_____、_____、_____等穴;化痰取_____、_____、_____等穴。

(四) 简答题

1. 简述慢性阻塞性肺疾病急性加重期的病史和症状要点。
2. 简述慢性阻塞性肺疾病急性加重期的查体要点。

(五) 论述题

1. 试述慢性阻塞性肺疾病急性加重期的诊断流程。
2. 试述慢性阻塞性肺疾病急性加重期诊断与鉴别诊断。

四、参 考 答 案

(一) 选择题

A₁ 型题

A_1 型题

1. D   2. E   3. D   4. B   5. E

A₂ 型题

A_2 型题

6. A   7. E

B 型题

1. C   2. B   3. E   4. A   5. D

(二) 名词解释

慢性阻塞性肺疾病急性加重期　是指慢性阻塞性肺疾病患者在短期内出现超越日常状况的持续恶化,并需改变 COPD 基础的常规用药,患者在短期内咳嗽、气短和(或)喘息加重,痰量增多,呈脓性或黏液脓性,可伴发热等炎症明显加重的表现。

(三) 填空题

1. 祛邪宣肺　化痰止咳　祛瘀平喘
2. 大椎　十二井　曲池　合谷　定喘　大椎　天突　丰隆　鱼际

(四) 简答题

1. (1)有慢性支气管炎、支气管哮喘、慢性纤维空洞型肺结核、尘肺、支气管扩张等慢性肺病史或有危险因素接触史,如吸烟史、环境职业污染接触史。

(2) 常因外感而诱发,如感受寒邪,其他如劳倦过度、情志刺激等亦可诱发。

(3) 临床表现为咳嗽痰多,胸中憋闷如塞,胸部膨满,喘息,动则加剧,或伴发热,甚则呼吸困难,鼻翼扇动,张口抬肩,烦躁不安,以咳、痰、喘为特征。

(4) 咳喘等症状反复发作,多见于老年人。病程缠绵,日久可见面色晦黯、唇甲发绀、肢体水肿等证候,病重可并发神昏、动风、出血等危候。

2. (1) 视诊和触诊:桶状胸,剑突下胸骨下角增宽及腹部膨突,呼吸浅快,腹式呼吸为主,重者见胸腹矛盾运动。呼吸困难加重时前倾坐位,严重者可见黏膜及皮肤发绀。伴右心衰竭者可见下肢水肿、肝脏增大,肝 - 颈静脉反流征阳性。

(2) 叩诊:肺叩诊可呈过清音,心浊音界缩小,肺肝界降低。

(3) 听诊:两肺呼吸音减低,呼气延长,平静呼吸时可闻及干性啰音,两肺底或其他肺野可闻及湿啰音;心音遥远,剑突下心音较清晰响亮。

（五）论述题

1. 慢性阻塞性肺疾病急性加重期的诊断需根据病史、体征和实验室检查多方面综合进行。

（1）询问患者有无长期吸烟史、职业毒物接触史、慢性肺部疾病史及肺发育不良史。

（2）目前有无进行性咳嗽、咳脓痰量多、气喘、呼吸困难和发热等典型症状。

（3）进行肺功能和血气分析检测，评价气道阻塞或气流受限，低氧血症和（或）高碳酸血症。

（4）结合必要的理化检查：血液生化检查有助于确定引起慢性阻塞性肺疾病急性加重期的其他因素，如电解质紊乱（低钠、低钾和低氯血症等）、糖尿病危象或营养不良（低白蛋白）等，并可以发现合并存在的代谢性酸碱失衡。

2. 在 COPD 诊断的基础上，慢性阻塞性肺疾病急性加重期的临床诊断需满足以下几点：

（1）病史特征：有近期感染、环境理化因素刺激。

（2）主要症状：短时间内咳嗽、咳痰、气短和喘息加重，痰量增多呈脓性或黏液脓性，可伴有发热。以气短和呼吸困难为标志性症状。

（3）主要体征：呼吸变浅、频率增快，辅助呼吸肌如斜方肌和胸锁乳突肌参与呼吸，重症可见胸腹矛盾运动，缩唇呼吸；低氧血症者出现黏膜及皮肤发绀，右心衰竭者下肢水肿、肝脏增大。

（4）理化检查：实验室及影像学检查项目同 COPD，慢性阻塞性肺疾病急性加重期时 $FEV_1<1L$；$PaO_2<50mmHg$，$PaCO_2>70mmHg$，$pH<7.30$；可出现急性肺部感染影像学表现。

应与下列疾病鉴别：

（1）支气管哮喘：多在儿童或青少年期发病，以发作性喘息为特征，发作时两肺布满哮鸣音，常有家庭或个人过敏史，症状经治疗后可缓解或自行缓解。哮喘的气流受限多为可逆性，其支气管舒张试验阳性。

（2）支气管扩张：有反复发作咳嗽、咳痰特点，常反复咯血。X 线可表现为粗乱肺纹中有多个不规则的环状透亮阴影或沿支气管的卷发状阴影，感染时阴影内出现液平，CT 检查可见管壁增厚的柱状扩张，或成串成簇的囊样改变，支气管造影能明确支气管扩张的部位、性质和范围。

（3）支气管肺癌：刺激性咳嗽、咳痰，可有痰中带血，多次查痰可找到癌细胞，X 线胸片、CT、纤支镜检查可明确诊断。

（4）气胸：突发一侧胸痛，伴有呼吸困难，胸廓饱满，肋间隙变宽，呼吸动度减弱，语音震颤及语音共振减弱或者消失，气管、心脏移向健侧，叩诊患侧呈鼓音。X 线显示肺向肺门萎陷呈圆球形阴影，局部透亮度增加，无肺纹。

（5）肺栓塞：呼吸困难突然发作，往往伴有胸痛、咯血、休克或晕厥。实验室检查发现血浆 D-dimer 升高，影像学显示肺外周的楔形阴影，尖指向肺门，底靠近胸膜。肺动脉造影可见血管无显影。

（6）充血性心力衰竭：充血性心力衰竭多有高血压、冠心病、风湿性心脏病（二尖瓣狭窄）等基础疾病。临床表现为阵发性咳嗽，咳粉红色泡沫样痰，双肺底湿啰音比较明显，心界多向左下扩大，可闻及奔马律，心力衰竭 X 线片可见心影增大，肺淤血征，雾化吸入 β_2-

受体激动剂或注射氨茶碱后心力衰竭无明显缓解。

第三节 急性左心衰竭

一、内 容 提 要

急性左心衰竭是指急性发作或加重的左心功能异常所致的急性肺淤血、肺水肿并可伴组织器官灌注不足和心源性休克的临床综合征。临床表现为呼吸困难、发绀、咳粉红色泡沫样痰，严重者病情危重，可迅速发生心源性休克、昏迷乃至死亡。本病可归属于中医心悸、怔忡、水肿、喘证、痰饮、真心痛、心痹等疾病范畴，以心悸、怔忡、喘证和水肿最为多见。

二、重难点解析

1. 急性左心衰竭的病因及病理生理机制　①稳定的慢性心力衰竭可以在短时间内急剧恶化，心功能失代偿，表现为急性心力衰竭；②急性心肌坏死和(或)损伤：急性冠状动脉综合征、急性重症心肌炎围生期心肌病、药物所致的心肌损伤与坏死；③急性血流动力学障碍：急性瓣膜大量反流和(或)原有瓣膜反流加重、瓣腱索和(或)乳头肌断裂、瓣膜撕裂(如外伤性主动脉瓣撕裂)以及人工瓣膜的急性损害等、高血压危象、重度主动脉瓣或二尖瓣狭窄、主动脉夹层、心脏压塞。

另外，支气管哮喘急性发作、甲状腺功能亢进危象、严重贫血、药物、吸毒、酗酒等也是诱因。

2. 急性左心衰竭的危险性评估　患者突然出现严重的呼吸困难、端坐呼吸、大汗淋漓、烦躁不安、咳粉红色泡沫样痰及双肺满布湿啰音和哮鸣音的临床表现特点，要考虑急性左心衰竭的诊断。并及时进行急性左心衰竭病情评估，包括病情分级、严重程度及预后的判断，防治严重肺水肿和心源性休克的发生。

3. 急性左心衰竭的急救处理　急性左心衰竭危及生命，应积极、迅速地抢救。包括生命体征监测、心电监测、指脉氧监测及体温监测；积极纠正缺氧；建立静脉通道；中药治疗以"回阳救逆，益气固脱"、"益气养阴，复脉固脱"为主。

4. 急性左心衰竭时以急性肺泡性肺水肿为主，X线检查肺门呈蝴蝶状，肺野可见大片融合的阴影。慢性心力衰竭时以间质性肺水肿为主，X线检查可见肺野外侧清晰可见的水平状阴影(Kerley B 线)，是肺小叶间隔内积液的表现。

5. 临床上左心衰竭最为常见，单纯右心衰竭较少见。左心衰竭后继发右心衰竭而致全心衰竭者，以及由于严重广泛心肌疾病同时波及左、右心而发生全心衰竭者临床上更为多见。左心衰竭以肺淤血及心排血量降低表现为主。右心衰竭以体静脉淤血的表现为主：

(1) 症状

1) 消化道症状：胃肠道及肝淤血引起腹胀、食欲不振、恶心、呕吐等是右心衰竭最常见的症状。

2) 劳力性呼吸困难：继发于左心衰竭的右心衰竭呼吸困难业已存在。单纯性右心衰竭为分流性先天性心脏病或肺部疾患所致，也均有明显的呼吸困难。

（2）体征

1）水肿：体静脉压力升高使皮肤等软组织出现水肿，其特征为首先出现于身体最低垂的部位，常为对称性可压陷性。胸腔积液也是因体静脉压力增高所致，因胸膜静脉还有一部分回流到肺静脉，所以胸腔积液更多见于同时有左、右心衰竭时，以双侧多见，如为单侧则以右侧更为多见，可能与右膈下肝淤血有关。

2）颈静脉征：颈静脉搏动增强、充盈、怒张是右心衰竭时的主要体征，肝 - 颈静脉反流征阳性则更具特征性。

3）肝肿大：肝因淤血肿大常伴压痛，持续慢性右心衰竭可致心源性肝硬化，晚期可出现黄疸、肝功能受损及大量腹水。

4）心脏体征：除基础心脏病的相应体征之外，右心衰竭时可因右心室显著扩大而出现三尖瓣关闭不全的反流性杂音。

6. 洋地黄适应证、禁忌证及中毒救治措施

（1）适应证：中、重度收缩性心力衰竭患者，尤其对心室率快速的心房颤动患者特别有效。

（2）禁忌证：洋地黄中毒时；血钾低于 3.5mmol/L，心率低于 60 次 / 分，预激综合征合并心房颤动；二度或高度房室传导阻滞；病态窦房结综合征，特别是老年人；单纯性舒张性心力衰竭如肥厚型心肌病；单纯性重度二尖瓣狭窄伴窦性心律而无右心衰竭的患者；急性心肌梗死，尤其在最初 24 小时内，除非合并心房颤动或（和）心腔扩大。

（3）洋地黄中毒的治疗措施：早期治疗和及时停药是治疗关键；出现快速性心律失常可应用苯妥英钠（用于阵发性室性心动过速）或利多卡因（用于室性心动过速）；出现缓慢性心律失常可应用阿托品；异位快速性心律失常伴低钾血症时，可予钾盐静脉滴注，房室传导阻滞者禁用；多种方法无效时，可考虑小能量直流电复律（一般属禁忌，因可致室颤）；另外可使用地高辛特异性抗体。

三、习　题

（一）选择题

A₁ 型题

1. 决定后负荷的最重要的因素是（　　　）
   - A. 血浆儿茶酚胺水平
   - B. 血液黏滞度
   - C. 外周血管阻力
   - D. 血容量
   - E. 回心血量

2. 下列哪项可导致压力负荷过重引起心力衰竭（　　　）
   - A. 二尖瓣关闭不全
   - B. 主动脉瓣狭窄
   - C. 肺动脉高压
   - D. 高血压
   - E. 扩张型心肌病

3. 急性肺水肿的病因为（　　　）
   - A. 乳头肌断裂
   - B. 输液过多过快
   - C. 快速性心律失常
   - D. 高血压危象
   - E. 以上都是

4. 常见心力衰竭的诱因（　　　）
   - A. 肺部感染
   - B. 心律失常
   - C. 水电解质紊乱

　　D. 心脏负荷加重　　　　　　　E. 以上都是

5. 急性肺水肿首选的利尿剂是(　　　)

　　A. 氢氯噻嗪　　　　　　　B. 呋塞米　　　　　　C. 螺内酯

　　D. 氨苯蝶啶　　　　　　　E. 以上都不是

6. 下列哪项属于使用洋地黄的适应证(　　　)

　　A. Ⅱ度或高度房室传导阻滞

　　B. 中重度收缩性心力衰竭伴房颤而心室率快的患者

　　C. 单纯重度二尖瓣狭窄伴窦性心律

　　D. 病态窦房结综合征

　　E. 预激综合征伴房颤的患者

7. 右心衰竭所致的水肿主要由于(　　　)

　　A. 水钠潴留和静脉淤血　　　　　　B. 淋巴回流受阻

　　C. 血浆胶体渗透压降低　　　　　　D. 血管通透性增加

　　E. 循环血容量增加

8. 左心衰竭最严重的表现是(　　　)

　　A. 劳力性呼吸困难　　　　　　B. 端坐呼吸

　　C. 夜间阵发性呼吸困难　　　　　　D. 急性肺水肿

　　E. 咳嗽

9. 诊断右心衰竭最可靠的体征是(　　　)

　　A. 呼吸困难　　　　　　B. 肝 - 颈静脉反流征阳性　　　　C. 水肿

　　D. 胸、腹水　　　　　　E. 肝脏增大

10. 左心衰竭患者的呼吸困难在出现右心衰竭时,减轻的原因是(　　　)

　　A. 体循环水肿　　　　　　B. 血压降低　　　　　　C. 肺动脉压降低

　　D. 右心排血量减少　　　　　　E. 以上都不是

11. 肺间质水肿的典型 X 线表现是(　　　)

　　A. 肺门阴影呈蝴蝶状　　　　　　B. Kerley B 线　　　　　　C. 肺不张

　　D. 肺纹理增粗　　　　　　E. 局限性肺大泡

12. 心源性哮喘与支气管哮喘的不同点是(　　　)

　　A. 两肺满布湿啰音和哮鸣音

　　B. 大量粉红色泡沫样痰和心尖部舒张期奔马律

　　C. 发病年龄

　　D. 病史较长,反复发作

　　E. 以上都不是

13. 下列哪种属于磷酸二酯酶抑制剂类正性肌力药物(　　　)

　　A. 米力农　　　　　　B. 洋地黄　　　　　　C. 多巴胺

　　D. 多巴酚丁胺　　　　　　E. 异丙肾上腺素

A₂ 型题

14. 患者,男性,68 岁,反复胸闷,心悸,劳力性呼吸困难 3 年。既往有高血压 10 年,冠心病 5 年,3 天前因感冒后出现发热,咳嗽,今晨 7 时突然气促加重,动则喘甚,形寒

肢冷,尿少浮肿,腰酸乏力,腹胀纳呆,舌体胖大有齿痕,舌苔水滑,脉结代。中医辨证属（　　）

    A. 阳衰气脱　　　　　　　B. 气虚血瘀　　　　　　　C. 阳虚水泛

    D. 痰饮阻肺　　　　　　　E. 阴脱阳竭

15. 患者,女性,85岁,因意识不清3小时入院。既往有慢性心功能不全史8年。现症:表情淡漠,意识模糊,喘促不能平卧,汗出如油,四肢厥冷,尿少浮肿,面色苍白,舌青紫,脉微欲绝。中医辨证属（　　）

    A. 阳衰气脱　　　　　　　B. 痰饮阻肺　　　　　　　C. 气虚血瘀

    D. 阳虚水泛　　　　　　　E. 以上都不是

B 型题

    A. 葶苈大枣泻肺汤　　　　　　　　B. 真武汤合葶苈大枣泻肺汤

    C. 人参养荣汤合桃红四物汤　　　　D. 参附龙牡汤合真武汤加减

    E. 防己黄芪汤

1. 气虚血瘀可用（　　）

2. 阳虚水泛可用（　　）

3. 痰饮阻肺可用（　　）

4. 阳衰气脱可用（　　）

(二) 名词解释

1. 急性左心衰竭

2. 心源性哮喘

(三) 填空题

1. 急性心肌坏死和(或)损伤常见的原因有_____、_____、_____和_____。

2. 急性血流动力学障碍常见原因有_____、_____、_____、_____、_____和_____。

(四) 简答题

1. 简述急性左心衰竭的鉴别诊断。

2. 如何对急性左心衰竭患者进行危险性评估?

(五) 论述题

1. 试述急性左心衰竭的中医病因病机。

2. 试述急性左心衰竭的处理。

四、参 考 答 案

(一) 选择题

A₁ 型题

1. C　　2. D　　3. E　　4. A　　5. B　　6. B　　7. A　　8. D　　9. B

10. D　　11. B　　12. B　　13. A

A₂ 型题

14. C　　15. A

B 型题

1. C   2. B   3. A   4. D

(二) 名词解释

1. 急性左心衰竭　指急性发作或加重的左心功能异常所致的心肌收缩力明显降低、心脏负荷加重,造成急性心排血量骤降、肺循环压力突然升高、周围循环阻力增加,引起肺循环充血而出现急性肺淤血、肺水肿并可伴组织器官灌注不足和心源性休克的临床综合征。

2. 心源性哮喘　有的左心衰竭患者伴发支气管痉挛,两肺有明显的哮鸣音,类似支气管哮喘,故又称心源性哮喘。

(三) 填空题

1. 急性冠状动脉综合征　急性重症心肌炎　围生期心肌病　药物所致的心肌损伤与坏死

2. 急性瓣膜大量反流　高血压危象　重度主动脉瓣或二尖瓣狭窄　主动脉夹层　心脏压塞　急性舒张性左心衰竭

(四) 简答题

1. 急性左心衰竭应与下列疾病相鉴别:

(1) 支气管哮喘:反复发作,发作前常有变应原接触史,肺部以哮鸣音为主,少许湿性啰音。

(2) 慢性阻塞性肺疾病急性加重期:有慢性肺系疾病病史,以呼吸困难,咳、痰、喘为特征,痰液黏稠、无粉红色泡沫痰,可无端坐呼吸,雾化吸入 β_2- 受体激动剂或注射氨茶碱后症状明显缓解。

(3) 急性大块肺栓塞:呼吸困难伴胸痛、咯血,无粉红色泡沫样痰,血浆 D-dimer 升高,肺动脉造影可见血管无显影。

(4) 急性呼吸窘迫综合征(ARDS):呼吸困难、发绀、出汗、焦虑与左心衰竭症状相似。发病前有严重感染、创伤、休克等病史,呼吸困难与体位无关,血痰为非泡沫稀血水样,常规吸氧后低氧血症难以纠正,病情严重时胸部 X 线片可见肺实变。

2. (1)根据突然出现严重的呼吸困难、端坐呼吸、大汗淋漓、烦躁不安、咳粉红色泡沫样痰及双肺满布湿啰音和哮鸣音的临床表现特点,确定急性左心衰竭的诊断。

(2) 及时进行急性左心衰竭病情评估,包括病情分级、严重程度及预后的判断,防治严重肺水肿和心源性休克的发生。严重程度分级主要有 Killip 法、Forrester 法和临床程度分级 3 种,3 种分级法均以 I 级病情最轻,逐渐加重,IV 级为最重。Forrester 法需要有创血流动力学指标如 PCWP、CI 以及外周组织灌注状态监测,使用受限。

(五) 论述题

1. 主要病因有外邪侵袭、过度劳倦或久病伤肺、情志失调、饮食不节等,病机以心阳虚衰为本,每因感受外邪、劳倦过度、情志所伤等诱发。病变脏腑以心为主,涉及肝、脾、肺、肾,同时与气(阳)、血、水液关系密切。病性为本虚标实、虚实夹杂。虚证以气虚、阴虚、阳虚为主,重则为气脱、阴脱、阳脱;实者为痰饮内停、瘀血内阻,甚则寒水射肺、水气凌心。

2. 急性左心衰竭危及生命,应积极、迅速地抢救。

急救处理:

(1) 监测:包括生命体征监测、心电监测、指脉氧监测及体温监测。

(2) 纠正缺氧:缺氧是急性左心衰竭的突出症状,它使肺毛细血管通透性增加,如不及时纠正,可进一步加重肺水肿,从而形成恶性循环。因此,迅速而有效地纠正缺氧,消除呼吸困难,是抢救急性左心衰竭的关键措施之一。

要求高浓度、高流量鼻导管吸氧 4~8L/min,急性肺水肿有泡沫痰时,可在湿化瓶内加入 40%~70% 的乙醇或有机硅消泡剂,有利于改善肺泡通气。

(3) 建立静脉通道:静脉内置套管以保证静脉通路,应即刻留取动脉血气、血尿素氮或肌酐、血糖、心肌生化标记物、电解质以及血常规等各种血标本。

(4) 中成药:参附注射液:回阳救逆,益气固脱;生脉注射液:益气养阴,复脉固脱。

一般处理:

(1) 体位:患者取坐位或半卧位、双腿下垂,以减少静脉回流,降低心脏前负荷。

(2) 四肢交换加压:四肢轮流绑扎止血带或血压计袖带,通常同一时间只绑扎三肢,每隔 15~20 分钟轮流放松一肢。

(3) 有效吸氧。

(4) 必要时深静脉穿刺置管,CVP 监测。

(5) 饮食:适当限制钠盐量。

(6) 出入量管理:严格限制饮水量和控制静脉输液速度,每日摄入量一般宜在 1500ml 以内,量出而入。

药物治疗:

(1) 扩血管药物:血管扩张药可降低心脏前、后负荷及心肌耗氧量。

硝酸甘油:尤其适用于急性心肌梗死合并高血压患者;硝普钠:可在血压维持恰当的条件下使用,可降低心脏收缩期室壁张力和肺毛细血管楔压,对急性心源性肺水肿特别有效,且作用快、半衰期短。

(2) 利尿剂:可产生快速利尿效应,且有扩张静脉作用,减少循环血容量,改善氧供。

(3) 镇静剂:吗啡对急性左心衰竭治疗极为有效,可减轻疼痛和焦虑;减弱中枢交感冲动,扩张外周静脉和小动脉;降低心脏负荷,降低心脏需氧量。

(4) 氨茶碱:对解除支气管痉挛有效,可增加肺活量、减轻呼吸困难症状。且有正性肌力、扩张外周血管和加强利尿作用,对严重二尖瓣狭窄引起的急性左心衰竭慎用,急性左心衰竭伴低血压、休克时禁用。

(5) 正性肌力药:此类药物适用于伴症状性低血压或心排血量降低伴有循环淤血的患者,可缓解组织低灌注所致的症状,保证重要脏器的血液供应。血压较低和对血管扩张药物及利尿剂不耐受或反应不佳的患者尤其有效。①毛花苷丙:房颤伴快速心室率的患者更适用;②多巴胺:急性心力衰竭伴低血压者可选用多巴胺。

(6) 糖皮质激素的应用:可降低毛细血管通透性、减少渗出;扩张外周血管,增加心排血量;解除支气管痉挛、改善通气;促进利尿;稳定细胞溶酶体和线粒体,减轻细胞和机体对刺激性损伤所致的病理反应。对急性肺水肿的治疗有一定价值,尤其是伴通透性增加的肺水肿。应在病程早期足量使用。

第四节 气胸与血胸

一、内 容 提 要

1. 胸膜腔积血称为血胸,与气胸同时存在称为血气胸,胸腔内任何组织结构损伤出血均可导致血胸,大量血、气胸压迫伤侧肺,推移纵隔后又压迫健侧肺,结果影响呼吸功能。

2. 开放性气胸在呼吸时空气经胸壁伤口进出胸膜腔,伤侧肺萎缩、纵隔扑动、引起呼吸循环障碍;张力性气胸:通过活瓣作用,空气进入胸腔而不能流出,导致胸腔内压力高于大气压,不但使伤侧肺萎缩,还使健侧肺及心脏受压,严重影响呼吸和循环,可迅速致死;血胸可引起失血和胸腔积血两大类的病理生理改变,严重时均可致死。

3. 治疗在于根据气胸的不同类型适当进行排气,以解除胸腔积气对呼吸、循环所造成的障碍,使肺尽早复张,恢复功能,同时也要治疗并发症和原发病。对非进行性血气胸根据血量多少采用胸腔闭式引流术治疗;对活动性血胸,在进行输血、输液及抗休克治疗的同时,及时进行胸腔镜探查,没有进行胸腔镜手术条件的地方可以采取开胸探查。

二、重难点解析

1. 自发性血、气胸患者多由于肺脏结构先天性发育缺陷,部分肺泡壁结构较为薄弱,形成肺大泡。当肺内压力突然升高致肺泡破裂,气体通过裂孔进入胸腔内,可造成自发性气胸。

2. 胸部外伤性血、气胸的发作占 70% 以上,血、气胸可单独发生,也可以发生于合并其他类型的胸部外伤时,当急性失血时,患者可出现胸闷、气促、呼吸困难等不适。因循环血量骤减,患者甚至可出现血压下降等低血容量性休克症状。

3. 中量以上的血、气胸可因胸腔内血液积存,压迫肺脏,使通气功能受到影响,造成呼吸功能障碍,同时胸膜腔内的压力增加,可压迫纵隔,使纵隔移位,造成血液回流受阻,加重循环功能障碍。

4. 气胸急救要点 开放性气胸时变开放性气胸为闭合性气胸,尽快用无菌或清洁敷料封闭伤口,并予可靠的包扎固定;胸膜腔抽气减压先抽气、清创后作闭式引流;抗休克治疗包括给氧、输血、补液等;手术治疗稳定后,尽早清创、缝闭伤口。必要时可行剖胸探查。张力性气胸是可迅速致死的危急重症,院前或院内急救需迅速使用粗针头于患侧第2肋间锁骨中线处穿刺胸膜腔减压,并外接单向活瓣装置,紧急时可在针柄部外接剪有小口的柔软塑料袋、气球等,使胸腔内高压气体易于排出,而外界空气不能进入胸腔。

5. 胸腔闭式引流术的适应证 中大量气胸、开放性气胸、张力性气胸;胸腔穿刺术治疗下气胸增加者;需使用机械通气或人工通气的气胸或血气胸者;拔除胸腔引流管后气胸或血胸复发者。

6. 张力性气胸时伤侧、健侧肺受压,纵隔向健侧移位,大血管扭曲;开放性气胸时伤侧受压、钟摆呼吸、纵隔扑动、回心血量减少;连枷胸(多根多处肋骨骨折)时反常呼吸运动、纵隔扑动,回心血量减少;创伤性气胸时健侧肺受压,血容量减少,休克。

三、习　题

(一) 选择题

A₁ 型题

1. 闭合性气胸,肺萎陷不超过百分之几,患者可无自觉症状,不需处理( )
   A. 10%　　　　　　　　B. 20%　　　　　　　　　　C. 30%
   D. 40%　　　　　　　　E. 50%

2. 根据胸部创伤分类,下列属于开放性损伤的是( )
   A. 胸部皮肤有伤口,肺压缩 40%　　　B. 气胸伴皮下气肿
   C. 肋骨骨折并气胸　　　　　　　　　D. 肋骨骨折并血胸
   E. 心包压塞

3. 进行性血胸是指( )
   A. 损伤后 DIC　　　　　　　　　　　B. 血胸量大于 500ml
   C. 血胸量大于 1000ml　　　　　　　D. 胸腔闭式引流一次放出血量达 500ml
   E. 闭式引流后,引流量每小时大于 200ml,持续 2 小时

4. 血胸继发感染诊断最可靠的依据是( )
   A. 寒战,高热
   B. 白细胞计数增高
   C. 胸腔穿刺检查,红细胞与白细胞比例为 300∶1
   D. 胸腔穿刺液混浊
   E. 穿刺液查到细菌,细菌培养阳性

5. 开放性气胸的主要病理生理变化下列哪项不对( )
   A. 吸气时纵隔向健侧移位　　　　　　B. 呼气时纵隔向患侧移位
   C. 反常呼吸运动　　　　　　　　　　D. 静脉回流障碍
   E. 患者肺压缩

A₂ 型题

6. 慢性支气管炎、肺气肿患者,今晨突感左上胸刺痛,逐渐出现呼吸困难,不能平卧,左肺呼吸音明显减弱,心率 120 次 / 分,节律偶有不齐。应考虑出现了哪种情况( )
   A. 心绞痛　　　　　　　B. 肺栓塞　　　　　　　　C. 胸膜炎
   D. 自发性气胸　　　　　E. 急性左心衰竭

7. 左胸部闭合性损伤已 6 小时,脉搏 130 次 / 分,血压 80/50mmHg,呼吸 30 次 / 分,胸穿抽出不凝血,血色素与红细胞数逐渐下降,此时应( )
   A. 行胸腔穿刺抽出积血　　　　　　　B. 输血输液,严密观察
   C. 用足量止血药物　　　　　　　　　D. 开胸探查
   E. 胸腔闭式引流

8. 男性,25 岁,伤后 12 小时。脉搏 100 次 / 分,血压 16/10kPa,呼吸 30 次 / 分,伤侧胸腔有积液征,胸穿抽出血液,静置后血不凝固,主要治疗是( )
   A. 立即开胸手术止血　　　　　　　　B. 输血输液
   C. 胸腔穿刺排除积血　　　　　　　　D. 周身抗生素防治感染

E. 胸腔闭式引流术

9. 某一胸腔闭式引流患者,不慎引流管自胸壁伤口脱出,应立即( )

A. 等待上级医师处理　　　　　　　B. 将引流管重新插入胸膜腔

C. 用手指捏紧引流口周围的皮肤　　D. 取凡士林纱布封闭引流口

E. 嘱患者暂停呼吸,送手术室处理

B 型题

A. 连枷胸(多根多处肋骨骨折)　　　B. 闭合性气胸

C. 开放性气胸　　　　　　　　　　D. 张力性气胸

E. 创伤性气胸

1. 伤侧、健侧肺受压、纵隔向健侧移位,大血管扭曲提示为( )

2. 伤侧受压、钟摆呼吸、纵隔扑动、回心血量减少为( )

3. 反常呼吸运动、纵隔扑动、回心血量减少为( )

4. 健侧肺受压,血容量减少,休克提示为( )

(二) 名词解释

1. 开放性气胸

2. 张力性气胸

3. 闭合性气胸

(三) 填空题

1. 发现有张力性气胸时,立即用粗针头在_____侧_____处插粗针排气,针尾接一橡皮指套,在其顶部剪一小口,使之成为_____。

2. 气胸分为_____、_____、_____3 类

3. 气胸患者,一次抽气量不宜超过_____ml。

(四) 简答题

1. 张力性气胸的紧急救护措施是什么?

2. 简述胸腔闭式引流的适应证。

(五) 论述题

1. 试述开放性气胸的急救处理原则。

2. 男性,27 岁,10 分钟前左上胸部被汽车撞伤,既往体健,无特殊可载。查体:BP 80/50mmHg,脉搏 148 次 / 分,R 40 次 / 分。神清合作,痛苦状,呼吸急促,吸氧下呼吸紧迫反而加重,伴口唇青紫,颈静脉怒张不明显。气管移向右侧。左胸廓饱满,呼吸运动较右胸弱。左胸壁有骨擦音(第 4~6 肋)局部压痛明显。皮下气肿。上自颈部、胸部直至上腹部均可触及皮下气肿。左胸叩诊鼓音,呼吸音消失,未闻及啰音,右肺呼吸音较粗,未闻及啰音。左心界叩诊不清,心律齐,心率 148 次 / 分,心音较弱,未闻及杂音。腹部平软,无压痛肌紧张,肠鸣音正常,肝脾未及,下肢无水肿,四肢活动正常,未引出病理反射。

请分析:

(1) 如果你是医师,考虑诊断及诊断依据是什么?

(2) 你认为目前还需做哪些检查?

(3) 该患者如何治疗?

四、参考答案

(一) 选择题

A₁ 型题

1. B　　2. A　　3. E　　4. E　　5. C

A₂ 型题

6. D　　7. D　　8. C　　9. C

B 型题

1. D　　2. C　　3. A　　4. E

(二) 名词解释

1. 开放性气胸　胸膜腔有与外界相通的开口,以致空气随呼吸而自由出入胸膜腔内。

2. 张力性气胸　又称高压性气胸,有裂口与胸膜腔相通且形成活瓣,故吸气时空气从裂口进入胸膜腔内,而呼气时活瓣关闭,不能让腔内空气回入气道排出。

3. 闭合性气胸　气胸形成后,胸膜腔内积气压迫裂口,使之封闭,或者破口自动闭合不再继续漏气。

(三) 填空题

1. 伤　第 2 肋间锁骨中线　活瓣排气针

2. 开放性　闭合性　张力性

3. 1000

(四) 简答题

1. 迅速排气减压,现场抢救或需后送的伤员宜用活瓣排气法。均应放置胸腔闭式引流,必要时可负压吸引。若经胸腔闭式引流排气后,仍有大量漏气和肺不张,疑有严重肺、气管、支气管或食管裂伤,或有胸壁活瓣样伤口,应尽早做剖胸探查或胸壁清创术。

2. 中大量气胸、开放性气胸、张力性气胸;胸腔穿刺术治疗下气胸增加者;需使用机械通气或人工通气的气胸或血气胸者;拔除胸腔引流管后气胸或血胸复发者。

(五) 论述题

1. ①变开放性气胸为闭合性气胸,尽快用无菌或清洁敷料封闭伤口,并予可靠的包扎固定。②胸膜腔抽气减压,先抽气、清创后做闭式引流。③抗休克治疗包括给氧、输血、补液等。④手术治疗稳定后,尽早清创、缝闭伤口。必要时可行剖胸探查。

2. (1) 诊断及诊断依据

1) 诊断:①张力性气胸;②休克;③多根肋骨骨折。

2) 诊断依据:①外伤性休克(胸外伤病史,BP 80/50mmHg);②多根肋骨骨折(左胸肋有骨擦音,局限性压痛明显);③张力性气胸(外伤性肋骨骨折,休克,呼吸困难,青紫,主要是广泛性皮下气肿,气管右移,左胸叩诊鼓音,呼吸音消失。)

(2) 还需做的进一步检查:①立即胸穿,闭式引流;②胸片正侧位;③ECG、BP 持续监测,血气分析等。

(3) 治疗原则:①纠正休克,输血输液,保证呼吸道通畅,吸氧;②胸腔穿刺、闭式引流,必要时开胸探查;③抗生素防治感染,对症治疗:镇痛、固定胸廓。

第十一章 急性意识障碍

一、内 容 提 要

急性意识障碍病情复杂,涉及范围广泛,主要包括昏迷、晕厥、惊厥与抽搐 3 个病症的内容,急性意识障碍多为危险性疾病,需要紧急处理,因此,熟练掌握其概念、定义、病因、临床特征和鉴别诊断才能正确诊断,而诊断思路清晰才能快速诊断,从而达到及时准确的救治目的。

急性意识障碍重点内容包括:昏迷、晕厥、惊厥与抽搐。

二、重难点解析

(一) 昏迷

1. 昏迷是最严重的意识障碍,病情危重而复杂,其病因涉及内、外、妇、儿 等众多学科,但是重点在病因的诊断和急救措施两个方面,难点在于如何进行分析和判断。

2. 患者来诊后病因往往不明,诊断需有序的步骤,首先要保持呼吸道通畅,检查呼吸、血压、脉搏、心电图,了解基本情况后,再进行其他检查。诊断主题:是否昏迷、昏迷的程度及昏迷的病因。诊断程序强调:①迅速准确询问病史,包括起病方式,首发症状,伴随症状发生环境及既往病史等;②全面而有重点查体;③必要的实验室检查;④正确的分析与判断。昏迷的程度主要根据:对声、光、疼痛刺激反应的程度,以及生理反射和病理反射情况来决定,故较易掌握。

3. 在分析和判断过程中区分原发病变位于颅内或颅外,具有较大的价值,昏迷病因可分为:

(1) 颅内疾病:①颅内幕上病变;②颅内幕下病变;③颅内弥漫性病变。

(2) 颅外疾病:①重症急性感染性疾病;②内分泌及代谢障碍性疾病;③心源性脑病;④水、电解质平衡紊乱及酸碱中毒;⑤外因性中毒;⑥物理性及缺氧性损害。通过昏迷的诊断程序对昏迷的诊断大都能确立,有少部分的患者要按照边治疗边诊断,通过治疗效果来检验诊断的正确性。

4. 昏迷通常代表许多疾病危重期,应给予早期干预即对症治疗和病因治疗,尽力维持生命体征为第一要务。

5. 糖尿病酮症酸中毒(DKA)和糖尿病高渗性昏迷(HHC)是内分泌系统常见昏迷原因,也是临床常见急危重症,早期强调补液、降糖和适当补钾治疗。

(1) 补液治疗方面,输液总量一般按发病前体重的 10%~12% 估算,开始 2 小时输入 1000~2000ml,第一个 12 小时给予输液总量的 1/2,再加上当日尿量的液体量,其余在 24 小时内输入。输液中监测尿量和心功能,必要时进行中心静脉压监护。液体选择:①等渗溶液:一般先补等渗溶液,因为对 HHS 而言,等渗仍为低渗性的;②5% 葡萄糖溶液和 5%

葡萄糖盐溶液：在治疗早期，首选生理盐水，当血糖降至 13.9mmol/L 时，可开始输入 5% 葡萄糖溶液并加入胰岛素消酮治疗（每 3~4g 葡萄糖加短效胰岛素 1U）。

（2）胰岛素治疗：首次负荷量为 0.1U/kg，静脉注射，然后 0.1U/(kg·h) 持续静脉内泵入，当血糖降至 13.9mmol/L、血浆渗透压 <330mOsm/L 时，即转为第二阶段治疗，给予消酮治疗。若此时的血钠仍低于正常，宜用 5% 葡萄糖盐溶液。

（3）补钾：HHS 患者的体内钾丢失一般为 5~10mmol/kg（总量 400~1000mmol/L），但因失水和高渗状态，血钾可正常甚或升高，而在输注生理盐水过程中常出现严重低钾血症，故应及时补充。

（二）晕厥

1. 晕厥是临床上常见的症状但病因较多而风险程度不一，故较难把握，重点是心源性晕厥和脑源性晕厥的诊断思路、处理原则、诊查要点、病因诊断及鉴别诊断。难点是病因诊断、鉴别诊断及中医的辨证论治。

2. 心源性晕厥和脑源性晕厥，尤其心源性晕厥危险最大，要引起足够的重视。心源性晕厥是由于心脏停搏，严重心律失常、心肌缺血，心脏排出受阻等原因引起血流动力学紊乱，根据心脏检查和心电图检查常可确诊，而且要及时采取措施给予相应治疗。脑源性晕厥大多有神经科的定位体征，需要结合神经系统的相关检查确诊。

3. 厥证的中医病因主要有情志内伤、体虚劳倦、亡血伤津、饮食不节等方面。而其病机主要是气机突然逆乱，升降乖戾，气血阴阳不相顺接。病变主要脏腑在于心、肝而涉及脾、肾。

（三）惊厥与抽搐

1. 导致惊厥、抽搐的病因较多，也较难把握，但是重点在病因的诊断和急救措施两个方面，难点在于如何进行分析和诊断。

2. 不同疾病所致的惊厥、抽搐，其临床表现不尽相同，故详细收集病史对诊断有重要的参考价值。既往史反复发作常提示癫痫，而外伤感染以及内脏器官的疾病情况有助于发现抽搐的原发病。

3. 患者来诊后病因往往不明，病情危急，故控制惊厥与抽搐为第一要务，同时给予有效的生命支持及对症治疗，如保持呼吸道通畅、纠正酸碱失衡及电解质紊乱、预防感染等。病情控制稳定后，尽快行脑电图、脑脊液、影像学检查（脑血管造影、CT、MRI）以明确原因。

4. 惊厥、抽搐病因虽多但不外乎颅内疾病和颅外疾病两大类，通过病史、临床特点、诊查要点进行分析后选择针对性的辅助检查有助于分析和确诊。

5. 中医病因病机　在表者，为外邪所伤；在里者，脏腑受损，生化失司，邪壅经络，伤津脱液，亡血失精，瘀血内阻为致病之因，终致督脉失养，筋脉挛急，此为基本病机之所在。治疗原则为急则治其标、缓则治其本。

三、习　题

（一）选择题

A₁型题

1. 符合浅昏迷的临床表现是（　　　）

　　A. 对疼痛刺激有反应　　　　　　　　B. 可以唤醒

    C. 无意识的自主运动消失　　　　　　　　D. 四肢腱反射消失

    E. 定向力障碍

2. 下列除哪项之外均属于重度意识障碍（　　　）

    A. 昏睡状态　　　　　　　　B. 昏迷状态　　　　　　　　C. 木僵状态

    D. 深昏迷状态　　　　　　　E. 混浊状态

3. 确定深昏迷最有价值的体征是（　　　）

    A. 对疼痛无反应　　　　　　B. 呼之不应　　　　　　　　C. 眼球固定

    D. 血压下降　　　　　　　　E. 所有反射消失

4. 影响意识的最重要的结构是（　　　）

    A. 脑干上行性网状激活系统　　B. 脑干下行性网状激活系统　　C. 大脑半球

    D. 小脑　　　　　　　　　　E. 基底节

5. 一患者意识轻度障碍,大部分时间陷入睡眠,但唤醒后定向力基本完整,意识范围不缩小,注意力不集中,记忆稍差,如不继续对答,很快又可入睡;思维内容开始减少,反射正常,这种意识状态是（　　　）

    A. 意识模糊　　　　　　　　B. 朦胧状态　　　　　　　　C. 嗜睡状态

    D. 混浊状态　　　　　　　　E. 昏迷状态

6. 不属于昏迷的院外救护措施为（　　　）

    A. 合适的体位　　　　　　　B. 畅通气道　　　　　　　　C. 禁食

    D. 骨折复位　　　　　　　　E. 建立静脉通道

7. 关于 GCS 昏迷评分方法,描述错误的是（　　　）

    A. 是检查者根据患者眼球活动、语言反应及肢体运动反应 3 项内容对刺激的不同反应进行打分,然后将各个项目的分值相加求其总和

    B. GCS 昏迷量表将昏迷程度由轻到重分为 4 个等级。

    C. 若 GCS 评分为 4~7 分说明患者预后极差。

    D. 总分越低表示意识障碍越差

    E. 检查患者睁眼反应,对任何刺激均无反应,评分为 4 分

8. 下列引起意识障碍的疾病,其中哪项属颅内感染（　　　）

    A. 高血压脑病　　　　　　　B. 脑梗死　　　　　　　　　C. 脑血栓形成

    D. 脑型疟疾　　　　　　　　E. 癫痫

9. 下列引起意识障碍的疾病,其中哪项不属于颅内幕下病变（　　　）

    A. 脑干梗死　　　　　　　　　　　　　　B. 小脑出血

    C. 桥脑小脑角肿瘤　　　　　　　　　　　D. 颅内血肿

    E. 脑干出血

10. 浅昏迷与深昏迷最有价值的鉴别是（　　　）

    A. 各种刺激无反应　　　　　B. 不能唤醒　　　　　　　　C. 无自主运动

    D. 深浅反射均消失　　　　　E. 大小便失禁

11. 下列哪一项不是高渗性高血糖状态的特征（　　　）

    A. 从开始发病到出现意识障碍需 1~2 周,偶急性起病,主要表现为严重的脱水和神经系统症状

B. 严重高血糖而无明显酮症酸中毒、血浆渗透压显著升高、失水和意识障碍

C. 血糖≥33.3mmol/L(600mg/dl);血钠>145mmol/L;血浆渗透压≥350mmol/L

D. 脉搏饱满,血压稍高

E. 尿糖强阳性,尿酮体阴性或弱阳性

12. 糖尿病酮症酸中毒最常见的诱发因素是(　　)

  A. 感染　　　　　　　　B. 心肌梗死　　　　　　　　C. 治疗不当

  D. 应激反应　　　　　　E. 原因不明

13. 下列哪项不属于酮症酸中毒时机体病理生理改变(　　)

  A. 酸中毒　　　　　　　　　　　　B. 严重失水

  C. 电解质平衡紊乱　　　　　　　　D. 循环衰竭和肾衰竭

  E. 血浆渗透压显著降低

14. 神昏的基本治疗原则是(　　)

  A. 回阳固脱　　　　　　B. 救阴固脱　　　　　　C. 活血通窍

  D. 开窍醒神　　　　　　E. 清热化痰

15. 治疗神昏阳闭证的代表方是(　　)

  A. 通窍活血汤　　　　　B. 涤痰汤　　　　　　　C. 羚角钩藤汤

  D. 生脉散　　　　　　　E. 参附汤

16. 神昏阴闭证的治疗法则是(　　)

  A. 清热化痰,益气醒神　　　　　　B. 扶正祛邪,透邪外出

  C. 息风清火,豁痰开窍　　　　　　D. 清热化痰,开闭醒神

  E. 化痰息风,宣郁开窍

17. 神昏的病位在(　　)

  A. 肺胃,关乎五脏　　　　　　　　B. 心肺,关乎五脏

  C. 肝肾,关乎五脏　　　　　　　　D. 脑肺,关乎五脏

  E. 心脑,关乎五脏

18. 神昏亡阳证的证机概要为(　　)

  A. 真阳欲脱　　　　　　B. 正气耗散　　　　　　C. 热邪久羁

  D. 神不守舍　　　　　　E. 高热不下

19. 昏迷阳闭证选用(　　)

  A. 醒脑静注射液　　　　B. 参麦注射液　　　　　C. 参附注射液

  D. 黄芪注射液　　　　　E. 丹参注射液

20. 以下哪些是亡阳主症(　　)

  A. 神昏,肢冷,气息甚微,口唇无华,舌淡,少苔,脉细数或结代

  B. 昏愦不语,面色苍白,口唇青紫,呼吸微弱,冷汗淋漓,四肢厥逆,脉微细欲绝

  C. 神昏,牙关紧闭,两手握固,肢体强痉

  D. 昏迷谵语,爪甲青紫,发热,舌质深降,脉弦数

  E. 神昏呕吐,舌苔白腻,脉滑

21. 晕厥中医辨证论治的治疗原则为(　　)

  A. 消食和中　　　　　　　　　　　　B. 醒神回厥

  C. 益气、回阳、救逆而醒神   D. 开窍,顺气,解郁

  E. 补气,回阳,醒神

22. 血厥实证治疗法则为( )

  A. 平肝潜阳,理气通瘀 B. 补养气血   C. 行气豁痰

  D. 开窍醒神   E. 活血化瘀

23. 心源性晕厥最严重的病因是( )

  A. 阵发性心动过速   B. 阿 - 斯综合征

  C. 原发性肥厚型心肌病   D. 主动脉瓣狭窄

  E. 阵发性房颤

24. 单纯性晕厥的特点不正确的是( )

  A. 多见于青年体弱女性

  B. 常有明显的诱因

  C. 持续数小时后可自然苏醒,无后遗症

  D. 常伴有血压下降,脉搏微弱

  E. 发作前有头晕、眩晕、恶心、上腹不适、面色苍白等症状

25. 排尿性晕厥的特点,不正确的是( )

  A. 多见青年男性   B. 在排尿中或排尿结束时发作

  C. 持续 1~2 分钟   D. 自然苏醒无后遗症

  E. 患有尿潴留

26. 伴有心律或心率明显改变的晕厥是( )

  A. 单纯性晕厥 B. 心源性晕厥   C. 脑源性晕厥

  D. 咳嗽性晕厥 E. 舌咽神经痛性晕厥

27. 脑局部供血不足引起的晕厥是( )

  A. 心源性晕厥 B. 单纯性晕厥   C. 脑源性晕厥

  D. 排尿性晕厥 E. 仰卧位低血压综合征

28. 咳嗽性晕厥的特点是( )

  A. 与舌咽痛有关   B. 与心律失常有关

  C. 与剧烈运动有关   D. 与高血压有关

  E. 以上都不是

29. 抽搐伴意识丧失常见于( )

  A. 破伤风   B. 士的宁中毒   C. 癫痫大发作

  D. 低钙血症   E. 低镁血症

30. 惊厥表现为持续性强直性痉挛伴肌肉剧烈疼痛常见于( )

  A. 癫痫   B. 破伤风

  C. 蛛网膜下腔出血   D. 低血糖状态

  E. 脑肿瘤

31. 先有发热后出现惊厥常见于( )

  A. 重症感染   B. 高血压脑病

  C. 蛛网膜下腔出血   D. 有机磷中毒

　　　　E. 脑肿瘤

32. 惊厥伴血压明显增高、意识障碍可见于（　　　）

　　　　A. 高血压脑病　　　　　　B. 核黄疸　　　　　　　　C. 癔症
　　　　D. 蛛网膜下腔出血　　　　E. 低血糖状态

33. 高热惊厥多见于（　　　）

　　　　A. 脑转移瘤　　　　　　　B. 脑外伤　　　　　　　　C. 小儿急性感染
　　　　D. 高血压脑病　　　　　　E. 低钙血症

34. 抽搐伴瞳孔散大、舌咬伤见于（　　　）

　　　　A. 癔症　　　　　　　　　B. 癫痫大发作　　　　　　C. 癫痫小发作
　　　　D. 低钙血症　　　　　　　E. 低镁血症

35. 全身性抽搐的表现不正确的是（　　　）

　　　　A. 以全身骨骼肌痉挛为主　　　　　B. 以上肢手部最典型，呈"助产士手"
　　　　C. 意识丧失或模糊，全身强直　　　D. 发作停止后意识恢复
　　　　E. 以上都不是

36. 局限性抽搐的表现，不正确的是（　　　）

　　　　A. 以身体某一局部持续性肌肉收缩为主要表现
　　　　B. 大多见于口角、眼睑、手足等
　　　　C. 手足抽搐症以手部最为典型
　　　　D. 常伴有意识障碍
　　　　E. 以上都不是

37. 抽搐而不伴有脑膜刺激征的是（　　　）

　　　　A. 脑膜炎　　　　　　　　B. 癔症　　　　　　　　　C. 脊髓灰质炎
　　　　D. 蛛网膜下腔出血　　　　E. 假性脑膜炎

38. 下列哪项不是假性癫痫发作的表现（　　　）

　　　　A. 四肢强直持续一天
　　　　B. 闭眼，含泪，过度换气
　　　　C. 常常有人在场发病
　　　　D. 舌咬伤，尿失禁，瞳孔散大，对光反射消失
　　　　E. 暗示治疗可戏剧般好转

39. 下列除哪项外均为痉证的证候特征（　　　）

　　　　A. 颈项强直　　　　　　　B. 四肢抽搐　　　　　　　C. 角弓反张
　　　　D. 筋脉拘挛　　　　　　　E. 四肢震颤

40. 痉证心营热盛证宜选用（　　　）

　　　　A. 增液承气汤加减　　　　　　　　B. 四物汤合大定风珠加减
　　　　C. 清营汤加减　　　　　　　　　　D. 白虎汤加减
　　　　E. 羚角钩藤汤加减

41. 癫痫患者，发则突然跌仆，目睛上视，口吐白沫，手足抽搐，喉间痰鸣，舌苔白腻，脉弦滑。治疗应首选的方剂是（　　　）

　　　　A. 醒脾汤　　　　　　　　　　　　B. 黄连温胆汤

C. 龙胆泻肝汤和涤痰汤　　　　　　　D. 左归丸

E. 定痫丸

42. 以下何病以颈项强直为特征（　　　）

A. 痫证　　　　　　　B. 厥证　　　　　　　C. 痉证

D. 中风　　　　　　　E. 颤证

43.《内经》对于痉证的病因以何立论（　　　）

A. 外风　　　　　　　B. 外寒　　　　　　　C. 外燥

D. 外湿　　　　　　　E. 外邪

A₂ 型题

44. 老年女性,早晨家人呼喊不醒,发现口角歪斜,右侧肢体瘫软无力,喉中痰多,四肢不温,苔白腻,脉滑缓,证属（　　　）

A. 亡阴　　　　　　　B. 中风阴闭　　　　　C. 亡阳

D. 瘀血阻窍　　　　　E. 中风阳闭

45. 老年男性,暴怒后突然昏仆,不省人事,牙关紧闭,口噤不开,两手握固,肢体强痉,兼见面赤身热,气粗口臭,躁扰不宁,苔黄腻,脉弦滑数。证属（　　　）

A. 痰浊蒙窍　　　　　B. 腑实燥结　　　　　C. 瘀血阻络

D. 中风阳闭　　　　　E. 热陷心营

46. 一患者需强烈刺激或反复高声呼唤才能唤醒,醒后表情茫然,反应迟钝,只能作简单的回答,这种意识状态是属于（　　　）

A. 嗜睡　　　　　　　B. 浅昏迷　　　　　　C. 昏睡

D. 意识模糊　　　　　E. 以上均不是

47. 男,36岁,突起昏迷,四肢瘫痪,双侧瞳孔"针尖样"缩小。其最可能的疾病是（　　　）

A. 额叶出血　　　　　B. 桥脑出血　　　　　C. 小脑出血

D. 基底节出血　　　　E. 蛛网膜下腔出血

48. 男,52岁,高血压脑出血1天入院,中度昏迷状态,伴脉缓,血压升高,呼吸节律变慢,脑CT示颞叶出血约60ml,最合适的治疗是（　　　）

A. 手术清除血肿　　　　　　　　　　B. 使用止血药物

C. 使用降颅压药物　　　　　　　　　D. 使用降血压药物

E. 鼻饲以保证营养

49. 中年女性,无明显诱因突然停止活动,面色泛白,双目凝视、发呆,意识丧失,持续数秒钟后意识恢复,发作后无全身乏力、头昏、肢体发凉,该症状属于（　　　）

A. 昏迷　　　　　　　B. 眩晕　　　　　　　C. 癫痫大发作

D. 癫痫小发作　　　　E. 癔症

50. 女性患者38岁,近5年多次于情绪激动或生气后出现四肢抽搐,伴颈后仰,两眼紧闭,过度换气,每次抽搐发作持续数分钟。患者无头外伤史,抽搐发作时未出现过舌咬伤,大、小便失禁,另外神经系统检查无异常,头颅CT及脑电图正常。该患者最可能的诊断为（　　　）

A. 癫痫大发作　　　　　　　　　　　B. 昏迷

C. 癔症　　　　　　　　　　　　　　D. 癫痫小发作（即局限性发作）

E. 短暂性脑缺血发作

51. 患者,男,27岁,2年来有时意识突然丧失,全身强直,呼吸暂停,瞳孔散大,咬舌,四肢痉挛性抽搐,大、小便失禁,发作约半分钟可自行停止,最可能的诊断为( )

A. 癫痫大发作 　　 B. 癫痫小发作 　　 C. 癔症性抽搐
D. 低钙血症 　　 E. 高血压脑病

52. 一老年女性患者,因生气后,突然昏倒,不省人事,四肢厥冷,呼吸气粗,口噤拳握,舌苔薄白,脉沉弦,该患者中医辨证应为( )

A. 气厥虚证 　　 B. 气厥实证 　　 C. 血厥实证
D. 血厥虚证 　　 E. 痰厥

53. 男,45岁。风湿性二尖瓣狭窄20年,持续性心房颤动5年。1天前突发晕厥、摔倒,左侧肢体活动障碍。该患者目前最可能的诊断是( )

A. 出血性卒中 　　 B. 洋地黄中毒 　　 C. 癫痫
D. 脑栓塞 　　 E. 脑梗死

54. 女性,72岁。1周来晕厥2次,做心电图示P波与QRS波群两者互不相关,P波频率为80次/分,QRS波群频率为45次/分,规整。诊断为( )

A. 心源性晕厥 　　 B. 脑源性晕厥
C. 短暂性脑缺血发作 　　 D. 延髓性晕厥
E. 主动脉弓综合征

55. 38岁,男性,突然出现剧烈头痛、呕吐及抽搐。查体:体温、血压正常,脑膜刺激征(+)。最可能的诊断为( )

A. 脑膜炎 　　 B. 高血压脑病
C. 蛛网膜下腔出血 　　 D. 脑血栓形成
E. 低血糖症

B型题

A. 高血压脑病 　　 B. 颅内高压症
C. 吗啡、巴比妥类中毒 　　 D. 流行性脑膜炎
E. 重度休克

1. 意识障碍伴发热多为( )
2. 意识障碍伴呼吸缓慢多为( )
3. 意识障碍伴心动过缓多为( )
4. 意识障碍伴高血压多为( )

A. 清心开窍 　　 B. 通腑泄热
C. 豁痰开窍,清化湿浊 　　 D. 活血通窍
E. 息风清火,豁痰开窍

5. 神昏中风阳闭的治疗法则是( )
6. 神昏腑实燥结的治疗法则是( )
7. 神昏热陷心营的治疗法则是( )
8. 神昏瘀血阻窍的治疗法则是( )
9. 神昏痰浊蒙窍的治疗法则是( )

A. 压力感受器反射弧传入通路上的功能障碍引起

B. 由于心脏停搏,严重心律失常、心肌缺血,心脏排出受阻等原因引起血流动力学紊乱

C. 脑局部供血不足引起或神经组织本身病变引起

D. 二氧化碳呼出量增加,缺血缺氧,轻者头晕、乏力、四肢麻木及发冷,重者晕厥

E. 压迫或刺激颈动脉窦所致

10. 脑源性晕厥(　　　)

11. 心源性晕厥(　　　)

12. 反射性晕厥(　　　)

13. 颈动脉窦综合征(　　　)

A. 发作前头昏、眼黑、心悸、恶心、出汗,发作时意识丧失

B. 无明显发作诱因,发作时意识清楚

C. 发作前可有短暂胸闷,发作时意识丧失,全身呈强直性和阵挛性抽搐,面色苍白,伴咬舌、尿失禁,双瞳孔扩大,光反应消失,病理征阳性

D. 发作前无诱因,突然停止活动,面色泛白,双目凝视、发呆,意识丧失

E. 情绪激动或生气后出现四肢抽搐,伴颈后仰,两眼紧闭,过度换气,每次抽搐发作持续数分钟至数小时不等,意识清楚,无舌咬伤,大、小便失禁

14. 眩晕(　　　)

15. 晕厥(　　　)

16. 癔症(　　　)

17. 癫痫大发作(　　　)

18. 癫痫小发作(　　　)

A. 惊厥伴发热　　　　　　　　　B. 惊厥发作前有剧烈头痛

C. 惊厥伴血压增高　　　　　　　D. 惊厥伴脑膜刺激征

E. 惊厥伴瞳孔扩大与舌咬伤

19. 癫痫大发作(　　　)

20. 婴幼儿急性感染的表现(　　　)

21. 蛛网膜下腔出血(　　　)

22. 脑膜炎(　　　)

23. 高血压脑病(　　　)

(二) 名词解释

1. 昏迷

2. 晕厥

3. 抽搐

4. 惊厥

(三) 填空题

1. 昏迷伴瞳孔缩小,可见于_____、_____、_____和_____等。

2. 血压突然升高,剧烈头痛,抽搐,意识不清的患者,首先考虑诊断为_____。

3. 重度意识障碍可分为_____、_____、_____和_____4 种类型。

4. 晕厥可分为_____、_____、_____和_____。

5. 引起厥证的病因主要有_____、_____、_____、_____、_____和_____等。

6. Glasgow 昏迷量表评分(GCS)针对_____、_____和_____ 3项内容进行评定。

7. 晕厥虚证中医辨证论治以_____、_____、_____为主。

8. 抽搐与惊厥的病因可分为_____和_____两种。

9. 惊厥与抽搐基本病机为_____和_____。

10. 痉证的治疗原则为_____和_____。

(四) 简答题

1. 简述昏迷的西医急救处理。

2. 简述昏迷患者的急诊诊断思路。

3. 简述晕厥的诊断思路。

4. 简述晕厥的西医急救原则。

5. 简述惊厥与抽搐急性发作期的急救处理。

6. 简述惊厥与抽搐的中医病因病机。

(五) 论述题

1. 患者男性,58岁,因"突发意识不清伴左侧肢体无力1小时"于2011年3月21日14:10急诊留观。患者入院前1小时饱餐后突然向左侧摔倒在地,意识不清,呼之不应,由家人开车送入急诊。入院时体格检查:T 36.8℃,P 96次/分,R 16次/分,BP 180/100mmHg,意识模糊,烦躁不安,语言含糊不清,双侧瞳孔等大等圆,直径3.0mm,对光反射灵敏,左侧鼻唇沟浅,伸舌不完全,左上下肢肌力2级,肌张力增高,腱反射亢进,Babinski征阳性,右上下肢肌力、肌张力、腱反射正常,病理征阴性。颈无抵抗,Kernig征阴性。中医证候:面赤身热,躁扰不宁,气粗口臭,牙关紧闭,口噤不开,右手握固,左侧肢体无力,大小便闭,苔黄腻,脉弦滑数。病程中无抽搐及大小便失禁。头颅CT示右侧基底节区见一异常高密度影,周围伴低密度水肿区,右侧侧脑室受压。心电图:左室高电压。既往高血压病史7年,测最高血压180/100mmHg,未用药治疗。否认糖尿病、冠心病等慢性病病史,吸烟史30余年,每日吸烟量约20支,饮酒史30余年,饮酒量较少,现已戒酒2年。

(1) 最可能的西医诊断及中医诊断是什么? 请列出诊断依据。

(2) 你认为目前还需做哪些检查?

(3) 请简述对此患者需采取的急救处理措施。

2. 患者女性,65岁,以"口干、多饮、多尿半月余,意识不清1天"于2011年2月12日收住急诊科。患者近2周来,纳呆恶心、烦渴、尿频量多、头痛、视力减退和嗜睡;今天早晨家人发现患者精神差,未予重视,下午家人下班后发现意识不清,呼叫不应,遂呼叫120送至医院急救中心。测随机血糖35.26mmol/L,血压115/75mmHg。既往无高血压、冠心病病史,糖尿病病史不详,无药物过敏史。查体:体温36.0℃,心率108次/分,血压100/65mmHg,呼吸20次/分。神志不清,面色苍白,口唇无华,皮肤干皱,气息低微,口角无歪斜,甲状腺无肿大,双肺呼吸音粗,未闻及干湿啰音。心率108次/分,律齐,各瓣膜区未闻及病理性杂音。腹软,全腹无明显压痛、反跳痛。肝脾肋下未及,双下肢无浮肿,病理反射未引出。舌淡,少苔,脉细数。

急查血常规:白细胞计数 $13 \times 10^9/L$,中性粒细胞百分比 82.64%,红细胞计数 $3.54 \times 10^{12}/L$,血红蛋白 106g/L,血小板计数 $334 \times 10^9/L$。心电图:窦性心动过速、心肌缺血。尿常规(+),尿糖(++++),酮体(++)。血生化:血钾 3.96mmol/L,血钠 154.31mmol/L,血氯 113.86mmol/L,血钙 2.58mmol/L,血糖 35.26mmol/L,二氧化碳结合力 35.10mmol/L,尿素氮 14.96mmol/L,肌酐 157.90μmol/L,尿酸 468.10μmol/L,白蛋白 31.50g/L,球蛋白 37.40g/L,血浆渗透压 389.14mmol/L。

(1) 请写出最可能的诊断及诊断依据。

(2) 请列出中医辨证分型、治疗法则及方药。

(3) 请写出救治原则。

3. 男,42 岁,因突然晕厥半小时急诊入院,患者于工作时自觉胸闷、头晕,随即跌倒在地,呼之不应,意识丧失,无抽搐及口吐白沫,约 5 分钟后意识恢复,自诉胸闷乏力,既往反复发作性胸闷、心慌,喜食肥甘厚味,晨起或夜间咯痰较多。查体:BP 135/85mmHg,神志清,精神欠振,口唇无发绀,双肺呼吸音清,未闻及干湿性啰音及哮鸣音,心率 50 次/分,律齐,心音低钝,各瓣膜区未闻及病理性杂音,双下肢无水肿。病理征未引出,生理征均正常。舌苔白腻,脉沉滑。心电图示:心动过缓,周期性出现 P 波后 QRS 波脱落,呈 2∶1 脱落;最长 RR 间期 11.2 秒。

(1) 请写出最可能的诊断及诊断依据。

(2) 请写出急救措施。

4. 王某,女性,20 岁,既往有脑外伤病史,近 1 年内因工作压力较大,经常在白天一般日常活动中突然出现大叫一声,意识丧失,跌倒在地,四肢强直,口噤不语,手足躁动,眼球上翻,口吐白沫,面色青紫,瞳孔散大,对光反射消失,有时尿失禁,先强直后阵挛,然后逐渐停止,意识恢复,昨日饮酒后再次出现上述症状,持续 30 分钟左右。查体:神志不清,频繁抽搐,T 36.8℃,P 100 次/分,R 20 次/分,BP 138/80mmHg,面色潮红,舌质红,舌苔薄黄,脉弦细而数。

(1) 请写出最可能的诊断及诊断依据。

(2) 你认为目前还应做哪些检查?

(3) 你认为应如何处理?

(4) 请列出中医辨证分型、治疗法则及方药。

四、参 考 答 案

(一) 选择题

A₁ 型题

1. A	2. E	3. E	4. A	5. C	6. D	7. E	8. D	9. D
10. D	11. D	12. A	13. E	14. D	15. C	16. E	17. E	18. A
19. A	20. B	21. B	22. A	23. B	24. C	25. E	26. B	27. C
28. E	29. C	30. B	31. A	32. A	33. C	34. E	35. B	36. D
37. B	38. D	39. E	40. C	41. E	42. C	43. E		

A₂ 型题

44. B   45. D   46. C   47. B   48. A   49. D   50. C   51. A   52. B

53. D   54. A   55. C

B 型题

1. D   2. C   3. B   4. A   5. E   6. B   7. A   8. D   9. C

10. C   11. B   12. A   13. E   14. B   15. A   16. E   17. C   18. D

19. E   20. A   21. C   22. D   23. C

(二) 名词解释

1. 昏迷   是一种严重的意识障碍,表现为意识完全丧失,对内、外界刺激不能作出有意识的反应,随意运动消失,生理反射减弱或消失,出现病理反射,是急诊科常见的急症之一。

2. 晕厥   是由于短暂的全脑组织缺血导致大脑抑制状态,出现的短暂意识丧失(T-LOC)和身体失控。其特点为发生迅速的、短暂的、自限性的并且能够完全恢复的意识丧失,又称昏厥。

3. 抽搐   是全身性或局部成群骨骼肌非自主抽动或强烈收缩,可引起关节不自主运动和强直。

4. 惊厥   是指因中枢神经系统功能暂时紊乱而出现的突发性、短暂性的意识丧失,并伴有局部或全身肌肉痉挛的证候而言,可有眼球上翻或固定,呼吸不规则而浅弱,严重者可出现发绀和大小便失禁。

(三) 填空题

1. 吗啡类   巴比妥类   有机磷农药中毒   桥脑病变

2. 高血压脑病

3. 昏睡或浅昏迷状态   昏迷状态   深昏迷状态   木僵状态

4. 反射性晕厥   心源性晕厥   脑源性晕厥   其他类型晕厥

5. 情志内伤   饮食不节   瘀血阻滞   痰邪内伏   体虚劳倦   暴感外邪

6. 眼球活动   语言反应   肢体运动反应

7. 益气   回阳   救逆

8. 特发性   症状性

9. 督脉失养   筋脉挛急

10. 急则治其标   缓则治其本

(四) 简答题

1. 维持生命体征、对症与支持治疗:①保持呼吸道通畅:必要时行气管插管及呼吸管理;②维持循环功能;③保持酸碱、渗透压及电解质平衡;④防治脑水肿;⑤防治感染和控制高热;⑥防治各种并发症;⑦加强营养支持。

2. (1) 确定是否昏迷。

(2) 判断是颅内病变还是颅外病变。

(3) 鉴别诊断。

(4) 昏迷的诊断程序:①迅速准确地询问病史;②全面而有重点地查体;③掌握生命体征,以便尽快确定抢救措施;④必要的实验室检查;⑤正确的分析与判断;⑥边治疗边诊断,通过治疗效果来检验诊断的正确性。

3. (1) 注意了解发作的诱因、场所、体位,发作时有无面色苍白、皮肤温度及出汗情况、双眼上翻、牙关紧咬、口吐白沫、肢体强直或抽搐等表现;发作后有无乏力、恶心呕吐、头昏头痛及神经系统局灶症状。

(2) 重点观察血压、血糖变化。

(3) 查体注重心脏及神经系统检查。

(4) 病情稳定后或在监护下进行相关辅助检查。

(5) 判断病因并针对病因治疗。

(6) 对诊断未明者,评估其复发危险性。

4. 晕厥的西医急救以促醒和尽快恢复脑血流为原则:①发生晕厥后立即平卧,采取头低脚高的姿势,使脑部得到较好的供血;②吸氧(过度换气例外),松解衣带和裤带,保持呼吸道通畅、纠正低氧血症;③治疗原发病,如心室颤动立即行同步直流电除颤术,由缓慢性心律失常所致者,立即静脉注射阿托品 0.5~2mg 或肾上腺素 0.3~5mg,房室传导阻滞所发生的晕厥安装心脏起搏器等。

5. 西医急救处理为保持气道开放,从速控制再次发作:①有效的生命支持和对症治疗;②病情稳定后,尽快完善脑电图、脑脊液、影像学检查以明确病因,并转到相关科室进行治疗;③病因治疗,针对心源性抽搐、急性脑血管病、感染性疾病等针对性治疗。中医急救处理以开窍、止痉为法,可给予中成药或者针灸治疗。

6. 惊厥与抽搐的中医病因可分为感受外邪(如邪壅经络、风毒内侵等)和内伤(如肝阳化风、阴液亏虚、风痰夹瘀等),此外还有外伤瘀血、气血逆乱、精血失于输布而致抽搐。本病以督脉为本,筋脉为标,痉有表里,在表者为外邪所伤,在里者,脏腑受损,生化失司,邪壅经络,伤津脱液,亡血失精,瘀血内阻为致病之因,终致督脉失养,筋脉挛急,此为基本病机之所在。

(五) 论述题

1. (1) 西医诊断:脑出血;中医诊断:中风阳闭。

诊断依据:①老年男性。②突发意识不清伴左侧肢体无力 1 小时,意识不清,呼之不应。③查体:左侧鼻唇沟浅,伸舌不完全,左上下肌力 2 级,肌张力增高,腱反射亢进,Babinski 征阳性。④辅助检查:头颅 CT 示右侧基底节区见一异常高密度影,周围伴低密度水肿区,右侧侧脑室受压。心电图示:左室高电压。⑤既往高血压病史 7 年,测最高血压 180/100mmHg。

(2) 还需做血、尿、粪便、电解质、肝肾功能、血糖、心肌酶、凝血功能等检查。

(3) 急救处理措施:①保持呼吸道通畅:吸氧、吸痰,预防肺部感染;②建立输液通道;③ 20% 甘露醇 125~250ml 静脉滴注,脱水减轻脑水肿;④控制血压,如血压继续升高则给以降压药物治疗;⑤醒脑静 20~30ml 静脉滴注;⑥留置导尿;⑦预防吸入性肺炎、泌尿系感染或压疮等继发性感染及防治各种并发症;⑧可动态观察头部 CT 变化,了解脑损伤范围、脑水肿程度和及时发现脑组织移位;⑨请神经外科会诊,有手术指征则转神经外科手术治疗。

2. (1) 西医诊断:2 型糖尿病,高渗性昏迷。

诊断依据:①老年女性。②口干、多饮、多尿半月余,意识不清 1 天,近半月来,出现口干、多饮、多尿,伴易饥、消瘦。③查体:神志不清,浅昏迷状态,面色苍白,皮肤干皱,气息低微,生理反射存在,病理反射未引出。④急查血常规:白细胞计数 13×10^9/L,中性粒细胞百分比 82.64%,红细胞计数 3.54×10^{12}/L,血红蛋白 106g/L,血小板计数 334×10^9/L。尿常规:潜血(+),尿糖(++++),酮体(++)。⑤血生化:血钾 3.96mmol/L,血钠 154.31mmol/L,血氯 113.86mmol/L,血钙 2.58mmol/L,血糖 35.26mmol/L,二氧化碳结合力 35.10mmol/L,尿素氮 14.96mmol/L,肌酐 157.90μmol/L,尿酸 468.10μmol/L,白蛋白 31.50g/L,球蛋白 37.40g/L,血浆渗透压 389.14mmol/L。

(2) 中医辨证分型:亡阴。

治法:救阴益气固脱。

方药:生脉散或固阴煎加减。

(3) 治疗原则:以补液、胰岛素治疗及纠正电解质紊乱,注意纠正酸中毒维持渗透压的平衡,去除诱因及治疗并发症。

1) 补液:在治疗早期,首选生理盐水,输液总量一般按发病前体重的 10%~12% 估算,开始 2 小时输入 1000~2000ml,第一个 12 小时给予输液总量的 1/2,再加上当日尿量的液体量,其余在 24 小时内输入。输液中监测尿量和心功能,必要时进行中心静脉压监护。

2) 胰岛素治疗:首次负荷量 0.1U/kg,静脉注射,然后 0.1U/(kg·h)持续静脉内泵入,当血糖降至 13.9mmol/L、血浆渗透压 <330mOsm/L 时,给予消酮治疗,可开始输入 5% 葡萄糖溶液并加入胰岛素消酮治疗(每 3~4g 葡萄糖加短效胰岛素 1U),若此时的血钠仍低于正常,宜用 5% 葡萄糖盐溶液加入胰岛素消酮治疗。

3) 补钾:HHS 患者因失水和高渗状态,血钾可正常甚或升高,而在输注生理盐水过程中常出现严重低钾血症,应及时补充。

3. (1) 初步诊断:心源性晕厥。

诊断依据:①既往有反复发作性胸闷、心慌病史;②晕厥前有胸闷症状,随即跌倒在地;③心电图示:二度Ⅱ型房室传导阻滞。

(2) 急救措施:异丙肾上腺素 1mg 加入 5% 葡萄糖溶液 500ml 中缓慢静脉滴注,并立即安装心脏起搏器。

4. (1) 诊断:癫痫,全面性强直 - 阵挛发作持续状态。

诊断依据:①年轻女性;②既往有头部外伤史;③主要表现为反复发作性的全身强直 - 阵挛性抽搐伴意识障碍、舌咬伤、尿失禁,每次发作持续 30 分钟左右;④查体:神志不清,频繁抽搐。

(2) 进一步检查:EEG,头颅 CT 或 MRI,血糖、血钾钠氯和血钙,血气分析,肝功能。

(3) 处理:①控制症状发作:首选地西泮,可酌情选用丙戊酸钠、异戊巴比妥、10% 水合氯醛溶液、副醛等;②控制脑水肿,降低颅内压常用 20% 甘露醇、地塞米松或氢化可的松、呋塞米等;③防治并发症。

加强护理:①防止跌伤,让患者平卧于软床上,不强压其抽动的肢体以免骨折;②避免咬伤舌头;③取出义齿,防止下落入气管引起窒息;④及时清除或吸出呕吐物、分泌物以防窒息,必要时气管切开进行人工呼吸;⑤吸氧。

(4) 中医辨证分型:肝风内动证。

治法:清肝潜阳,息风镇痉。

方药:羚角钩藤汤加减。

第十二章　急性眩晕

一、内容提要

1. 眩晕是多种疾病的临床症状,是机体对于空间关系的定向感觉障碍或平衡感觉障碍,是一种运动错觉。急性眩晕发作需要和晕厥先兆、共济失调、非特异性头晕感相鉴别。晕厥先兆有明确要晕倒或意识丧失的感觉,常伴有黑蒙、耳鸣等,提示广泛性脑内缺血。共济失调提示为一种要摔倒的感觉,强调躯体和下肢的感觉,常见于严重的双侧前庭疾病、脑卒中、周围神经病等。非特异性头晕感为头重脚轻的模糊感觉,表述为"头昏"、"昏沉"等,可因焦虑、恐惧、过度通气等引起,也可是其他3种类型的轻度表现。

2. 眩晕的发病机制与涉及前庭系统、视觉系统以及本体感觉系统的协调以及神经中枢(大脑、小脑)对上述系统的不同刺激的整合功能有关,这3个系统通常称为"平衡三联",当任何一个系统功能障碍而无法被其他系统功能代偿时均可发生眩晕。

3. 急性眩晕涉及多个病种和学科,需要根据眩晕发病特点、查体以及实验室检查综合诊断。其疾病诊断首先进行危险性评估,排除高危性眩晕,对于涉及中枢性神经系统的眩晕疾病应予充分重视。以急性眩晕为主诉的高危性疾病包括后循环缺血、小脑/脑干出血,而常见的眩晕类型包括良性阵发性位置性眩晕、前庭神经元炎、梅尼埃病、突发性耳聋等,无致命性,危险性较低,需要进行识别。

二、重难点解析

1. 急性眩晕分类方式多样,临床一般根据解剖部位分类,归纳起来可分为中枢性眩晕和周围性眩晕两种类型。中医常见病理因素有风、火、痰、瘀,而兼夹有虚证。常见证型为肝阳上亢、风痰上扰、瘀血阻窍、气血亏虚、肾精不足等。

2. 急性眩晕急救治疗遵循"先治疗,后查因;边治疗,边查因"的原则,首先稳定生命体征,对症处理;其次对明确病因的疾病针对性处置。对于后循环缺血、脑干/小脑出血等高危性疾病,掌握溶栓、手术治疗的适应证,做好脑保护;针对良性阵发性位置性眩晕,特异性手法检查与复位治疗往往效果显著。

3. 急性眩晕中医针药结合西医联合治疗,有助于缓解症状,减少复发,是急诊处理的发展方向。可以采用的针灸方式如平衡针灸、腹针,药物可选择辨证施治。

三、习　题

(一) 选择题

A$_1$ 型题

1. 眩晕的中医发病病因中提出"因瘀致眩"的医家是(　　　)

　A. 张仲景　　　　　　　B. 孙思邈　　　　　　　C. 张景岳

D. 虞抟   E. 王清任

2. 平衡三联包括前庭系统、神经系统和（   ）

     A. 感觉系统   B. 视觉系统   C. 循环系统

     D. 听觉系统   E. 运动系统

3. 急性眩晕中可以通过特殊手法复位进行治疗的疾病为（   ）

     A. 前庭神经元炎   B. 突发性耳聋   C. 梅尼埃病

     D. 良性阵发性位置性眩晕   E. 后循环缺血

A₂ 型题

4. 患者头重昏蒙,或伴视物旋转,胸闷恶心,呕吐痰涎,食少多寐,舌苔白腻,脉濡滑。属于以下哪种证型（   ）

     A. 肝阳上亢   B. 风痰上扰   C. 气血亏虚

     D. 瘀血阻窍   E. 肾精不足

5. 中年女性,2 周前上呼吸道感染,突发眩晕,持续半月,活动时症状加重伴恶心、呕吐等自主神经症状,眩晕与体位改变无明显相关性,不伴耳鸣或听力障碍。体格检查可见自发性眼震,快相向健侧。最可能的疾病考虑为（   ）

     A. 前庭神经元炎   B. 良性阵发性位置性眩晕   C. 突发性耳聋

     D. 梅尼埃病   E. 后循环缺血

6. 老年患者,突然出现眩晕,在取某一头位即出现旋转性眩晕,持续时间一般持续数十秒,改变头位后眩晕可减轻或消失,伴有恶心、呕吐、肢冷汗出等自主神经症状,不伴有耳鸣、耳聋及不稳症状。Dix-hallpike 试验,在右侧卧位出现向地性眼震,眼震出现前有数秒钟的潜伏期,眼震持续约 30 秒,改变头位后眼震消失。最可能考虑的疾病是（   ）

     A. 良性阵发性位置性眩晕   B. 前庭神经元炎   C. 后循环缺血

     D. 梅尼埃病   E. 突发性耳聋

B 型题

     A. 半夏白术天麻汤   B. 通窍活血汤   C. 左归丸

     D. 右归丸   E. 归脾汤

1. 眩晕气血亏虚证选用（   ）

2. 眩晕风痰上扰证选用（   ）

     A. 良性阵发性位置性眩晕   B. 前庭神经元炎   C. 双侧前庭病

     D. 家族性眩晕   E. 梅尼埃病

3. 与体位改变有关的眩晕为（   ）

4. 具有听力障碍的眩晕为（   ）

（二）名词解释

1. 平衡三联

2. 良性阵发性位置性眩晕

（三）填空题

1. 眩晕的中医证型分为_____、_____、_____、_____、_____。

2. 眩晕性疾病有众多分类方法,根据部位分类,可分为 2 类:_____和_____。

3. 临床上,各种类型眩晕性疾病中,最常见的疾病为_____。

(四) 简答题

1. 简述后循环缺血的处理原则。

2. 在院前急救情况下,如何初步诊治眩晕患者?

(五) 论述题

凌晨 3 点,"120"中心下达出车任务:男性,70 岁,突发眩晕,呕吐。到达现场后护士测生命体征后汇报:BP 178/102mmHg,P 80 次 / 分,R 18 次 / 分。进一步诊查结果:患者神清,双侧瞳孔等大等圆,直径约 3mm,双侧对光反射灵敏。HR 102 次 / 分,心房颤动。快速血糖 5.6mmol/L。查体要点:眼震、脑神经检查、肌力、共济运动(如指鼻试验,方便可行),血管检查:乳突、眼眶、颞部、枕部、颈部血管杂音。简要病史:前天晚上 11 点半入睡,睡前无特殊,夜间起身突然出现眩晕,呈持续性,伴恶心、呕吐,无心悸、胸闷,无饮水呛咳,无构音障碍。既往无眩晕史,有心房颤动病史,未治疗。查体提要:双眼向右水平粗大眼震,双侧肌力对称,约 5$^-$ 级,右侧指鼻试验(+),其余脑神经检查无异常,血管听诊区无杂音。心电图提示:心房颤动。进一步检查结果:头颅 CT:阴性。血常规、生化检查、凝血功能基本正常。

请分析

(1) 如果你是急诊医师,你考虑诊断为什么疾病?

(2) 为明确诊断,目前可以进一步做哪些检查?

(3) 当前如何治疗?

四、参 考 答 案

(一) 选择题

A$_1$ 型题

1. D　　2. B　　3. D

A$_2$ 型题

4. B　　5. A　　6. A

B 型题

1. E　　2. A　　3. A　　4. E

(二) 名词解释

1. 平衡三联　人体的平衡机制涉及前庭系统、视觉系统以及本体感觉系统的协调以及神经中枢(大脑、小脑)对上述系统的不同刺激的整合功能。其中前庭系统包括周围部分(主要是指内耳迷路)和中枢部分(前庭神经核及该核以上的前庭通路),视觉系统(主要指前庭眼束)包括周围部分(三对眼外肌)和中枢部分(支配眼球运动的各神经核和内侧纵束以及眼球运动神经核平面以上的前庭中枢径路),而本体感觉即是通过皮肤、关节和肌肉感受器传输外周信息的躯体感觉系统,这一系统间接和前庭神经核相连。上述 3 个与平衡相关的系统通常称为"平衡三联"。3 个系统互相重叠,部分或者完全的代偿彼此的功能不足,当其中任何一个环节发生过度生理刺激或者病理改变,而其他系统不能充分代偿其功能时均可产生眩晕。

2. 良性阵发性位置性眩晕　是一种与头部或身体姿势变动相关的短暂的眩晕发作,是常见的内耳自限性疾病,亦称耳石症或壶腹嵴帽积石。病理学表现为耳石器病变,椭圆囊斑上的耳石脱落,沉积于后半规管或水平半规管壶腹嵴顶,头位改变时耳石受重力作用而导致眩晕。此病在周围性眩晕中最常见,具有自限性,眩晕症状严重,但无生命危险。临床表现:突然发病,在取某一头位(患耳朝下)即出现旋转性或摇晃性眩晕,严重者有恐惧感。持续时间一般为数十秒。改变头位后眩晕可减轻或消失。严重时伴有恶心、呕吐、肢冷汗出等自主神经症状,不伴有耳鸣、耳聋及不稳症状。查体要点:通过位置试验,如Dix-hallpike试验、翻滚试验,在特定头位出现眼震或眩晕,眼震出现前有数秒钟的潜伏期,持续约30秒,改变头位后眼震消失,反复试验,反应具有疲劳性,无神经系统体征,缓解期可无任何不适。

(三) 填空题

1. 肝阳上亢　风痰上扰　瘀血阻窍　气血亏虚　肾精不足
2. 中枢性眩晕　周围性眩晕
3. 良性阵发性位置性眩晕

(四) 简答题

1. (1) 急救处理,保持生命体征稳定,采用中医针药与西医结合治疗方式对症改善眩晕症状。

(2) 针对病因治疗,注重血压、血糖、血脂的调控。

(3) 抗血小板聚集、抗凝以及降纤药物的应用。溶栓治疗:后循环缺血溶栓治疗时间窗可延长到72小时,对症状持续30分钟以上的患者,如无禁忌证者行静脉溶栓或动脉介入治疗协助血管再通,并严密监护各脏器功能及生命体征。可给予神经保护药物:如胞二磷胆碱等。

(4) 对压迫脑干的大面积小脑梗死患者常规内科降颅内压治疗效果不佳者,尽早请脑外科手术减压处理。

2. 首先检查意识状态、瞳孔,检查生命体征,保证生命体征稳定,排除致命性疾病引起的眩晕,或类似眩晕的其他头晕症状,必要时行快速血糖检查。根据有无神经系统功能缺失症状,排除有明确时间治疗窗,需紧急处理的疾病,综合病史、查体等逐步明确中枢性眩晕、单纯前庭系统损害等初步诊断。

眩晕的院前处理可遵循"先治疗,后查因;边治疗,边查因"的原则。首先稳定生命体征,对症处理,缓解症状,如给予前庭抑制剂、镇静抗焦虑、止呕、改善循环治疗,并可发挥中医特色,给予平衡针治疗;如能明确病因的,及时给予病因治疗。

(五) 论述题

(1) 当前考虑为后循环缺血。

(2) 需要进一步完善磁共振检查,确定有无急性发病病灶。

(3) 维持生命体征稳定,给予阿司匹林、波立维等抗血小板,立普妥稳定斑块等处理,收入神经科进一步监护治疗。药物保守情况下根据磁共振检查结果,必要时行DSA,根据血管阻塞严重程度,可酌情予以支架置入治疗。

第十三章　少尿与无尿

第一节　急性肾衰竭

一、内 容 提 要

1. 急性肾衰竭是一个临床综合征,主要临床表现为少尿或无尿、氮质血症、高钾血症和代谢性酸中毒。在急诊治疗中,首先要维持患者生命体征,及时处理并发症,同时积极治疗原发病。

2. 本病属于中医学"癃闭"、"关格"、"水肿"范畴,与外感六淫疫毒、饮食不当、意外伤害等因素有关,病机主要为肾失气化,水湿浊瘀不能排出体外。本病病性多属于邪盛正衰、标实本虚。在少尿期患者多以邪实为主,治疗上以祛邪为原则,可采用清热解毒、利水消肿、活血祛瘀的治法;多尿期患者多以正虚为主,治疗上以补虚为原则,可采用益气养阴,健脾补肾的治法。

二、重难点解析

1. 高钾血症的处理　高钾血症是急性肾衰竭时常见的危险情况之一,因其可导致致死性心律失常,需要急救处理。最有效的治疗方法为透析疗法,若有严重高钾血症或高分解代谢状态,以血液透析为宜。在准备透析前应予相关药物急救处理。此外,至少每日检测一次肾功能和电解质,特别要注意监测血钾水平。

2. 肾脏替代治疗　急性肾衰竭时常采用的急救措施。适用于:容量过多合并急性心力衰竭且药物不能控制者,合并高分解代谢者,高钾血症,严重代谢性酸中毒,脓毒血症、重症胰腺炎、MODS、ARDS等危重患者。强调早期进行,根据患者病情选择不同的血液净化方式,个体化治疗,以挽救生命为第一要务。

三、习　　题

(一) 选择题

A₁ 型题

1. 有关急性肾衰竭,下列哪项不正确(　　　)
   A. 肾功能短期内迅速下降　　　　B. 肾小球滤过率升高　　　　C. 有肾脏病史
   D. 有水、电解质、酸碱平衡紊乱　　　E. 少尿或无尿
2. 提示急性肾衰竭的临床线索是(　　　)
   A. 突发少尿或无尿　　　　　　　　　B. 不明原因充血性心力衰竭、肺水肿
   C. 电解质紊乱及酸中毒　　　　　　　D. 突发水肿或水肿加重
   E. 以上全是

3. 尿毒症症状不包括（   ）

    A. 消化道症状   B. 神经系统症状   C. 血液系统

    D. 内分泌系统   E. 呼吸系统

4. 急性肾衰竭的急救处理（   ）

    A. 维持患者生命体征   B. 维持水、电解质和酸碱平衡 C. 肾脏替代治疗

    D. 积极治疗原发病,快速确定和纠正可逆因素   E. 以上都是

5. 癃闭的病因不包括（   ）

    A. 六淫疫毒   B. 饮食不当   C. 情志过极

    D. 药物   E. 失血、失液

6. 癃闭病位在肾,涉及的其他脏腑包括（   ）

    A. 三焦、膀胱   B. 肺、三焦、膀胱   C. 脾胃、三焦、膀胱

    D. 肺、脾胃、三焦、膀胱   E. 肺、脾胃、膀胱

7. "癃闭"之名,首见于（   ）

    A.《备急千金要方》   B.《伤寒杂病论》   C.《诸病源候论》

    D.《黄帝内经》   E.《丹溪心法》

8. 急性肾衰竭患者,尿少,随后出现心率缓慢、心律不齐,伴心室纤颤,停搏,最可能与下列哪些因素有关（   ）

    A. 代谢性酸中毒   B. 水钠潴留   C. 高钾血症

    D. 低钾血症   E. 肺水肿

A₂ 型题

9. 患者,男,72 岁,因腹泻后静脉输注庆大霉素后出现少尿,24 小时尿量 280ml,血钾 6.9mmol/L,血肌酐 342μmol/L,下列何种治疗为首选（   ）

    A. 大量利尿剂   B. 钙离子拮抗剂   C. 大量抗生素

    D. 腹膜透析   E. 血液透析

10. 患者,女性,42 岁,被竹叶青毒蛇咬伤后,伤口红肿灼热、尿点滴难出,高热谵语,吐血,衄血,斑疹紫黑,舌质绛紫,苔焦黄,脉细数。应选用何方治疗（   ）

    A. 六味地黄丸   B. 参芪地黄汤   C. 黄连温胆汤

    D. 清瘟败毒饮   E. 五苓散

11. 患者,男性,21 岁,素体强壮,被毒蛇咬伤后,伤口红肿灼热、尿点滴难出,高热谵语,吐血,衄血,斑疹紫黑,舌质绛紫,苔焦黄,脉细数。证属（   ）

    A. 气脱津伤证   B. 肾阴亏虚证   C. 热毒炽盛证

    D. 火毒瘀滞证   E. 湿热蕴结证

12. 患者男,45 岁,急性肾衰竭经利尿等治疗后患者尿量明显增多,表现为全身疲乏,咽干欲饮,手足心热,尿多清长,舌红少津,脉细,应选用何方治疗（   ）

    A. 六味地黄丸   B. 参芪地黄汤   C. 黄连温胆汤

    D. 清瘟败毒饮   E. 五苓散

B 型题

    A. 尿点滴难出,或尿血、尿闭,高热谵语,吐血,衄血,斑疹紫黑或鲜红,舌质绛紫,苔焦黄或芒刺遍起,脉细数

    B. 尿少尿闭,恶心呕吐,口中尿臭,口干而不欲饮,胸闷腹胀,严重者可神昏抽搐,舌苔黄厚腻,脉滑数

    C. 腰酸膝软,尿多不禁,口干欲饮,神疲乏力,五心烦热,腰膝酸软,舌红苔少,脉细

    D. 尿少或无尿,汗出黏冷,气微欲绝,或喘咳息促,唇黑甲青,脉细数或沉伏。多见于吐泻失水或失血之后

    E. 全身疲乏,咽干欲饮,尿多清长,神疲乏力,腰膝酸软,手足心热,舌红少津,脉细数

1. 以上哪一项属于气脱津伤、阳气暴脱证候(　　　)

2. 以上哪一项属于湿热蕴结证候(　　　)

(二) 名词解释

急性肾衰竭

(三) 填空题

1. 急性肾衰竭临床主要表现为_____、_____、_____、_____。

2. 急性肾衰竭按西医病因分为_____、_____、_____。

(四) 简答题

1. 简述急性肾衰竭高钾血症血液透析前的急救处理。

2. 简述急性肾衰竭的中医治疗原则。

(五) 论述题

某患者,男,23岁,既往体健,因食用草鱼胆3小时后出现尿量减少,1天后尿闭,伴恶心,呕吐,食入则吐,口中尿臭,腹胀,纳差,大便秘结,心烦,间断出现神昏、谵语,舌苔黄厚腻,脉滑数。

请写出你的中医诊治思路及急救处理。

四、参 考 答 案

(一) 选择题

A₁ 型题

1. B　　2. E　　3. D　　4. E　　5. C　　6. D　　7. D　　8. C

A₂ 型题

9. E　　10. D　　11. D　　12. B

B 型题

1. D　　2. B

(二) 名词解释

急性肾衰竭　是由各种原因引起的肾功能在短时间(几小时至几天)内突然下降而出现的临床综合征。

(三) 填空题

1. 少尿或无尿　氮质血症　高钾血症　代谢性酸中毒

2. 肾前性急性肾衰竭　肾实质性急性肾衰竭　肾后性急性肾衰竭

(四) 简答题

1. 急性肾衰竭高钾血症血液透析前的急救处理:① 10% 葡萄糖酸钙溶液 10~20ml

稀释后缓慢静脉注射;②11.2% 乳酸钠溶液或 5% 碳酸氢钠溶液 100~200ml 静脉滴注,纠正酸中毒同时促进钾离子细胞内流;③葡萄糖注射液加胰岛素(3∶1~6∶1)缓慢静脉滴注,促进糖原合成及钾离子向细胞内转移;④口服阳离子交换树脂。

2. 急性肾衰竭的中医治疗原则:根据本病不同时期、不同阶段采用相应的治则治法。少尿期患者以邪实为主,重在祛邪,采用清热解毒、利水消肿、活血祛瘀的治法;多尿期患者正虚为主,则以补虚为先,采用益气养阴,健脾补肾的治法。

(五) 论述题

(1) 诊断思路

1) 诊断:癃闭(湿热蕴结证)。

2) 辨证分析:患者因误食鱼胆,致使邪毒入内,湿毒中阻,气机升降失常,内犯于肾,经络气血瘀阻,气化不行而见少尿或尿闭。湿热浊毒蕴于中焦,脾不升清、胃失和降。脾不升清则腹胀、胸闷、纳差,胃失和降则恶心、呕吐,甚则食入则吐,浊毒泛于口中则可闻及尿臭。湿热蕴结,腑气不通则便秘,舌苔厚腻,脉滑数亦为湿热之象,故本病为湿热蕴结之癃闭。

(2) 中医急救处理:①代表方:黄连温胆汤(半夏、陈皮、茯苓、甘草、枳实、竹茹、黄连、大枣);②中药灌肠:生大黄 15g,枳实 20g,芒硝 20g,厚朴 20g,蒲公英 30g,以上药浓煎成 200ml,调至适温,高位保留灌肠,保留时间以 30~60 分钟为宜,每日 2 次;③中成药:出现神昏、谵语,可用醒脑静注射液 20ml 加入 5% 葡萄糖注射液或 0.9% 氯化钠注射液 250ml 中静脉滴注。

第二节　急性尿潴留

一、内容提要

1. 急性尿潴留是泌尿外科常见的需急诊处理的并发症,主要依靠临床表现来诊断。

2. 一旦诊断为急性尿潴留,需行紧急导尿处理,根据不同方法的禁忌证选择导尿方法,应重点掌握各种导尿方法的适应证和禁忌证。

3. 所有急性尿潴留患者均需要检查尿潴留对上尿路的影响。

4. 任何情况下应将患者转诊给泌尿科医师,以完善病因学检查和病因治疗。

5. 急性尿潴留的病因甚多,病因学诊断主要依靠问诊、体检以及相关辅助检查。

二、重难点解析

1. 急性尿潴留诊断通常不难,体检可以发现膀胱充盈;下腹部向上突出的包块,叩诊呈浊音,触之引起疼痛并加重尿意。但急性尿潴留在以下情况下诊断可能较困难:大脑高级中枢功能障碍的老年人,常与异常焦虑混淆;对疼痛不感知的神经疾病患者或糖尿病患者;体检困难者(如肥胖者);以及慢性尿潴留急性发作者,因此在问诊的时候注意患者合并疾病以及将患者转诊给泌尿科医师,寻求专科意见。

2. 对于复杂的急性尿潴留患者(女性或儿童、前列腺炎合并尿潴留)应将其收治入院,寻求专科意见,对于非复杂急性尿潴留患者(老年人尿潴留上尿路未受累),可以让患者回家。但建议患者到泌尿专科门诊就诊或短期住院留观 48 小时。

三、习 题

(一) 选择题

A₁ 型题

1. 关于尿潴留,下列哪项是错误的( )
   A. 尿潴留可分急性和慢性两类
   B. 急性尿潴留即无尿
   C. 慢性尿潴留多由膀胱出口以下尿路不完全梗阻所致
   D. 尿液完全潴留于膀胱称为完全性尿潴留
   E. 导尿是治疗急性尿潴留的最常用方法

2. 良性前列腺增生临床表现的描述,下列哪项是错误的( )
   A. 进行性排尿困难　　　　B. 急性尿潴留　　　　C. 尿频
   D. 压力性尿失禁　　　　　E. 无痛血尿

3. 急性尿潴留最常见的原因是( )
   A. 下尿路梗阻　　　　　　B. 神经源性膀胱　　　C. 药物性因素
   D. 神经性因素　　　　　　E. 以上都不是

4. 解除尿潴留,用温水冲洗会阴的目的是( )
   A. 减轻紧张心理,分散注意力　　B. 利用条件反射,促进排尿
   C. 使患者感觉舒适　　　　　　　D. 缓解尿道痉挛　　　E. 防止尿路感染

5. 前列腺增生患者,出现急性尿潴留,最常用的处理方法是( )
   A. 针灸、热敷　　　　　　B. 保留导尿　　　　　C. 耻骨上膀胱穿刺
   D. 耻骨上膀胱造瘘术　　　E. 即刻做前列腺切除术

6. 下列哪种电解质异常可以导致尿潴留( )
   A. 高钠血症　　　　　　　B. 高钙血症　　　　　C. 高钾血症
   D. 高镁血症　　　　　　　E. 低钾血症

7. 女性急性尿潴留最常见原因是( )
   A. 妇科肿瘤　　　　　　　B. 糖尿病　　　　　　C. 分娩硬膜外麻醉后
   D. 粪团　　　　　　　　　E. 脊髓压迫

8. 急性尿潴留可导致哪些并发症( )
   A. 继发尿路感染　　　　　B. 继发反流性肾病　　C. 膀胱破裂
   D. 肾积水　　　　　　　　E. 以上都对

9. 急性尿潴留中医辨证分型下列哪项不是( )
   A. 肺热壅盛　　　　　　　B. 膀胱湿热　　　　　C. 脾肾两虚
   D. 肝郁气滞　　　　　　　E. 脾胃湿热

10. 下列药物除了哪项均可导致尿潴留( )
    A. 阿托品　　　　　　　　B. 阿米替林　　　　　C. 吗啡
    D. 新斯的明　　　　　　　E. 氯丙嗪

A₂ 型题

11. 男,66岁,进行性排尿困难1年余,近3个月来尿频,每日排尿10余次,且尿道外

口长常有尿液溢出,昨日突发小便不能排出。体检:患者痛苦状,下腹部隆起,叩诊实音;直肠指检:前列腺 4cm×5cm 大小,质韧,中央沟消失。根据上述病史、体检应考虑下面哪种排尿异常(　　　)

  A. 遗尿   B. 真性尿失禁   C. 压力性尿失禁

  D. 急迫性尿失禁   E. 急性尿潴留

12. 女,69 岁。右侧胸背部疼痛,伴簇集性疱疹、水疱 7 天,诊断为带状疱疹,给予阿昔洛韦抗病毒治疗。患者由于疼痛剧烈,烦躁不安,给予阿米替林 25mg,口服,1 次/日,服用 5 天后患者出现尿频、排尿困难,每次尿量比较少,未予重视,至第 6 天时,患者出现急性尿潴留,导致其发生尿潴留的原因为以下哪项(　　　)

  A. 病毒继发尿道感染   B. 带状疱疹导致脊髓病变

  C. 疼痛   D. 低钾血症

  E. 与阿米替林的抗乙酰胆碱作用,阻断膀胱平滑肌的 M 受体有关

B 型题

  A. 分娩硬膜外麻醉后   B. 前列腺增生   C. 阿托品

  D. 前列腺炎   E. 糖尿病

1. 男性急性尿潴留最常见原因(　　　)

2. 女性尿潴留最常见原因(　　　)

(二) 名词解释

急性尿潴留

(三) 填空题

1. 引起急性尿潴留的病因可分为_____、_____和_____。

2. 引起男性急性尿潴留最常见的原因是_____。

3. 急性尿潴留一旦诊断成立,应立即_____。

(四) 简答题

1. 简述耻骨上膀胱穿刺术后的注意事项。

2. 简述急性尿潴留的治疗原则。

(五) 论述题

  一位 72 岁老年男性到急诊科就诊,他的主诉是下腹部剧烈疼痛,12 小时不能排尿,疼痛的主要部位是耻骨上区域,疼痛的感觉越来越强烈,到后来发展为持续疼痛,难以忍受。

  病史:①这位老人出现排尿困难已经有 2 年多,而且病情呈现逐渐加重趋势;②每天夜里至少起床排尿 2~3 次;③通常需要站几分钟才能排出小便,而且尿不成线;④排尿后仍然有少量尿液流出,且常弄湿裤子;⑤没有急切的尿频症状;⑥一般情况尚佳,没有服用任何药物;⑦少量饮酒,不吸烟。

  体格检查:老年男性患者骨盆上方到肚脐之间隆起,腹部平软。直肠指检发现,双侧前列腺肿大,表面平滑,触摸到一大块粪块,但未发现粪嵌塞。

  生命体征:体温 37℃,脉搏 90 次/分,血压 140/90mmHg,呼吸 16 次/分。

  请分析:

  (1) 对于这样的老年男性患者,你认为最可能是什么原因或诱因造成的急性尿潴留?

  (2) 对这位患者,你应该采取什么样的治疗措施?

四、参考答案

（一）选择题

A₁ 型题

1. B   2. E   3. A   4. B   5. B   6. E   7. C   8. E   9. E

10. D

A₂ 型题

11. E   12. E

B 型题

1. B   2. A

（二）名词解释

急性尿潴留   突然发作不能排尿,常伴有耻骨上疼痛,需急诊处理的一种临床状况,以前列腺增生老年患者最为多见。

（三）填空题

1. 机械性梗阻   动力性梗阻   混合性梗阻

2. 良性前列腺增生

3. 导尿

（四）简答题

1. 耻骨上膀胱穿刺术后的注意事项:①为保持导尿管清洁通畅,每日应常规进行冲洗,每次 40~60ml,如膀胱内感染较重时,可短期应用抗感染溶液冲洗,如 1:5000 呋喃西林溶液或庆大霉素;②注意造瘘口是否清洁干燥,每日应清洁造瘘口;③如膀胱内出血不止,冲洗液中可加入少许 0.03% 麻黄素,常可达到止血目的;④引流袋一定要低于膀胱水平,以防止尿液回流膀胱造成感染;⑤每 2 天更换引流袋 1 次,每 20 天更换引流管 1 次;⑥如发生导尿管梗阻时,应请医师处理;⑦多饮水,以防止产生膀胱结石。

2. 急性尿潴留的治疗原则:急性尿潴留一旦诊断成立,则应该:立即导尿;针灸治疗和其他辅助治疗;行辅助检查评价尿潴留对上尿路的影响,明确尿潴留的病因;转诊至泌尿科。

（五）论述题

（1）老年男性患者急性尿潴留最常见的原因是前列腺肿大,而前列腺肿大最常见的原因是良性前列腺增生,但也不排除前列腺癌可能。急性尿潴留的其他原因包括:中枢神经系统疾病(如帕金森病、脑血管疾病等)或糖尿病(神经病变),应排除医源性因素引起或加重急性尿潴留(如脊髓麻醉、抗胆碱药、精神药物、解痉药、三环类抗抑郁药等),过量饮酒,前列腺炎等。需要注意的是很多老年男性患者或老年痴呆者前来就诊的时候,往往不跟医师说因为尿潴留引起的腹部疼痛,此外粪嵌塞也是尿潴留常见原因,需要先让患者排便,然后再做检查。

（2）老年男性患者急性尿潴留的治疗:①马上导尿,帮助患者排出尿液。可以用 14 号导尿管帮助患者排净尿液,在导尿前,先给患者预防性使用抗生素,以防止细菌感染。②行辅助检查评价尿潴留对上尿路的影响,明确尿潴留的病因,同时征求泌尿科专家意见,最好让患者收住入院治疗。

第十四章 儿 科 急 症

一、内容提要

1. 小儿急症和危重病证有其自身的特点,这是由小儿自身的生理和病理特点所决定的,儿科急诊的特点是起病急,传变快,病死率高,抢救及时可使病危儿转危为安,反之可造成无法挽回的后果。小儿急性发热、小儿惊厥、小儿急性腹痛是儿科最常见的 3 个急诊病症,因其病情变化快,常可危及生命,必须高度重视。

2. 学习本章内容要了解病因病理、熟悉临床表现特点、掌握临床诊断思路,特别是危险评估方法和鉴别诊断内容,从而为及时采用中西医结合急救方法进行救治奠定基础。

二、重难点解析

1. **感染性发热的鉴别** 急性发热是小儿多种疾病的早期临床表现,多数是由感染因素引起的发热,如常见的病毒、细菌、支原体、衣原体等病原的感染均可引起急性发热。非感染因素也可以引起发热,以变态反应、风湿性疾病、环境温度过高或散热障碍、急性中毒等原因多见。小儿急性发热多数见于感染性疾病,因此要熟悉感染性发热诊断要点:①突然起病;②伴有或不伴有寒战的高热;③呼吸道症状,如咽痛、流涕、咳嗽;④全身不适感,伴肌痛或关节痛、畏光、头痛;⑤恶心、呕吐及(或)腹泻;⑥淋巴结和(或)脾脏急性增大;⑦脑膜刺激征;⑧血白细胞计数大于 12×10^9/L 或小于 5×10^9/L。

2. **小儿惊厥的病机特点** 小儿惊厥又名惊风,是小儿时期常见的一种以抽搐伴神昏为特征的病症,有急惊风和慢惊风之分,凡起病急暴,属阳属实者,统称急惊风。痰、热、风、惊是急惊风的主要病理演变,《幼科铁镜》将急惊风的病机归纳为"热盛生风,风盛生痰,痰盛生惊"的因果关系。小儿肌肤薄弱,时邪从表入里,易从热化,化热化火,火甚生痰,热极引动肝风;小儿脾常不足,饮食不节,或误食毒秽之物,郁结肠胃,痰热内伏,气机不利,郁而化火,火盛生痰,痰盛发惊,发生惊厥。

因此病机演变的关键是痰、热、风、惊四者相互影响,互为因果。

心、肝是急惊风的病变脏腑,《小儿药证直诀·脉证治法》从"心主惊,肝主风"立论,提出"小儿急惊者,本因热生于心,身热面赤引饮,口中气热,大小便黄赤,剧则搐也,盖热甚则风生,风属肝,此阳盛阴虚也"。心无热不惊,肝无风不惊,惊风之病与心肝二经关系最为密切,心肝是本病的主要病变脏腑。

总之,急惊风起病较急,病程短,多为阳盛之证,病因病机为外感时邪(风邪、暑邪、疫疠之邪)郁而化热,热极生风,或暴受惊恐,惊盛发搐;其病理机转为"热盛生风,风盛生痰,痰盛生惊"。痰热风惊相互影响,互为因果,病变脏腑在心肝,病理性质属热、属实、属阳。急惊风迁延失治可演变为慢惊风、慢脾风。

3. **小儿急性腹痛的内外科疾病鉴别诊断** 急性腹痛既是小儿腹部外科疾病的主要

症状之一,也是小儿消化道疾病常见的临床表现,同时呼吸、神经、泌尿系统疾病也常见腹痛表现。因此小儿急性腹痛的内外科疾病鉴别诊断是学习的重点和难点。

(1) 小儿外科急性腹痛诊断要点

1) 炎症性腹痛:疼痛由模糊到明确,由轻到重;疼痛多为持续性;病变所在部位症状和体征最明显;全身中毒症状在腹痛之后出现。

2) 穿孔性腹痛:腹痛骤然发生,异常剧烈,如刀割样;腹痛呈持续性,范围迅速扩大,腹肌板状硬,肠鸣音减弱或消失;全身反应在穿孔之后。

3) 梗阻性腹痛:起病大多急骤;早期腹痛为阵发性,后期为持续性伴阵发性加重;腹痛时可闻及肠鸣音亢进,气过水声或金属音;全身反应在腹痛之后。

4) 内出血性腹痛:起病急,多有外伤史;腹痛持续,压痛和腹肌紧张较轻,反跳痛明显;可有出血性休克;腹部移动性浊音阳性,穿刺液为血性。

5) 扭转性腹痛:大女孩患卵巢囊肿扭转可以引起左或右下腹阵发性剧烈绞痛,肿物因血循环障碍出血坏死可有腹肌紧张压痛,直肠指诊及双合诊触及盆腔内圆形肿物则可确诊。

6) 伴随症状:恶心和呕吐:多为胃肠管腔被阻塞,逆蠕动和积液反流所致;便秘:多见于肠梗阻和腹膜炎,多为肠管不通或肠蠕动减少,肠麻痹之故;便血:多见于急性出血性坏死性小肠炎,腹性紫癜;婴儿阵发性腹痛、呕吐,兼有果酱样大便应立即想到肠套叠。

(2) 小儿内科急性腹痛诊断要点

1) 腹部疾病腹痛

急性空腔脏器炎症:如急性胃肠炎:腹痛因胃肠道黏膜炎症和肠管痉挛所致。有压痛,无反跳痛,全身症状先于或与腹痛同时发生。腹型过敏性紫癜:腹痛因胃肠道充血、水肿、出血所致。阵发性绞痛,部位多变不固定,自觉症状明显,腹部体征轻微,无明显的肌紧张及反跳痛。

腹腔淋巴结炎:如急性肠系膜淋巴结炎,腹痛多在右下腹,局部有压痛,无反跳痛,可有轻度肌紧张,有时可触及肿大并有压痛的淋巴结。

肠痉挛:儿童时期消化功能紊乱引起的肠痉挛,脐周痛,间歇发作,但腹部缺少体征。

2) 腹外疾病腹痛

呼吸系统疾病:大叶性肺炎、膈胸膜炎,可引起右或左上腹痛,并可向肩部放射,为躯体神经的牵涉痛。有时腹部可有压痛,甚至肌紧张,因无腹部的病理基础,深压并不加重,无反跳痛。

腹泻:多是肠炎或消化不良的表现,腹痛部位不固定,多伴有肠鸣音亢进。

心血管系统疾病:如急性暴发性心肌炎,有时可表现为剧烈腹痛。

神经源性疾病:如急性神经根炎可引起支配区域的急性腹痛,定位明确,可出现局部皮肤感觉过敏和肌紧张,但无压痛和反跳痛。

三、习　题

(一) 选择题

A₁ 型题

1. 5 岁以下发热儿童危险评估,高危儿的呼吸频率大于(　　)

　　A. 50 次 / 分　　　　　　　B. 55 次 / 分　　　　　　　C. 60 次 / 分

D. 65 次 / 分   E. 70 次 / 分

2. 患儿 2 岁,壮热,体温 39.5℃,咳嗽,咳痰,痰黄稠,口渴,舌红苔黄,脉滑数。其治法为(　　)

    A. 疏风散寒,宣肺止咳   B. 辛凉宣肺,清热化痰

    C. 清热涤痰,肃肺止咳   D. 养阴清肺,润肺止咳

    E. 辛温宣肺,化痰止咳

3. 下列不适用于风热证或外感高热的中成药是(　　)

    A. 新雪颗粒   B. 热毒宁注射液

    C. 小儿热速清口服液   D. 通宣理肺丸

    E. 儿童清热口服液

4. 小儿急性发热常用的物理降温方法不包括(　　)

    A. 冷水浴   B. 冷盐水灌肠   C. 冰枕冰帽

    D. 冰毯   E. 降低环境温度

5. 一般小儿急性发热需要药物降温的体温标准是(　　)

    A. 37.5℃   B. 38℃   C. 38.5℃

    D. 39℃   E. 39.5℃

6. 小儿急性发热一般是指发热时间持续小于(　　)

    A. 1 天   B. 3 天   C. 1 周

    D. 2 周   E. 1 个月

7. 小儿急性发热危险评估的重要症状是(　　)

    A. 无中毒面容   B. 有中毒面容   C. 有出疹

    D. 无出疹   E. 高热不退

8. WHO 推荐儿童急性呼吸道感染所致发热首选药物是(　　)

    A. 对乙酰氨基酚   B. 布洛芬   C. 阿司匹林

    D. 安痛定   E. 萘普生

9. 在下述各种发病因素中,不属于急惊风的病因是(　　)

    A. 外感风热   B. 感受疫毒   C. 脾胃虚弱

    D. 毒蕴肠腑   E. 暴受惊恐

10. 下列说法中,错误的是(　　)

    A. 单纯热性惊厥,多数一次发热性疾病过程中通常发作不止一次

    B. 单纯热性惊厥,常见于上呼吸道感染、腹泻、肺炎、中耳炎、幼儿急疹等

    C. 单纯热性惊厥,惊厥停止后,患儿一般状况良好,无异常神经病症,但易复发,预后良好

    D. 惊厥持续状态,由于惊厥时间过长,可导致脑损伤,出现并发症及后遗症,甚至危及生命

    E. 根据是否有发热,将惊厥分为热性惊厥和无热惊厥

11. 治疗小儿惊厥首选的药物是(　　)

    A. 苯妥英钠   B. 10% 水合氯醛   C. 地西泮

    D. 苯巴比妥   E. 氯硝西泮

12. 中医治疗小儿惊风的基本法则是（　　　）
　　A. 镇肝、息风、豁痰　　　　　　　　B. 清热、息风、豁痰
　　C. 清热、镇惊、息风　　　　　　　　D. 清热、豁痰、镇惊
　　E. 息风、豁痰、镇惊

13. 下列各项中,不是单纯热性惊厥临床表现特点的是（　　　）
　　A. 发病年龄多为 3 个月至 6 岁　　　　B. 惊厥时体温在 38.5~39℃以上
　　C. 惊厥多发生在发热早期 6~12 小时　　D. 持续时间在 10 分钟以上
　　E. 多发于面部和肌肉四肢

14. 下列各项中,不是小儿腹痛中医病因的是（　　　）
　　A. 热结胃肠　　　　　　B. 乳食积滞　　　　　　C. 肝胃不和
　　D. 气滞血瘀　　　　　　E. 外感寒邪

15. 对于小儿急性腹痛治疗原则叙述不正确的是（　　　）
　　A. 对急腹症剧烈腹痛患者,应尽早使用止痛剂
　　B. 通常不使用强烈的止痛剂,以免掩盖病情
　　C. 由过敏性紫癜引起的腹痛可应用维生素 K 或解痉挛药物
　　D. 伴有严重消化道出血者可应用肾上腺皮质激素治疗
　　E. 对于内科疾病导致的急性腹痛主要针对病因治疗

16. 下列关于腹痛部位的叙述中,正确的是（　　　）
　　A. 胃、十二指肠和胰腺疾病,疼痛多在中下腹部
　　B. 胆囊炎、胆石症、肝脓肿等疼痛多在右下腹部
　　C. 急性阑尾炎疼痛在右上腹
　　D. 小肠疾病疼痛多在中下腹
　　E. 结肠疾病疼痛多在下腹或左下腹部

17. 腹痛时可闻及肠鸣音亢进,气过水声或金属音的多属于（　　　）
　　A. 梗阻性腹痛　　　　　B. 穿孔性腹痛　　　　　C. 内出血性腹痛
　　D. 炎症性腹痛　　　　　E. 扭转性腹痛

18. 下列各项中,不属于躯体性腹痛疼痛特点的是（　　　）
　　A. 可有局部腹肌强直　　　　　　　　B. 有压痛、肌紧张及感觉过敏
　　C. 程度剧烈而持续　　　　　　　　　D. 定位准确,可在腹部一侧
　　E. 腹痛可因咳嗽、体位变化而加重

A₂ 型题

19. 5 岁患儿,鼻塞流涕,骤发高热,头痛,突然神昏抽搐,舌红,苔薄白,脉浮数。治疗应首选的方剂是（　　　）
　　A. 银翘散　　　　　　　B. 柴葛解肌汤　　　　　C. 普济消毒饮
　　D. 黄连解毒汤　　　　　E. 清瘟败毒饮

20. 2 岁患儿,突然发病,高热狂躁,神昏抽搐,颈项强直,剧烈头痛,舌深红,苔黄燥,脉数。其证是（　　　）
　　A. 湿热疫毒　　　　　　B. 感受外邪　　　　　　C. 邪陷心肝
　　D. 脾肾阳虚　　　　　　E. 气营两燔

21. 3岁患儿,惊后突然抽搐,神志不清,四肢厥冷,面色乍青乍白,发热不高或不发热,指纹青紫,苔薄白。应选用的治法是(　　　)

　　A. 清气凉营、息风开窍　　　　　　　　B. 清热化湿、解毒息风

　　C. 平肝息风,清心开窍　　　　　　　　D. 疏风清热,息风镇惊

　　E. 镇惊安神

22. 6岁患儿,腹胀满疼痛拒按,烦躁不安,大便秘结,潮热口渴,舌红,苔黄燥,脉滑数。其证为(　　　)

　　A. 乳食积滞　　　　　　B. 气滞血瘀　　　　　　C. 胃肠积热

　　D. 中寒腹痛　　　　　　E. 气虚不运

23. 4岁患儿,腹部疼痛,阵阵发作,遇寒痛甚,肠鸣辘辘,面色苍白,痛甚者,额冷出汗,唇色紫黯,舌淡红,苔白滑,脉沉紧。应采用的治法是(　　　)

　　A. 通腑泄热,行气止痛　　　　　　　　B. 活血化瘀,行气止痛

　　C. 消食导滞,行气止痛　　　　　　　　D. 温中散寒,理气止痛

　　E. 补气摄血,行气止痛

24. 6岁患儿,腹痛如针刺,痛有定处,青筋显露,舌紫黯、有瘀点,脉沉。应选方为(　　　)

　　A. 大承气汤　　　　　　B. 香砂平胃散　　　　　　C. 养脏汤

　　D. 血府逐瘀汤　　　　　E. 少腹逐瘀汤

B型题

　　A. 荆防败毒散　　　　　　B. 麻杏石甘汤　　　　　　C. 银翘散

　　D. 白虎汤　　　　　　　　E. 葛根芩连汤

1. 治疗急性发热胃热证的常用方剂是(　　　)

2. 治疗急性发热风寒表证的常用方剂是(　　　)

　　A. 壮热,日晡热甚,腹胀满,大便干结,烦躁惊惕,舌红苔焦躁有芒刺,脉实有力

　　B. 壮热,面赤口渴,烦躁不安,舌红苔黄,脉洪数

　　C. 发热恶寒,鼻塞流涕,头身疼痛,咳嗽,或咽红疼痛,舌苔薄白或薄黄

　　D. 壮热,咳嗽或喘促,痰黄稠,口渴,舌红苔黄,脉滑数

　　E. 发热,腹痛,泻痢或痢下赤白脓血,里急后重,肛门灼热,舌红苔黄腻,脉滑数

3. 小儿急性发热大肠湿热证的证候见(　　　)

4. 小儿急性发热腑实证的证候见(　　　)

　　A. 骤发高热,头痛,鼻塞流涕,突然神昏抽搐,舌红,苔薄白,脉浮数

　　B. 高热不退,头痛项强,恶心呕吐,突然肢体抽搐,神志昏迷,舌红,苔黄腻,脉数

　　C. 高热狂躁,神昏抽搐,颈项强直,舌深红,苔黄燥,脉数

　　D. 壮热不退,神昏抽搐,呕吐,大便黏腻腥臭或夹脓血,舌红,苔黄腻,脉滑数

　　E. 惊后突然抽搐,神志不清,四肢厥冷,面色乍青乍白,指纹青紫,苔薄白

5. 小儿惊厥湿热疫毒证的主症是(　　　)

6. 小儿惊厥温热疫毒证的主症是(　　　)

　　A. 缺氧缺血性脑病　　　　　　B. 癫痫　　　　　　C. 核黄疸

　　D. 破伤风　　　　　　　　　　E. 热性惊厥

7. 婴儿惊厥多见于(　　　)

8. 幼儿及年长儿惊厥多见于(　　　)

　　A. 突发的中上腹剧烈刀割样痛、烧灼样痛

　　B. 阵发性剑突下钻顶样疼痛

　　C. 持续性、广泛性剧烈腹痛伴腹壁肌紧张或板样强直

　　D. 中上腹持续性隐痛

　　E. 上腹部持续性钝痛或刀割样疼痛呈阵发性加剧

9. 胆道蛔虫症的典型疼痛表现是(　　　)

10. 急性弥漫性腹膜炎的典型疼痛表现是(　　　)

　　A. 腹胀腹痛拒按,或腹痛欲泻,泻后痛减,不思乳食,嗳腐吞酸,或有呕吐,矢气频作,粪便秽臭,夜卧不安,舌淡红,苔厚腻,脉沉滑,指纹紫滞

　　B. 腹胀满疼痛拒按,烦躁不安,大便秘结,潮热口渴,舌红,苔黄燥,脉滑数,指纹紫滞

　　C. 腹痛急发,遇寒痛甚,肠鸣辘辘,痛甚者,面色苍白,额冷出汗,唇色紫黯,舌淡红,苔白滑,脉弦紧

　　D. 腹痛如锥刺,痛有定处,或腹部癥块拒按,舌紫黯或有瘀点,脉涩,指纹紫滞

　　E. 腹痛绵绵,时发时止,喜温喜按,舌淡苔白,脉沉缓

11. 小儿急性腹痛气滞血瘀证见(　　　)

12. 小儿急性腹痛中寒腹痛证见(　　　)

(二) 简答题

1. 简述小儿急性发热的诊断思路。

2. 小儿急性发热的降温措施有哪些?

3. 小儿高热惊厥的临床特点是什么?

4. 惊厥持续状态如何实施急救?

5. 简述小儿惊厥的急救原则与方法。

6. 小儿急性腹痛内外科疾病临床特点有何不同?

7. 如何鉴别小儿内科急性腹痛?

四、参考答案

(一) 选择题

A₁ 型题

1. C　　2. B　　3. D　　4. A　　5. C　　6. A　　7. B　　8. A　　9. C

10. A　　11. C　　12. D　　13. D　　14. C　　15. A　　16. E　　17. A　　18. B

A₂ 型题

19. A　　20. E　　21. E　　22. C　　23. D　　24. E

B 型题

1. D　　2. A　　3. E　　4. A　　5. D　　6. B　　7. E　　8. B　　9. B

10. C　　11. D　　12. C

(二) 简答题

1. 发热时体温的高低与病情的轻重不一定相关,机体的状况非常重要。

首先应做危险评估。一般情况好,呼吸正常,反应正常,皮肤颜色正常,黏膜湿润,属低危发热;一般状况差,面色苍白或青灰,反应迟钝,精神委靡等,属高危发热。

其次要掌握诊断流程以明确疾病诊断。做到:①询问就诊时的发热情况及伴随症状;②根据有无中毒面容,初步评估其危险性;③有针对性的体格检查,并应预防高热惊厥;④综合判断急性发热所属的疾病,并评估其危险性;⑤对诊断未明、高热持续不退、一般状态不好的患儿,一定要留观,反复评估,及时会诊;⑥急性发热有皮疹出现,要判断是出血性皮疹还是充血性皮疹,要寻问传染病接触史,依据发热与出疹时间的关系进行疾病鉴别。如属传染病发热应及时隔离或转诊。

2. (1) 物理降温:降低环境温度,温水浴、冷盐水灌肠、冰枕冰帽和冰毯等。新生儿和小婴儿退热主要采取物理降温,如解开衣被、置 22~24℃室内或温水浴降温为主。

(2) 药物降温:物理降温无效时,可用药物降温,儿童解热药应选用疗效明确、可靠、安全、副作用少的药物。

常用药:①对乙酰氨基酚混悬液:是 WHO 推荐儿童急性呼吸道感染所致发热首选药物。每次 10~15mg/kg,4~6 小时可重复使用,每日不超过 5 次,疗程不超过 5 天。②布洛芬混悬液:是 FDA 唯一推荐用于临床的非甾体抗炎药。每次 5~10mg/kg,6~8 小时 1 次,每日不超过 4 次。

(3) 中医降温处理:针刺:①十宣穴针刺放血;②耳尖针刺放血;③针刺大椎、曲池、合谷穴,强刺激,不留针。选用中成药:①柴胡注射液,肌内注射或每次左右鼻孔各滴 2~3 滴,用于外感高热者;②热毒宁注射液,用外感风热证;③新雪颗粒,用于风热证;④小儿热速清口服液,用于外感风热证;⑤儿童清热口服液,用于外感高热。

3. 发病年龄多为 3 个月至 6 岁,惊厥多发生在发热早期 6~12 小时,惊厥时体温在38.5~39℃以上,表现为意识突然丧失,全身性或局限性痉挛或强直-阵挛发作,多发于面部和肌肉四肢,持续时间在 10 分钟以内,常伴有两眼上翻、凝视或斜视,甚至发生喉痉挛,气道不畅而屏气,面唇发绀,神经系统检查和脑电图均正常。多数患儿一次发热性疾病过程中通常只发作一次,但是初次发作后,约有 40% 病例以后高热时有再次复发的可能。

4. (1) 急救措施:①保持气道通畅,及时清除口鼻腔分泌物;②患儿平卧,头转向一侧,防止呕吐物、分泌物误吸;③吸氧以减少缺氧性脑损伤发生;尽快建立静脉通路;④保持安静,减少对患儿的刺激,做好安全防护,以免外伤;⑤体温过高时采取降温措施;对于窒息或呼吸不规则者宜人工呼吸或紧急气管插管。

(2) 急救原则:①选择作用快、强有力的抗惊厥药物,及时控制发作,先用地西泮,无效时用苯妥英钠,仍不止用苯巴比妥,仍无效用水合氯醛,均无效者气管插管后全身麻醉。尽可能单药足量,先缓慢静脉注射一次负荷量后维持,不宜过度稀释。所选药物宜奏效快、作用长、副作用小,根据发作类型合理选择。②维持生命功能,防治脑水肿、酸中毒、呼吸循环衰竭,保持气道通畅、吸氧。③积极寻找病因和控制原发疾病,避免诱因。

5. (1) 急救处理原则:惊厥急救处理的目的是防止脑损伤、减少后遗症,在对症治疗的同时,尽可能查明原因,针对病因治疗是解除惊厥发作的根本。治疗的基本原则:维持生命功能;药物控制惊厥发作;寻找并治疗引起惊厥的病因;预防惊厥复发。

（2）急救处理方法

1）西医急救处理：保持气道通畅，及时清除口鼻腔分泌物。患儿平卧，头转向一侧，防止呕吐物、分泌物误吸。吸氧以减少缺氧性脑损伤发生；尽快建立静脉通路。保持安静，减少对患儿的刺激，做好安全防护，以免外伤。体温过高时采取降温措施；对于窒息或呼吸不规则者宜人工呼吸或紧急气管插管。

2）中医急救处理：针刺疗法，针刺取人中、合谷、涌泉，行捻转泻法，强刺激，人中穴向上斜刺，用雀啄法。高热加曲池、大椎，或十宣放血。选用中成药，牛黄抱龙丸，用于小儿风痰壅盛的惊厥。小儿回春丹，息风镇惊、化痰开窍。清开灵注射液，用于热盛惊厥。

3）抗惊厥药物治疗：抗惊厥药物的选择，首选静脉或肌内注射途径，理想的抗惊厥药物应是作用迅速、止惊厥力强、广谱、安全、半衰期长、能静脉注射也能口服。

常用药物：①地西泮（安定）：为惊厥首选药物，每次 0.25~0.5mg/kg（每次≤10mg），静脉缓慢注射（1mg/min）；②氯硝西泮（硝西泮）：每次 0.02~0.1mg/kg（每次≤1mg），静脉注射或肌内注射，速度不超过 0.1mg/s；③劳拉西泮：0.05~0.1mg/kg，可肌内注射或静脉注射（最大不超过 4mg），根据需要每 10~15 分钟可重复 1 次；④苯巴比妥：每次 5~10mg/kg，可肌内注射或静脉注射。

6. 小儿急性腹痛是小儿多种内外科疾病均可出现的症状，由于病情急，变化快，内外科治疗原则方法不同，必须要及时诊断。

（1）内科急性腹痛症状特点：起病可急可缓，多有前驱症状；多先有全身症状，后出现腹痛；腹痛多由重到轻，比较含糊；多无明显腹膜刺激征，常常是症状重、体征轻。

（2）外科急性腹痛症状特点：起病急骤，多无前驱症状；腹痛由轻到重、由含糊到明确、由局限到弥漫；多先有腹痛，后见全身症状；多伴有腹膜刺激征，体征多局限于腹部，可有放射痛。

7.（1）腹部疾病引发的腹痛

1）急性空腔脏器炎症：如急性胃肠炎：腹痛因胃肠道黏膜炎症和肠管痉挛所致。有压痛，无反跳痛，全身症状先于或与腹痛同时发生。腹型过敏性紫癜：腹痛因胃肠道充血、水肿、出血所致。阵发性绞痛，部位多变不固定，自觉症状明显，腹部体征轻微，无明显的肌紧张及反跳痛。

2）腹腔淋巴结炎：如急性肠系膜淋巴结炎，腹痛多在右下腹，局部有压痛，无反跳痛，可有轻度肌紧张，有时可触及肿大并有压痛的淋巴结。

3）肠痉挛：儿童时期消化功能紊乱引起的肠痉挛，脐周痛，间歇发作，但腹部缺少体征。

（2）腹外疾病引发的腹痛

1）呼吸系统疾病：大叶性肺炎、膈胸膜炎，可引起右或左上腹痛，并可向肩部放射，为躯体神经的牵涉痛。有时腹部可有压痛，甚至肌紧张，因无腹部的病理基础，深压并不加重，无反跳痛。

2）腹泻：多是肠炎或消化不良的表现，腹痛部位不固定，多伴有肠鸣音亢进。

3）心血管系统疾病：如急性暴发性心肌炎，有时可表现为剧烈腹痛。

4）神经源性疾病：如急性神经根炎可引起支配区域的急性腹痛，定位明确，可出现局部皮肤感觉过敏和肌紧张，但无压痛和反跳痛。

第十五章　妇产科急症

第一节　异位妊娠

一、内 容 提 要

1. 异位妊娠以输卵管妊娠最为多见。输卵管炎症是引起输卵管妊娠的最主要原因。主要表现为停经、腹痛、阴道出血,内出血严重时有休克征象。输卵管妊娠常有流产、破裂、陈旧性宫外孕、继发性腹腔妊娠等几种结局。

2. 输卵管妊娠主要依靠病史、临床表现结合妊娠试验、B超检查、阴道后穹隆穿刺、子宫内膜病理检查及腹腔镜检查协助诊断。

3. 输卵管妊娠的治疗方法主要取决于其类型及其发病程度,包括手术治疗和非手术治疗。对于内出血多、有休克征象、经保守治疗无效,或怀疑为输卵管间质部及子宫残角的妊娠者应行急诊手术治疗。中医治疗以活血化瘀、消癥杀胚为主。

二、重难点解析

1. 输卵管妊娠的病理及结局。
2. 输卵管妊娠的诊断思路。
3. 输卵管妊娠的中西医治疗原则。

三、习　　题

(一) 选择题

A₁ 型题

1. 下列哪项不是输卵管妊娠的病因(　　　)
 A. 子宫内膜炎   B. 输卵管过长
 C. 盆腔子宫内膜异位   D. 慢性输卵管炎
 E. 受精卵游走

2. 下列哪项不属于输卵管妊娠破裂或流产的常见体征(　　　)
 A. 阴道后穹隆饱满   B. 宫颈明显举痛
 C. 宫颈外口松,开大容一指 D. 子宫稍大稍软
 E. 子宫有飘浮感

3. 异位妊娠最常见的发病部位是(　　　)
 A. 腹腔   B. 宫颈   C. 输卵管
 D. 卵巢   E. 子宫残角

4. 异位妊娠的中医病机本质是( )

    A. 气虚血瘀   B. 血亡阳脱   C. 气滞血瘀

    D. 阴血暴亡   E. 少腹血瘀

5. 异位妊娠未破损期的中医治法为( )

    A. 活血化瘀,消癥杀胚   B. 益气固脱,活血祛瘀   C. 活血祛瘀

    D. 活血化瘀,消癥散结   E. 活血化瘀 回阳救逆

6. 异位妊娠的中医治疗原则主要是以( )

    A. 活血化瘀、消癥杀胚为主   B. 理气活血为主   C. 活血止痛为主

    D. 活血化瘀为主   E. 活血止血为主

7. 下列哪项不属于输卵管妊娠期待疗法的适应证( )

    A. 腹痛较轻,出血少   B. 随诊可靠

    C. 血 β-hCG 低于 1000U/L,并持续下降   D. 无破裂征象

    E. 子宫直肠陷凹内积血 <100ml

A₂ 型题

8. 女,32岁,已婚,停经50天,阴道少量出血3天,突感右下腹剧烈撕裂样疼痛。查体:血压 80/40mmHg,右下腹压痛,反跳痛明显,但肌紧张不明显。妇科检查:后穹隆饱满,宫颈举痛(+),宫口闭,子宫正常大小,呈飘浮感,双附件触诊不满意。已放置宫内节育器3年。本病例最可能的诊断是( )

    A. 输卵管妊娠   B. 黄体破裂   C. 卵巢肿瘤蒂扭转

    D. 急性阑尾炎   E. 先兆流产

9. 女,28岁,未婚。停经38天,阴道少量出血5天,色黯红;今日夜间突然腹痛加剧伴肛门坠胀,恶心,查体:血压 70/50mmHg,下腹有明显压痛及反跳痛,并有移动性浊音,宫颈举痛(+),行后穹隆穿刺术抽出 7ml 黯红色不凝血液。应选择下列哪项处理( )

    A. 边纠正休克边进行剖腹探查   B. 期待治疗

    C. 注射止血药,情况不好转再手术   D. MTX 肌内注射

    E. 活血化瘀治疗

10. 女,30岁,已婚。停经46天,下腹一侧隐痛,妊娠试验阳性,B超探及一侧附件混合性占位,宫内无孕囊;舌黯红,苔薄白,脉弦细涩。中医治疗应选用( )

    A. 宫外孕Ⅰ号方   B. 生脉散   C. 参附汤

    D. 宫外孕Ⅱ号方   E. 桃红四物汤

11. 33岁已婚女性,停经50天,阴道少量出血4天,下腹痛6小时,妇科检查怀疑输卵管妊娠,目前不必要的检查项目是( )

    A. 测定基础体温   B. 尿妊娠试验   C. B超检查

    D. 诊断性刮宫   E. 阴道后穹隆穿刺

12. 女,28岁,已婚。停经50天,阴道少量流血伴右下腹隐痛2天,腹痛加重1小时。患者今晨起床时突然右下腹剧痛来院。检查:血压 90/60mmHg,面色苍白,下腹稍膨隆,右下腹压痛明显,肌紧张不明显,叩诊移动性浊音(±)。妇科检查:子宫稍大,右附件区触及有压痛包块。正确诊断应是( )

    A. 输卵管妊娠流产   B. 输卵管间质部妊娠破裂   C. 急性阑尾炎

　　　　D. 急性输卵管炎　　　　　　　E. 右侧卵巢肿瘤蒂扭转

B 型题

　　　　A. 先兆流产　　　　　　　B. 难免流产　　　　　　C. 不全流产

　　　　D. 异位妊娠　　　　　　　E. 稽留流产

1. 停经 2 个月,阴道少许出血,伴腹痛,子宫无明显增大。可能的诊断是(　　　)
2. 停经 2 个月,阴道出血 1 周,子宫与停经月份相符,B 超见胎心搏动。应诊断为(　　　)

　　　　A. 妊娠 6 周左右　　　　　　　　B. 妊娠 8~12 周左右

　　　　C. 妊娠 12~16 周左右　　　　　　D. 妊娠 16~18 周左右

　　　　E. 妊娠 20 周以后

3. 输卵管壶腹部妊娠流产多发生在(　　　)
4. 输卵管间质部妊娠破裂多发生在(　　　)

(二) 名词解释

1. 异位妊娠
2. 陈旧性宫外孕
3. A-S 反应
4. 受精卵游走
5. 继发性腹腔妊娠

(三) 填空题

1. 异位妊娠时受精卵最常见的着床部位是_____。
2. 异位妊娠是指受精卵着床于_____。
3. 宫外孕 II 号方适用于异位妊娠的_____和_____。
4. 输卵管妊娠需要与_____、_____、_____、_____相鉴别。
5. 输卵管妊娠的典型临床症状是_____。

(四) 简答题

1. 简述输卵管妊娠的病理变化及临床表现。
2. 简述输卵管妊娠的中西医结合治疗方法。
3. 简述引起输卵管妊娠的病因。
4. 简述输卵管妊娠药物保守治疗的主要适应证。
5. 简述输卵管妊娠期待疗法的主要适应证。

(五) 论述题

1. 试述异位妊娠的中医辨证分型治疗。
2. 试述输卵管妊娠手术治疗原则。
3. 试述确诊输卵管妊娠还有哪些辅助检查方法。
4. 试述输卵管妊娠的诊断思路。

四、参 考 答 案

(一) 选择题

A$_1$ 型题

1. A　　2. C　　3. C　　4. E　　5. A　　6. A　　7. E

A₂ 型题

8. A   9. A   10. D   11. A   12. B

B 型题

1. D   2. A   3. B   4. C

（二）名词解释

1. 异位妊娠　凡受精卵在子宫体腔以外着床发育，称为"异位妊娠"。

2. 陈旧性宫外孕　输卵管妊娠流产或破裂后，反复内出血所形成的盆腔血肿不能及时消散，血肿机化变硬并与周围组织粘连，则形成陈旧性宫外孕。

3. A-S 反应　即子宫内膜腺体高度增生呈锯齿状，腺细胞高度分泌呈空泡状，细胞核深染，参差不齐。

4. 受精卵游走　指卵子在一侧输卵管受精，受精卵经宫腔或腹腔进入对侧输卵管。

5. 继发性腹腔妊娠　输卵管妊娠流产或破裂后存活的胚胎绒毛组织排至腹腔后重新种植而获得营养，可继续生长发育，形成继发性腹腔妊娠。

（三）填空题

1. 输卵管

2. 子宫体腔以外

3. 未破损期　包块型

4. 流产　急性盆腔炎　黄体破裂　卵巢肿瘤蒂扭转　急性阑尾炎

5. 腹痛及阴道出血

（四）简答题

1. （1）输卵管妊娠流产：受精卵种植在输卵管黏膜皱襞内，由于蜕膜形成不完整，发育中的囊胚常向管腔突出，最终突破包膜而出血，囊胚与管壁分离。如整个囊胚自管壁分离而经伞部排入腹腔，称为输卵管妊娠完全流产。如囊胚剥离不完整，形成输卵管妊娠不全流产，导致反复出血，形成输卵管血肿或输卵管周围血肿或盆腔积血。

（2）输卵管妊娠破裂：多见于输卵管峡部妊娠，发病多在妊娠 6 周左右。孕卵绒毛向管壁侵蚀肌层及浆膜，最后穿透管壁而破裂，短期内即可发生大量腹腔内出血，严重时可引起休克，危及生命。

（3）陈旧性宫外孕：输卵管妊娠流产或破裂，若内出血停止，病情稳定，胚胎死亡可逐渐被吸收。若长期反复内出血所形成的盆腔血肿不能及时消散，血肿机化变硬并与周围组织粘连，临床上称陈旧性宫外孕。

（4）继发性腹腔妊娠：输卵管妊娠流产或破裂，一般囊胚从输卵管排出到腹腔内，多数死亡，偶尔也有存活者，若存活的胚胎绒毛组织排至腹腔后重新种植而获得营养，可继续生长发育，形成继发性腹腔妊娠。

（5）子宫的变化：输卵管妊娠和正常妊娠一样，子宫增大变软，子宫内膜出现蜕膜反应。若胚胎受损或死亡，滋养细胞活力消失，蜕膜自宫壁剥离而发生阴道流血或阴道排出蜕膜管型。

2. 输卵管妊娠的治疗方法有手术治疗、药物治疗及期待疗法。非手术治疗必须住院，根据病情缓急，在有输血、输液及手术准备的条件下进行动态观察，及时处理。

（1）手术治疗方式有根治手术和保守手术及腹腔镜手术。

(2) 药物治疗有化学药物治疗和中医辨证治疗。

西药主要适应于早期输卵管妊娠，要求保存生育能力的年轻患者。常用甲氨蝶呤（MTX），常用剂量为 0.4mg/（kg·d），肌内注射，5 日为一疗程。若单次剂量肌内注射常用 1mg/kg 或 50mg/m^2。在治疗期间应用 B 超和 β-hCG 进行严密监护，并注意患者病情变化及药物毒副反应。若病情无改善，甚至发生急性腹痛或输卵管破裂症状，应立即进行手术治疗。

中医辨证分型治疗：

1) 未破损期：活血化瘀，消癥杀胚。用宫外孕Ⅱ号方。

2) 已破损期：①休克型：益气固脱，活血祛瘀。方用生脉散合宫外孕Ⅰ号方。②不稳定型：活血祛瘀为主。方用宫外孕Ⅰ号方。③包块型：破瘀消癥。方用宫外孕Ⅱ号方。

3. 引起输卵管妊娠的常见病因有：

(1) 输卵管炎症：输卵管黏膜炎和输卵管周围炎均为输卵管妊娠的常见病因。

(2) 输卵管手术史：可致输卵管管腔狭窄、阻塞、纤毛功能不良导致输卵管妊娠。

(3) 输卵管发育不良或功能异常：输卵管纤毛阙如或活动差，输卵管先天发育畸形（过长、憩室等）、肌层发育不良、双输卵管等，均可成为输卵管妊娠的原因。

(4) 放置宫内节育器（IUD）：随着 IUD 的广泛应用，异位妊娠发生率增高，机制不清。

(5) 受精卵游走：卵子在一侧输卵管受精，受精卵经宫腔或腹腔进入对侧输卵管称受精卵游走。移行时间过长，受精卵发育增大，即可在对侧输卵管内着床形成输卵管妊娠。

(6) 盆腔子宫内膜异位症：导致输卵管、卵巢周围组织的粘连，也可影响输卵管管腔通畅，使受精卵运行受阻。

(7) 辅助生殖技术：发生率为 5% 左右，比一般原因异位妊娠发生率高。

(8) 其他：因周围肿瘤压迫而影响输卵管管腔通畅，人工流产、吸烟等也与异位妊娠的发病有关。

4. 输卵管妊娠药物保守治疗的主要适应证有：①血流动力学稳定；②包块直径≤4cm；③有生育要求；④子宫直肠陷凹内积血 <100ml；⑤血 β-hCG<2000U/L。

5. 少数输卵管妊娠可发生自然流产或被吸收，症状较轻，无需手术和药物治疗，可行期待疗法。主要适用于：①腹痛较轻，出血少；②随诊可靠；③血 β-hCG 低于 1000U/L，并持续下降；④无破裂征象；⑤附件包块 <3cm 或未探及；⑥无腹腔内出血征象。应用期待疗法时要密切注意生命体征及腹痛情况的变化，配合 B 超和血 β-HCG 进行监测。

（五）论述题

1. (1) 未破损期

主要证候：停经后可有早孕反应，或下腹一侧有隐痛，双合诊可触及一侧附件有软性包块，压痛，尿妊娠试验为阳性，脉弦滑。

治疗法则：活血化瘀，消癥杀胚。

方药举例：宫外孕Ⅱ号方（丹参、赤芍、桃仁、三棱、莪术）加天花粉、紫草、蜈蚣、全蝎。

(2) 已破损期

1) 休克型

主要证候：突发下腹剧痛，面色苍白，四肢厥逆，或冷汗淋漓，恶心呕吐，血压下降或不稳定，有时烦躁不安，脉微欲绝或细数无力。后穹隆穿刺或 B 超提示有腹腔内出血。

治疗法则:益气固脱,活血祛瘀。

方药举例:生脉散合宫外孕 I 号方。

人参 麦冬 五味子 丹参 赤芍 桃仁

对于休克型患者,应立即吸氧、输液、输血,补足血容量,纠正休克后即加服宫外孕 I 号方活血化瘀,必要时手术治疗。

2）不稳定型

主要证候:腹痛拒按,腹部有压痛及反跳痛,但逐渐减轻,可触及界线不清的包块。兼有少量阴道流血,血压平稳,脉细缓。

治疗法则:活血祛瘀为主。

方药举例:宫外孕 I 号方。

丹参 赤芍 桃仁

此期仍应严密观察病情变化,注意再次内出血的可能,做好抢救休克的准备。

3）包块型

主要证候:腹腔血肿包块形成,腹痛逐渐减轻,可有下腹坠胀或便意感,阴道出血逐渐停止,脉细涩。

治疗法则:破瘀消癥。

方药举例:宫外孕 II 号方。

丹参 赤芍 桃仁 三棱 莪术

2. 输卵管妊娠以手术治疗为主,其适应证为:①停经时间长,怀疑为输卵管间质部及子宫残角的妊娠;②生命体征不稳定或有内出血;③妊娠试验持续阳性,包块继续长大;④愿意同时施行绝育手术。

(1) 根治手术:适用于内出血并发休克的急症患者。在积极纠正休克的同时,迅速打开腹腔,控制出血,补充血容量,切除输卵管。有绝育要求者,同时结扎对侧输卵管。

(2) 保守手术:适用于有生育要求者。可根据受精卵着床部位及输卵管病变情况选择术式。伞部妊娠可以行挤压术;壶腹部妊娠行切开输卵管取出胚胎后再缝合;峡部妊娠行病变部位切除及断端吻合。

(3) 腹腔镜手术:为治疗异位妊娠的主要方法。可在腹腔镜直视下穿刺输卵管的妊娠囊,抽出囊液后将药物注入囊内,常用甲氨蝶呤(MTX)50mg 一次注入;也可在腹腔镜下切开输卵管吸出胚囊后注入 MTX 或切除输卵管。

3. 确诊输卵管妊娠的辅助检查方法有:

(1) 血 β-hCG 测定:是目前早期诊断异位妊娠的重要方法。异位妊娠时,β-hCG 水平较正常妊娠低。

(2) 超声诊断:输卵管妊娠时的 B 超图像特点:宫内无妊娠囊,宫旁出现低回声区、若能查出胚芽及原始心管搏动,即能确诊。

(3) 诊断性刮宫:在不能排除异位妊娠时,可行诊断性刮宫术,获取子宫内膜进行病理检查。但异位妊娠的子宫内膜变化并无特征性。

(4) 后穹隆穿刺:是一种简单可靠的诊断方法被广泛采用。常可抽出血液,放置后不凝固。若未抽出血液,也不能排除异位妊娠的诊断。

(5) 腹腔镜检查:对部分诊断比较困难的病例,在腹腔镜直视下进行检查,可及时明确诊断,并可同时手术治疗。

4. 输卵管妊娠的诊断思路是:

(1) 危险性评估

1) 警惕输卵管妊娠的发生:凡在临床上遇见停经、急性腹痛及阴道出血或突然晕倒的生育年龄的妇女,应警惕有输卵管妊娠发生的可能。

2) 证实妊娠的存在:积极寻找和收集证据,证实妊娠的存在。生育年龄的妇女如果出现停经、尿或血 β-hCG 阳性时,都有发生输卵管妊娠的可能。尤其是临床表现及妊娠试验均支持妊娠诊断,但 B 超或诊断性刮宫不支持宫内妊娠时,更应高度怀疑输卵管妊娠。

3) 有无腹腔内出血:若妊娠试验阳性,同时有充分的证据证实有腹腔内出血,则异位妊娠的诊断基本可以成立。

4) 输卵管间质部或宫角妊娠:停经 3 个月左右的孕妇若出现急性下腹痛伴休克征兆时,必须考虑有输卵管间质部妊娠或宫角妊娠的可能,应引起足够的重视。

(2) 诊断流程:依据病史、症状、查体及相关辅助检查一般可明确诊断。输卵管妊娠需要与流产、急性盆腔炎、黄体破裂、卵巢肿瘤蒂扭转、急性阑尾炎等常见疾病相鉴别。

第二节　产后出血

一、内容提要

产后出血指胎儿娩出后 24 小时内失血量超过 500ml,为分娩期严重并发症,主要表现为大量出血及失血性休克症状。引起产后出血的主要原因有子宫收缩乏力、胎盘残留、软产道损伤及凝血功能障碍等。产后出血一旦发生,应迅速判断出血原因,对因止血同时积极纠正休克、预防感染。中医辨证血虚气脱型宜益气固脱,血瘀气闭型宜行血逐瘀。

二、重难点解析

1. 产后出血的定义及病因。

2. 产后出血的临床表现及病因诊断。

3. 产后出血的急救原则,子宫收缩乏力性产后出血的处理措施。

三、习　题

(一) 选择题

A₁ 型题

1. 产后出血最常见的原因是(　　　)

    A. 胎盘滞留　　　　　　　B. 软产道损伤　　　　　　C. 凝血机制障碍

    D. 子宫收缩乏力　　　　　E. 羊水栓塞

2. 产妇于胎盘娩出后,持续阴道出血,考虑胎盘剥离不全时,应采取的措施为(　　　)

    A. 按摩子宫　　　　　　　　　　　B. 按摩子宫,同时肌内注射宫缩剂

    C. 监测生命体征,注意观察尿量　　D. 人工徒手剥离胎盘

    E. 宫腔纱条填塞

3. 产后出血患者的处理措施不正确的是（　　　）

    A. 迅速建立静脉通道

    B. 因宫缩乏力引起的出血应立即按摩子宫

    C. 软产道裂伤者，及时准确修补缝合

    D. 胎盘残留者应做子宫次全切除术

    E. 给氧，纠正酸中毒

4. 随着胎儿娩出，产妇立即出现多量阴道持续性流血，色鲜红，最可能是（　　　）

    A. 宫缩乏力   B. 胎盘嵌顿   C. 软产道损伤

    D. 胎盘部分剥离   E. 凝血功能障碍

5. 下列哪项因素与产后宫缩乏力性出血无关（　　　）

    A. 产程延长   B. 精神过度紧张   C. 羊水过多

    D. 感染   E. 严重贫血

6. 初产妇，娩出 4200g 男婴，胎盘娩出后出现时多时少间歇性阴道出血，宫体柔软。最可能的原因是（　　　）

    A. 宫颈裂伤   B. 凝血功能障碍   C. 产后宫缩乏力

    D. 胎盘部分剥离   E. 阴道静脉破裂

7. 胎盘娩出后阴道多量出血，宫体软，伴轮廓不清，最可能是（　　　）

    A. 胎盘剥离不全   B. 子宫胎盘卒中   C. 凝血功能障碍

    D. 宫缩乏力   E. 软产道损伤

8. 第三产程中，子宫不协调性收缩可造成（　　　）

    A. 胎盘残留   B. 胎盘粘连   C. 胎盘剥离不全

    D. 胎盘嵌顿   E. 胎盘植入

9. 产后血崩的主要症状是（　　　）

    A. 产后淋漓出血，3 周始断

    B. 胎儿娩出后大量阴道流血，特别是 24 小时内出血量达 500ml 以上

    C. 产后阴道出血持续 3 周以上仍淋漓不尽

    D. 产妇分娩后阴道大量出血，突然头晕眼花，不能起坐，不省人事

    E. 产后小腹隐痛，阴道出血量少，色淡，头晕眼花

10. 新产后，突然阴道大量出血，色淡质稀，头晕目眩，心悸烦闷，气短懒言，肢冷汗出，面色苍白，舌淡，脉浮大而虚，应辨证为（　　　）

    A. 产后血晕血虚气脱型   B. 产后血崩气虚型

    C. 产后血崩血瘀型   D. 产后血崩血虚型

    E. 产后血崩产伤型

A₂ 型题

11. 26 岁初产妇，胎儿娩出后无阴道流血，胎盘娩出后阴道流血不断，时多时少，1 小时内出血量超过 600ml，血压 70/50mmHg，脉搏 126 次 / 分 . 子宫软，此时应采取的紧急措施是（　　　）

    A. 为宫颈裂伤，立即缝合   B. 为阴道血肿，立即处理

    C. 检查凝血功能，并输纤维蛋白原   D. 静脉注射麦角新碱加强宫缩

　　E. 切除子宫

　　12. 初产妇,孕 39 周,双胎,第一胎儿臀位脐带脱垂,臀牵引娩出,第二胎儿头位自娩,产后 20 分钟突然阴道出血 200ml,无胎盘剥离征象。此时应如何处理

　　A. 观察胎盘剥离迹象,协助胎盘娩出　　　　B. 牵引脐带,挤压宫底,迫使胎盘娩出

　　C. 手取胎盘　　　　　　　　　　　　　　D. 检查软产道,除外损伤

　　E. 输液,静脉注射缩宫素

　　13. 26 岁,孕 1 产 0,孕 29 周,因胎动胎心音消失 1 周入院,经人工破膜及静脉滴注缩宫素娩出一死女婴,之后开始不断的阴道出血,经人工剥离胎盘及使用宫缩剂后仍无效果,出血不止,无凝血块。此例产后出血的原因可能是(　　　　)

　　A. 宫颈裂伤　　　　　　　B. 凝血功能障碍　　　　　　C. 产后宫缩乏力

　　D. 胎盘部分剥离　　　　　E. 子宫破裂

　　14. 初产妇,因第二产程延长,胎吸助娩,胎儿体重 4000g,胎儿娩出后,持续阴道出血,有凝血块,最恰当的处理是(　　　　)

　　A. 注射麦角新碱　　　　　B. 补液　　　　　　　　　　C. 徒手剥离胎盘

　　D. 继续观察　　　　　　　E. 仔细检查软产道

　　15. 第一胎足月分娩,胎盘 30 分钟未娩出,检查子宫下段有一狭窄环,此时最恰当的诊断是(　　　　)

　　A. 胎盘植入　　　　　　　B. 胎盘嵌顿　　　　　　　　C. 胎盘粘连

　　D. 胎盘剥离不全　　　　　E. 胎盘残留

　　16. 新产后,突然阴道大量出血,夹有血块,小腹疼痛拒按,血块下后腹痛减轻,伴神昏口噤,不省人事,两手握拳,牙关紧闭,面色青紫;唇舌紫黯或舌边尖瘀斑,脉涩,治宜(　　　　)

　　A. 补气固冲,摄血止崩　　　　　　B. 益气养血,生肌固经

　　C. 活血化瘀,理血归经　　　　　　D. 养血益气固冲

　　E. 行血逐瘀

　　B 型题

　　A. 胎盘植入　　　　　　　B. 胎盘嵌顿　　　　　　　　C. 胎盘粘连

　　D. 胎盘剥离不全　　　　　E. 胎盘残留

　　1. 胎儿娩出后,子宫不协调痉挛性收缩可造成(　　　　)

　　2. 胎盘绒毛仅穿入子宫壁表层为(　　　　)

　　3. 胎盘绒毛直接穿入子宫肌层内(　　　　)

　　A. 凝血功能障碍　　　　　B. 子宫胎盘卒中　　　　　　C. 宫缩乏力

　　D. 胎盘剥离不全　　　　　E. 软产道损伤

　　4. 胎盘娩出前即持续大量阴道流血,有血凝块多为(　　　　)

　　5. 胎盘娩出后,阴道多量出血,宫体软,轮廓不清多为(　　　　)

　　6. 胎儿娩出后,即有持续大量阴道流血,有血凝块多为(　　　　)

　　A. 胎盘残留　　　　　　　B. 帆状胎盘前置血管破裂　　C. 宫缩乏力

　　D. 凝血功能障碍　　　　　E. 副胎盘残留

　　7. 某产妇,孕 4 产 0,足月分娩,由于胎盘部分粘连滞留于宫腔,施行人工剥离胎盘术,剥出的胎盘破碎,此时阴道大量流血,最可能的出血原因是(　　　　)

8. 某产妇,孕 2 产 0,足月分娩,胎盘娩出后,阴道持续大量出现,查体子宫软,最可能的出血原因是(　　　)

    A. 牡蛎散　　　　　　　　B. 化瘀止崩汤　　　　　　　　C. 独参汤

    D. 血府逐瘀汤　　　　　　 E. 夺命散

9. 产后血崩血虚气脱型治疗方剂为(　　　)

10. 产后血崩血瘀气闭型治疗方剂为(　　　)

(二) 名词解释

1. 胎盘滞留

2. 胎盘嵌顿

3. 产后出血

4. 胎盘植入

5. 胎盘剥离不全

(三) 填空题

1. 产后出血的西医急救处理原则包括_____、_____。

2. 导致产后出血的胎盘因素有_____、_____、_____、_____、_____、_____。

3. 引起产后出血的原因主要有_____、_____、_____、_____。

4. 产后出血是指胎儿娩出后 24 小时内出血量超过_____ml,居我国孕产妇死亡原因的第_____位。

5. 产后血崩的主要病因病机有_____、_____,分为_____、_____两个证型。

(四) 简答题

1. 简述引起产后出血的常见原因。

2. 简述宫缩乏力性产后出血的诊断要点。

3. 简述胎盘因素的产后出血特点。

4. 简述宫缩乏力所致产后出血的急救措施。

(五) 论述题

1. 胎儿娩出后立即大量阴道流血,最佳的处理方法是什么?

2. 产后血崩的主要病因病机如何?

3. 产后血崩如何辨证治疗?

四、参 考 答 案

(一) 选择题

A₁ 型题

1. D　　2. A　　3. D　　4. C　　5. D　　6. C　　7. D　　8. D　　9. D

10. B

A₂ 型题

11. D　　12. C　　13. B　　14. E　　15. B　　16. E

B 型题

1. B　　2. C　　3. A　　4. D　　5. C　　6. E　　7. A　　8. C　　9. C
10. E

(二) 名词解释

1. 胎盘滞留　指胎盘已从子宫壁全部剥离,但仍滞留于子宫腔内,影响子宫收缩而引起出血。

2. 胎盘嵌顿　指胎盘已完全剥离,由于子宫收缩不协调,发生狭窄环,胎盘被阻于其上方。由于局部狭窄,血块可积聚于子宫腔内,形成隐性出血,有时也可有大量显性出血。

3. 产后出血　指胎儿娩出后 24 小时内失血量超过 500ml,为分娩期严重并发症和危重症,居我国产妇死亡原因首位。发病率占分娩总数的 2%~3%。

4. 胎盘植入　由于子宫蜕膜发育不良或完全阙如,胎盘绒毛直接穿入子宫肌层内。当部分植入,一部分剥离,可致剥离后血窦出血。

5. 胎盘剥离不全　胎盘一部分已与子宫蜕膜层分离,其他部分尚未分离,影响子宫正常收缩,血窦开放而致出血不止。

(三) 填空题

1. 止血　纠正休克

2. 胎盘剥离不全　胎盘嵌顿　胎盘滞留　胎盘粘连　植入性胎盘　胎盘残留

3. 子宫收缩乏力　胎盘因素　软产道损伤　凝血功能障碍

4. 500　一

5. 气虚　血瘀　血虚气脱　血瘀气闭

(四) 简答题

1. 子宫收缩乏力、胎盘因素、软产道损伤、凝血功能障碍。

2. 子宫收缩乏力,宫底升高,子宫质软,轮廓不清,出血阵发性,血色黯红,有凝血块。按摩子宫及应用缩宫剂后,子宫变硬,阴道流血减少或停止,可确诊为子宫收缩乏力。

3. 胎儿娩出后数分钟出现阴道流血,色黯红,应考虑胎盘因素;胎盘娩出后阴道流血较多,应考虑子宫收缩乏力或胎盘、胎膜残留。

4. 子宫收缩乏力时加强宫缩能迅速止血。导尿排空膀胱后可采用以下方法:①按摩子宫;②应用宫缩剂;③宫腔纱条填塞法;④结扎盆腔血管;⑤髂内动脉或子宫动脉栓塞;⑥切除子宫。

(五) 论述题

1. 胎儿娩出后立即大量阴道流血,应考虑软产道损伤所致的出血,最佳的处理方法是立即检查软产道,缝合止血。

2. 主要病因:为气虚或血瘀。气虚不摄或瘀血内阻,血不归经,均可致产后出血。

主要病机:(1) 气虚:产妇素体虚弱或产程较长,产时用力耗气,损伤冲任、胞脉,或产伤出血,耗伤元气,气不摄血致产后血崩。

(2) 血瘀:产时血室正开,寒热湿邪入侵,与血相搏;或情志不畅,气郁血滞;或产程过长劳累耗气,运血无力,余血留滞成瘀;或产时处理不当,恶血内留。上述种种原因均可造成瘀血内阻,冲任不畅,血不归经,发生产后血崩。

3. 血虚气脱证:产后短时间内暴崩下血,色淡质稀,伴神疲气短,面色苍白,甚则突然头晕目眩,心悸烦闷,渐至不知人事,眼闭口开,手撒肢凉,冷汗淋漓,舌淡无苔,脉微欲绝或浮大而虚。治法:益气固脱。代表方:独参汤。

血瘀气闭证:恶露量少或量多夹瘀血块,血色黯红,或胎儿娩出后胞衣不下,腹痛拒按,血块排出腹痛暂缓或胸闷喘促,或猝然阴道出血增多,其势若崩,色黯夹瘀,伴神昏口噤,不省人事,两手握拳,牙关紧闭,面色青紫;唇舌紫黯或舌边尖瘀斑,脉涩。治法:行血逐瘀。代表方:夺命散加川芎、当归、没药、血竭末。

第三节　盆腔炎性疾病

一、内容提要

1. 盆腔炎性疾病是指女性内生殖器及其周围的结缔组织、盆腔腹膜发生的炎症。诊断最低标准应有宫颈举痛或子宫压痛或附件区压痛。附加标准为体温超过 38.3℃(口表);宫颈或阴道异常黏液脓性分泌物;阴道分泌物 0.9% 氯化钠溶液涂片见到大量白细胞;红细胞沉降率升高;实验室证实的宫颈淋病奈瑟菌或衣原体阳性。

2. 诊断盆腔炎性疾病的特异标准为子宫内膜活检组织学证实子宫内膜炎,影像诊断显示输卵管增粗、积液,或有盆腔积液、输卵管卵巢肿块以及腹腔镜检查发现盆腔炎性疾病征象。

3. 治疗盆腔炎性疾病主要为抗生素药物治疗,必要时手术治疗。中医治以清热解毒,凉血化瘀,祛邪泄实,内外合治。

二、重难点解析

1. 盆腔炎性疾病的病因病理。
2. 盆腔炎性疾病的诊断思路。
3. 盆腔炎性疾病的急救处理与原则。

三、习　题

(一) 选择题

A₁ 型题

1. 严重的急性盆腔炎,应取下列哪种体位(　　)
　　A. 平卧　　　　　　　　B. 右侧卧位　　　　　　　C. 半卧位
　　D. 头低位　　　　　　　E. 胸膝卧位

2. 盆腔炎性疾病应用抗生素的治疗原则下列哪个不是(　　)
　　A. 经验性　　　　　　　B. 广谱　　　　　　　　　C. 个体化
　　D. 足量　　　　　　　　E. 及时

3. 急性盆腔炎行妇科内诊检查时,不包括下列哪种体征(　　)
　　A. 阴道内有脓性分泌物,后穹隆触痛明显　　B. 宫颈充血,举摆痛明显
　　C. 宫体略大,有压痛,活动受限　　　　　　D. 子宫两侧或一侧可扪及片状增厚
　　E. 盆壁增厚压痛,如"冰冻骨盆"

A₂型题

4. 盆腔炎性疾病证候:下腹腰骶胀痛,带下量多,色黄味臭,低热起伏;月经量多期长,经期腹痛加重。伴神疲乏力,小便黄,大便干燥或溏而不爽,舌质红,苔黄腻,脉弦滑或滑数。治则为(　　)

    A. 清热解毒,化瘀止痛　　　　　　　B. 清热除湿,理气止痛

    C. 理气活血,消瘀散结　　　　　　　D. 清热利湿,祛瘀散结

    E. 温经散寒,活血化瘀

5. 女,36岁。孕3个月自然流产后7天,阴道出血不多,但分泌物呈脓血性,有气味,发热伴小腹疼痛5天,今晨疼痛加剧。体检:体温39.6℃,痛苦病容,腹痛拒按,子宫略大而软,压痛,右侧附件区压痛明显,触及一边界不清囊性肿块,约5cm×6cm×4cm大小,左侧轻压痛,白细胞计数$1.5×10^9$/L,中性粒细胞百分比90%,可诊断为(　　)

    A. 急性盆腔炎,盆腔脓肿形成　　　　B. 右侧卵巢囊肿继发感染

    C. 流产诱发急性阑尾炎　　　　　　　D. 异位妊娠

    E. 卵巢肿瘤蒂扭转

6. 32岁,药物流产后5天,高热伴右下腹痛2天。妇科检查:白带脓性,宫颈举痛,宫体如妊娠6周,右附件区有明显压痛。最可能的诊断是(　　)

    A. 急性阑尾炎　　　　B. 宫外孕　　　　　　C. 急性盆腔炎

    D. 卵巢巧克力囊肿破裂　　E. 以上都不是

B型题

    A. 银翘红酱解毒汤　　　　　　　　　B. 四妙散合四逆散合金铃子散

    C. 少腹逐瘀汤　　　　　　　　　　　D. 理冲汤

    E. 银甲丸

1. 盆腔炎性疾病热毒炽盛型治疗宜首选(　　)

2. 盆腔炎性疾病湿热蕴结型治疗宜首选(　　)

    A. 清热解毒,利湿活血,行气止痛　　B. 清热除湿,理气止痛

    C. 活血化瘀,清热解毒　　　　　　　D. 清热利湿,化瘀止痛

    E. 利湿解毒,活血行气

3. 盆腔炎性疾病热毒炽盛型治疗原则是(　　)

4. 盆腔炎性疾病湿热蕴结型治疗原则是(　　)

(二) 名词解释

盆腔炎性疾病

(三) 填空题

1. 盆腔炎性疾病的中医病因病机主要是_____、_____。

2. 选用抗生素治疗盆腔炎性疾病的原则是_____、_____、_____。

3. 盆腔炎性疾病的常见症状为_____、_____、_____。

(四) 简答题

1. 治疗盆腔炎性疾病湿热瘀结型的代表方的组成是什么?

2. 盆腔炎性疾病热毒炽盛证的主要临床表现是什么?

3. 简述盆腔炎性疾病的理化检查要点。

4. 简述盆腔炎性疾病的病史、症状要点。

5. 简述盆腔炎性疾病的中医病因病机。

(五) 论述题

1. 盆腔炎性疾病的诊断流程是什么?

2. 盆腔炎性疾病的急救处理原则是什么?

四、参考答案

(一) 选择题

A$_1$ 型题

1. C   2. D   3. E

A$_2$ 型题

4. B   5. A   6. C

B 型题

1. A   2. B   3. A   4. B

(二) 名词解释

盆腔炎性疾病 是指子宫内膜、输卵管、卵巢、盆腔腹膜等任何一个部位或几个部位发生的炎症,以输卵管炎、输卵管卵巢炎最常见。

(三) 填空题

1. 热毒炽盛 湿热瘀结

2. 经验性 广谱 及时与个体化

3. 下腹痛 发热 阴道分泌物增多

(四) 简答题

1. 苍术 黄柏 薏苡仁 川牛膝 柴胡 枳壳 赤芍 川楝子 延胡索 大血藤 蒲公英 炙甘草

2. 下腹部胀痛拒按,发热,带下量多,色黄或如脓血,质稠味臭。伴月经量多期长或不规则出血,口干喜饮,头痛,恶心纳差,尿短赤,大便干结;舌红,苔黄厚,脉滑数。

3. (1) 血常规检查,有白细胞计数、中性粒细胞百分比升高及核左移现象,感染严重时白细胞中有感染中毒性颗粒。

(2) 红细胞沉降率升高。

(3) 血 C- 反应蛋白水平升高。

(4) 阴道、宫腔分泌物或血培养可找到致病菌,后穹隆穿刺可抽到脓液。

(5) B 超可见盆腔内有大量炎性渗出或有炎症包块形成。

(6) 宫颈淋病奈瑟菌或衣原体阳性。

4. (1) 病史:近期有经行、产后、妇产科手术、房事不洁等发病因素。

(2) 症状要点:常见症状为下腹痛、发热、阴道分泌物增多。腹痛为持续性,活动或性交后加重。若病情严重可有寒战、高热、头痛、食欲缺乏。若有腹膜炎,可出现消化系统症状如恶心、呕吐、腹胀、腹泻等。若有脓肿形成,可有下腹包块及局部压迫刺激症状;包块位于子宫前方可出现膀胱刺激症状,如排尿困难、尿频等;包块位于子宫后方可有直肠刺激症状,可有腹泻、里急后重感和排便困难。

5. （1）热毒炽盛:经期、产后、流产后,手术损伤,体弱胞虚,气血不足,房事不洁,邪毒内侵,客于胞宫,滞于冲任,化热酿毒,邪正交争,故高热;热毒与冲任胞宫气血相搏,不通则痛,故腹痛不宁。

（2）湿热瘀结:经行产后,余血未净,湿热内侵,与余血相搏,冲任脉络阻滞,瘀结不畅,则瘀血与湿热内结,滞于少腹,不通则痛,故下腹疼痛拒按;湿遏热伏,则热势起伏。

（五）论述题

1.（1）查询存在盆腔炎性疾病的高危因素:如宫腔内手术后、邻近器官急性炎症等。

（2）临床线索:①下腹部疼痛及阴道分泌物增多;②发热:可有寒战、高热、头痛、食欲缺乏等;③宫颈或宫体举痛或摇摆痛,附件区压痛;④辅助检查:阴道分泌物 0.9% 氯化钠溶液涂片见到大量白细胞。

（3）是否符合盆腔炎性疾病诊断标准。

（4）根据盆腔炎性疾病的诊断标准,综合判断盆腔炎性疾病所属的病变器官,并评估其危险性。

（5）明确有无腹膜炎、败血症、脓毒血症及休克的发生,做进一步的危险性评估。

（6）对于病情复杂的,必要时请专科会诊。

（7）盆腔炎性疾病应与阑尾炎穿孔或肠穿孔、卵巢肿瘤蒂扭转或破裂及异位妊娠相鉴别。

2.盆腔炎性疾病的急救处理与原则

（1）西医急救处理:防止继发全腹膜炎、败血症、脓毒血症及休克的发生,以挽救生命为第一要务。首先用抗生素药物治疗,必要时手术治疗。抗生素的治疗原则是:经验性、广谱、及时与个体化。根据药敏试验选用抗生素较合理,但通常需在获得实验室结果前即给予抗生素治疗,因此,初始治疗往往根据经验选择抗生素。在盆腔炎性疾病诊断 48 小时内及时用药将明显降低后遗症的发生。具体选药方案根据医院条件、患者接受程度、药物价格及药物有效性等综合考虑。

（2）中医急救处理:盆腔炎性疾病发病急,病情重,变化快。当本着"急则治其标"的原则,治以清热解毒,凉血化瘀,祛邪泄实;合并癥瘕脓肿者,又当凉血消癥散结,解毒消肿托脓。

第四节　　无排卵性功能失调性子宫出血（崩漏）

一、内　容　提　要

崩漏（无排卵性功能失调性子宫出血,简称无排卵性功血）系指妇女在非行经期间阴道大量出血或持续淋漓不尽者,其诊断常采用排除法。需要排除的有:妊娠相关出血、生殖器官肿瘤、感染、血液系统及肝肾重要脏器疾病、甲状腺疾病、生殖系统发育畸形、外源性激素及异物引起的不规则出血等。以性激素止血、调整周期为主,青春期及生育期还应促排卵治疗,无效者可行诊刮术、子宫内膜切除术、子宫切除术。

二、重难点解析

1. 无排卵性功血的定义及不同病因。
2. 无排卵性功血的诊断和鉴别诊断。
3. 无排卵性功血的治疗。

三、习　　题

(一) 选择题

A₁ 型题

1. 病情较重的功血为(　　　)
   A. 黄体功能不全　　　　　　B. 子宫内膜脱落不全　　　　C. 排卵期出血
   D. 排卵性月经过多　　　　　E. 无排卵性功血

2. 崩漏的主要病机是(　　　)
   A. 瘀血内阻,新血不守　　　　B. 冲任不固,不能制约经血
   C. 脾虚气弱,统摄无权　　　　D. 热伤冲任,迫血妄行
   E. 肾气亏虚,封藏失职

3. 青春期无排卵性功血的治疗原则是(　　　)
   A. 减少出血,促使卵巢排卵　　B. 止血,调整周期,促排卵
   C. 止血,调整周期　　　　　　D. 促进内膜剥落,调整月经周期
   E. 促黄体功能,促进排卵

4. 诊断功能失调性子宫出血的关键是(　　　)
   A. 确定出血的模式　　　　　　B. 除外器质性病变　　　　　C. 诊断性刮宫
   D. 基础体温测定　　　　　　　E. 宫腔镜检查

5. 与子宫内膜癌的癌前病变关系最密切的是(　　　)
   A. 复杂型增生子宫内膜　　　　B. 不典型增生子宫内膜　　　C. 分泌期子宫内膜
   D. 萎缩型子宫内膜　　　　　　E. 增生期子宫内膜

A₂ 型题

6. 14 岁女性,月经紊乱,经期长短不一 4 个月余。肛门检查:子宫正常大小,双侧附件(-),最可能的诊断为(　　　)
   A. 黄体功能不全　　　　　　　　　　B. 黄体萎缩不全
   C. 无排卵性功能失调性子宫出血　　　D. 子宫内膜息肉
   E. 黏膜下子宫肌瘤

7. 患者女,26 岁。停经 60 天后阴道出血 11 天。检查:子宫正常大小,质软,子宫内膜病检结果为增殖期子宫内膜。应考虑为(　　　)
   A. 先兆流产　　　　　　　　B. 卵巢性闭经　　　　　　　C. 异位妊娠
   D. 无排卵性功血　　　　　　E. 黄体萎缩不全所致的出血

8. 46 岁妇女,月经周期延长,经量增多及经期延长,此次月经量多且持续 12 天,妇科检查子宫稍大稍软。本例有效的止血措施选择(　　　)
   A. 静脉注射立止血(或 6- 氨基己酸)　　B. 口服大剂量雌激素

C. 口服大量安宫黄体酮　　　　　　　D. 口服甲基睾丸素

E. 行刮宫术

9. 女性,14岁,12岁月经初潮,现停经2个月,阴道流血22天,无腹痛,尿HCG阴性,可能的诊断是( )

A. 先兆流产　　　　　B. 难免流产　　　　　C. 不完全流产

D. 功能失调性子宫出血　　E. 宫外孕

10. 患者28岁,月经来潮半月未净,量多,色淡质稀,伴气短懒言、神疲乏力,舌淡苔薄白,脉缓无力。应选用何方治疗( )

A. 固冲汤　　　　　B. 清热固经汤　　　　　C. 保阴煎

D. 两地汤　　　　　E. 大补元煎

B 型题

A. 单纯性增生　　　　　B. 复杂性增生　　　　　C. 增生期子宫内膜

D. 不典型增生　　　　　E. 分泌期子宫内膜

1. 不属于功血范畴的是( )

2. 腺体增生明显,腺体与腺体相邻呈背靠背现象的是( )

3. 无排卵性功血患者诊刮的子宫内膜不会出现( )

A. 大剂量雌激素　　　　　B. 大剂量孕激素　　　　　C. 促排卵治疗

D. 大剂量雄激素　　　　　E. 人工周期

4. 女,16岁,诊断为青春期功血,但今无出血,首要的治疗措施是( )

5. 生育年龄妇女无排卵性功血的治疗宜( )

(二) 名词解释

1. 功能失调性子宫出血

2. 药物性刮宫

3. 复杂性增生

4. 月经过频

5. 崩漏

6. 增殖期子宫内膜

(三) 填空题

1. 无排卵性功血子宫内膜病理可见_____、_____、_____。

2. 青春期无排卵性功血的治疗原则是_____、_____、_____。绝经过渡期无排卵性功血的治疗原则是_____、_____、_____、_____。

3. 孕激素作用于子宫内膜,可使子宫内膜从_____期转化为_____期,停药后子宫内膜脱落较完全,起到_____刮宫的作用。

4. 绝经过渡期无排卵性功血使用雄激素可拮抗_____,增强子宫平滑肌及_____的张力,减轻盆腔充血而减少出血量。

5. 崩漏的主要病机是_____,引起冲任不固的常见原因是_____、_____、_____、_____等。

(四) 简答题

1. 简述无排卵性功血子宫内膜的病理类型。

2. 简述围绝经期、生育期、青春期无排卵性功血的治疗原则。

3. 崩漏发生的病因病机是什么？

4. 崩漏的中医急救措施有哪些？

5. 分述崩漏的中医证型。

6. 无排卵性功血如何诊断？

(五) 论述题

1. 试述崩漏的中医治疗。

2. 试述无排卵性功血的药物治疗。

3. 无排卵性功血有哪些临床表现？

四、参 考 答 案

(一) 选择题

A₁ 型题

1. E   2. B   3. B   4. B   5. B

A₂ 型题

6. C   7. D   8. E   9. D   10. A

B 型题

1. E   2. B   3. E   4. E   5. C

(二) 名词解释

1. 功能失调性子宫出血　是指调节生殖的生殖内分泌机制失常引起的异常子宫出血，而无明显生殖器官器质性病变及全身出血性疾病，简称功血。

2. 药物性刮宫　指服用孕激素后，孕激素作用于子宫内膜，可使其有增生期转变为分泌期，停药后子宫内膜较完全脱落，起到刮宫的作用。

3. 复杂性增生　腺体增生明显，拥挤，结构复杂，出现腺体与腺体相邻呈背靠背现象。由于腺上皮增生，可向腺腔内呈乳头状或向间质呈出芽样生长。腺上皮细胞呈柱状，可见复层排列，但无细胞不典型。

4. 月经过频　指月经频发，周期缩短（<21 天）。

5. 崩漏　经血非时暴下不止或淋漓不尽者，前者称"崩中"或"经崩"，后者称"漏下"或"经漏"。

6. 增殖期子宫内膜　子宫内膜所见与正常月经周期中的增生期内膜无区别，只是在月经周期后半期甚至月经期仍表现为增生期形态。

(三) 填空题

1. 子宫内膜增生症　增殖期子宫内膜　萎缩性子宫内膜

2. 止血　调整周期　促排卵　止血　调整周期　减少经量　防止子宫内膜病变

3. 增生期　分泌期　药物性

4. 雌激素　子宫血管

5. 冲任不固，不能制约经血，胞宫蓄溢失常，经血非时而下　血热　肾虚　脾虚　血瘀

(四) 简答题

1. 子宫内膜增生症、增殖期子宫内膜、萎缩性子宫内膜。

2. 青春期及生育期无排卵性功血以止血、调整周期、促排卵为主;围绝经期患者以止血、调整周期、减少经量、防止子宫内膜病变为原则。

3. 崩漏的发病机制主要是冲任不固,不能制约经血,胞宫蓄溢失常,经血非时而下。崩漏病因有血热、肾虚、脾虚、血瘀等,但由于损血耗气,日久均可以转化为气血两虚或气阴两虚,或阴阳俱虚。无论病起何脏,但其本在肾,即"四脏相移,必归脾肾","五脏之伤,穷必伤肾"。崩漏发病机制复杂,病程较长,常是因果相干,气血同病,多脏受累。

4. 急救中成药:丽参注射液静脉滴注益气摄血止崩,生脉注射液或参麦注射液静脉滴注滋阴益气止崩,云南白药、宫血宁胶囊等口服化瘀止崩。

针灸治疗:艾灸百会穴、大敦穴(双)、隐白穴(双),或先针后灸断红穴,如出血伴晕厥时可针刺人中、合谷,灸百会。

5. 虚热证:经血非时而下,量多势急;或量少淋漓,血色鲜红而质稠。伴心烦潮热,小便黄少,大便干结;舌红苔薄黄,脉细数。

实热证:经血非时暴下,或淋漓日久不断,色深红,质稠;或有血块。伴口渴烦热,小便黄,大便干结;舌红苔黄,脉洪数。

脾虚证:经血非时暴下,继而淋漓不止,血色淡而质稀。伴气短神疲,面色㿠白,或肢体面目浮肿;舌质淡,苔薄白,脉缓无力或虚弱.

6.(1)病史:注意询问患者的月经史、婚育史,有无相关疾病如肝病、血液病、甲状腺功能亢进或减退,有无精神紧张等影响正常月经的因素。详细了解异常子宫出血的类性、发病时间、病程经过、流血前有无停经史及以往治疗经过等。

(2)临床表现

1)症状:子宫不规则出血,表现为月经周期紊乱,经期长短不一,经量不定或增多,甚至大出血。出血期间一般无腹痛或其他不适。根据出血特点可分为:①月经过多:周期规则,但经期延长(>7 日)或经量过多(>80ml);②子宫不规则过多出血:周期不规则,经期延长,经量过多;③子宫不规则出血:周期不规则,经期延长而经量不太多;④月经过频:月经频发,周期缩短(<21 天)。

2)体征:无排卵性功血若出血量多或时间长常继发贫血,大量出血可导致休克。

(3)实验室及其他检查

1)基础体温测定:基础体温呈单相性,提示无排卵。

2)诊断性刮宫:对出血量大和日久淋漓不净、经 B 超探及子宫内膜较厚、年龄偏大者,为快速止血和排除子宫内膜病变,应进行全面刮宫,搔刮整个子宫腔,并注意宫腔大小、形态、宫壁是否光滑及刮出物的性质和量。

3)激素测定:经前测定血孕酮值,若为卵泡期水平为无排卵,测定血泌乳素水平及甲状腺功能排除其他内分泌疾病。

4)B 超检查:经阴道 B 超检查,了解子宫大小、形状、子宫内膜厚度、宫腔内有无赘生物等,以排除器质性病变。

5)宫腔镜检查:在宫腔镜直视下选择病变区活检可明确诊断各种宫腔内膜病变,如子宫内膜息肉、子宫黏膜下肌瘤、子宫内膜癌等。

6)血液检查:如血常规、血小板计数、出凝血时间、凝血酶原时间及活化凝血酶原时间等,以便了解贫血程度和排除血液系统病变。

(五) 论述题

1. (1) 虚热证

治法:滋阴清热,止血调经。代表方:保阴煎。如暴崩下血,加仙鹤草、乌贼骨涩血止血;淋漓不断者,加茜草、三七化瘀止血。

(2) 实热证

治法:清热凉血,止血调经。代表方:清热固经汤(《简明中医妇科学》)。

黄芩、栀子、生地、地骨皮、地榆、阿胶、藕节、棕榈炭、龟甲、牡蛎、甘草。若心烦易怒,脉弦者,加柴胡、夏枯草清肝泄热。

(3) 脾虚证

治法:补气摄血,固冲调经。代表方:固冲汤(《医学衷中参西录》)。

白术、黄芪、煅龙骨、煅牡蛎、山萸肉、白芍、乌贼骨、茜草根、棕榈炭、五倍子。崩中量多,加人参、升麻补气摄血;久漏不止,加荆芥炭、益母炭化瘀引血归经。

(4) 肾阳虚证

治法:温肾固冲,止血调经。方药:右归丸(《景岳全书》)。

熟地、炒山药、山茱萸、枸杞、鹿角胶、菟丝子、杜仲、当归、肉桂、制附子。若出血量多,去肉桂加补骨脂、艾叶炭温经固冲止血。

(5) 肾阴虚证

治法:滋肾养阴,止血调经。方药:左归丸(《景岳全书》)。

熟地、山药、枸杞、山茱萸、菟丝子、鹿角胶、龟甲胶。若阴虚肝火偏旺,加夏枯草、牡蛎以清肝敛阴固冲。

(6) 血瘀证

治法:活血化瘀,止血调经。方药:逐瘀止崩汤(《安徽中医验方选集》)。

当归、川芎、三七、没药、五灵脂、丹皮炭、炒丹参、炒艾叶、阿胶(蒲黄炒)、龙骨、牡蛎、乌贼骨。若胁腹胀甚,加香附、川楝子理气行滞;暴崩血多,肢冷汗出,加生脉散敛阴止汗固脱。

2. 常采用性激素止血和调整月经周期。出血期可辅以促进凝血和抗纤溶药物,促进止血。

对大量出血患者,要求性激素治疗 8 小时内见效,24~48 小时内出血基本停止。96 小时以上仍不止血者,应考率更改功能失调性子宫出血的诊断。

(1) 雌激素:急性大出血时使用大剂量雌激素可促使子宫内膜增生修复,以达到止血目的。可选用妊马雌酮 2.5mg,或戊酸雌二醇片(补佳乐,每片 1mg)4~6mg,每 6 小时 1 次,血止后每 3 日递减 1/3 量直至维持量 1.25mg/d(补佳乐 1mg),从血止日期算起第 20 日停药。

(2) 孕激素:孕激素作用于子宫内膜,可使其由增生期转变为分泌期。停药后子宫内膜脱落较完全,起药物性刮宫作用。适用于体内有一定雌激素水平的患者。以炔诺酮(妇康片)为例,首剂量 5mg,每 8 小时 1 次,2~3 日血止后,每隔 3 日递减 1/3 量,直至维持量 2.5~5.0mg/d,持续用到血止后 20 日停药,停药后 3~7 日发生撤退性出血。

(3) 雄激素:有拮抗雌激素、增强子宫平滑肌及子宫血管张力的作用,减轻盆腔充血而减少出血量。适用于绝经过渡期。

(4) 其他止血药:卡巴克洛和酚磺乙胺等都均有减少出血量的辅助作用,但不能赖以止血。

功能失调性子宫出血除大出血急救止血治疗外，还应注重调节月经及促进排卵，调节月经常用方法有雌、孕激素序贯疗法及雌、孕激素结合疗法。促进排卵的药物有氯米芬、绒促性素及尿促性素等。

3. 症状：子宫不规则出血，表现为月经周期紊乱，经期长短不一，经量不定或增多，甚至大出血。出血期间一般无腹痛或其他不适。

根据出血特点可分为：

(1) 月经过多：周期规则，但经期延长（>7 日）或经量过多（>80ml）。

(2) 子宫不规则过多出血：周期不规则，经期延长，经量过多。

(3) 子宫不规则出血：周期不规则，经期延长而经量不太多。

(4) 月经过频：月经频发，周期缩短（<21 天）。

体征：无排卵性功血若出血量多或时间长常继发贫血。

第五节　卵巢肿瘤蒂扭转

一、内 容 提 要

卵巢肿瘤蒂扭转好发于瘤蒂较长、中等大、活动度良好、重心不平衡的肿瘤，如成熟囊性畸胎瘤。常在体位突然改变或妊娠期、产褥期子宫大小、位置改变时发生。典型的临床表现是体位改变后突然发生一侧下腹剧痛，常伴恶心、呕吐甚至休克。治疗原则是一经确诊，尽快行剖腹手术。

二、重难点解析

1. 卵巢肿瘤蒂扭转的病因和病理改变。

2. 卵巢肿瘤蒂扭转的好发因素及诊断和鉴别诊断。

3. 卵巢肿瘤蒂扭转的急诊处理原则。

三、习　　题

(一) 选择题

A_1 型题

1. 卵巢肿瘤蒂扭转的处理哪项是错误的（　　　）

　　A. 一旦确诊，立即剖腹手术　　　　B. 术时在扭转蒂部以上的正常组织内钳夹

　　C. 钳夹前将扭转的蒂松解　　　　　D. 钳夹前不恢复扭转的蒂

　　E. 术后抗感染治疗

2. 卵巢肿瘤蒂扭转最初典型临床表现是（　　　）

　　A. 突然发生一侧剧烈腹痛　　B. 发热达 39℃　　　　　C. 频繁呕吐

　　D. 白细胞总数明显上升　　　E. 移动性浊音阳性

3. 卵巢肿瘤蒂扭转的主要症状是（　　　）

　　A. 急性腹痛　　　　　　　　B. 发热　　　　　　　　　C. 恶性呕吐

    D. 白细胞计数升高　　　　　　　E. 休克

4. 卵巢肿瘤蒂扭转的蒂的组成成分是（　　　）

    A. 骨盆漏斗韧带、卵巢固有韧带　　B. 骨盆漏斗韧带、卵巢固有韧带和输卵管

    C. 卵巢固有韧带和输卵管　　　　　D. 卵巢固有韧带

    E. 卵巢悬韧带

5. 关于卵巢肿瘤蒂扭转，以下哪个不正确（　　　）

    A. 与患者体位改变无关　　　B. 瘤中等大　　　　　C. 瘤活动好

    D. 重心偏于一侧　　　　　　E. 与周围组织无粘连

A₂ 型题

6. 27 岁，昨晚跳舞后突感右下腹痛剧烈，伴恶心、畏寒，无发热，月经正常。查体：体温 37.2℃，右下腹有压痛，子宫前位，正常大，右侧宫角处压痛明显，右侧附件区压痛明显，触及 1 个张力大的囊性肿物，约 5cm×6cm×6cm 大小，轻压痛，其最可能的诊断是（　　　）

    A. 阑尾周围脓肿　　　　B. 输卵管脓肿　　　　　C. 输卵管妊娠

    D. 卵巢肿瘤蒂扭转　　　E. 卵巢囊肿感染

7. 右下腹突发性疼痛伴恶心呕吐 1 天，6 个月前上环时发现右侧卵巢囊性肿物 4cm×5cm×5cm。检查：体温 38℃，下腹部压痛及反跳痛，以右下腹为重，子宫正常大小，右侧附件未触及包块，左侧附件正常。WBC 12×10⁹/L，N 90%，最可能的诊断是（　　　）

    A. 卵巢肿瘤蒂扭转　　　　　B. 卵巢肿瘤蒂扭转伴感染

    C. 卵巢囊肿破裂合并感染　　D. 卵巢囊肿自发性破裂

    E. 子宫浆膜下肌瘤扭转

8. 27 岁住院患者，体检发现附件囊性肿物手拳大多年，未行治疗，2 天前在劳动中突然左下腹持续性疼痛，较剧烈，拒按，体温 37.2℃，白细胞总数 10.8×10⁹/L，血红蛋白 120g/L。B 超提示左附件区儿头大囊性肿物，内部回声不均匀，盆腔 2cm×3cm 液性暗区。这一征象提示（　　　）

    A. 卵巢肿瘤蒂扭转　　　B. 卵巢肿瘤蒂扭转伴感染　　C. 卵巢囊肿破裂

    D. 卵巢囊肿恶变　　　　E. 卵巢囊肿囊内出血

9. 女性，28 岁，未婚，婚前查体发现盆腔肿块，妇科检查：子宫正常大小，右附件区扪及 6cm 包块，质中，活动好，无粘连。患者突发右下腹痛，查体：右附件肿瘤消失，应疑为（　　　）

    A. 肿瘤破裂　　　　　B. 肿瘤扭转　　　　　C. 阑尾炎

    D. 盆腔炎　　　　　　E. 恶变

B 型题

    A. 卵巢肿瘤蒂扭转　　　B. 急性盆腔炎　　　　　C. 宫外孕

    D. 阑尾炎　　　　　　　E. 卵巢巧克力囊肿

1. 有高热、腹痛、子宫压痛者为（　　　）

2. 有体位改变后突发一侧下腹剧痛者为（　　　）

    A. 输卵管炎　　　　B. 输卵管妊娠破裂　　　C. 输卵管癌

    D. 卵巢肿瘤破裂　　E. 卵巢肿瘤蒂扭转

下列症状最可能见于以上哪种疾病？

3. 一侧腹痛伴寒战、高热见于（　　　）

4. 突发下腹一侧疼痛,既往有卵巢肿瘤病史,考虑为(　　　)

(二) 名词解释

卵巢肿瘤蒂扭转

(三) 填空题

1. 最常见的卵巢肿瘤并发症是_____。

2. 卵巢肿瘤蒂扭转最常好发于_____、_____、_____、_____的肿瘤。

3. 卵巢肿瘤蒂扭转后首先是_____回流受阻,最后_____血流受阻,卵巢肿瘤发生坏死变成紫黑色,易继发_____和_____。

4. 卵巢肿瘤蒂扭转一经诊断,需尽快_____,术时应在钳夹前不可先将_____,防止血栓脱落进入血液循环。

5. 卵巢肿瘤蒂扭转的典型临床表现是_____。

(四) 简答题

1. 简述卵巢肿瘤蒂扭转的典型症状。

2. 发生卵巢肿瘤蒂扭转的好发条件有哪些?

3. 简述卵巢肿瘤蒂扭转的西医处理原则。

4. 简述卵巢肿瘤蒂扭转的中医病因病机。

5. 简述卵巢肿瘤蒂扭转的中医辨证用药。

(五) 论述题

1. 如何诊断卵巢肿瘤蒂扭转?

2. 卵巢肿瘤蒂扭转应和哪些疾病鉴别,如何鉴别?

3. 试述卵巢肿瘤蒂扭转发生后的病理改变。

四、参 考 答 案

(一) 选择题

A₁ 型题

1. C　2. A　3. A　4. B　5. A

A₂ 型题

6. D　7. C　8. B　9. A

B 型题

1. B　2. A　3. A　4. A

(二) 名词解释

卵巢肿瘤蒂扭转　是指由骨盆漏斗韧带、卵巢固有韧带和输卵管组成的瘤蒂部沿着一个方向发生扭转而引起的急性下腹疼痛,是常见的卵巢肿瘤并发症。

(三) 填空题

1. 卵巢肿瘤蒂扭转

2. 中等大小　重心不平衡　瘤蒂长　活动度好

3. 静脉　动脉　感染　破裂

4. 剖腹探查　扭转的瘤蒂回转

5. 剧烈活动或体位改变后突然发生一侧下腹剧烈疼痛,痉挛性或绞痛

(四) 简答题

1. (1) 腹痛:剧烈活动或体位改变后突然发生一侧下腹剧烈疼痛,痉挛性或绞痛。扭转程度越严重,腹痛越重;不完全扭转者疼痛发作比较轻缓,有时可自然复位,腹痛随之缓解。

(2) 恶心、呕吐:蒂扭转后静脉回流阻断,瘤体充血肿胀、渗出,均可刺激腹膜引起反射性恶心、呕吐,常与急性腹痛同时发生。

(3) 继发感染:蒂扭转进一步发展或未及时处理继发感染,出现高热、可有寒战,白细胞增高。炎症反应加剧引起持续性腹痛。移动体位时,疼痛加剧,患者取强迫卧姿。

妇科检查:下腹一侧肿物并有局限性腹膜刺激征。继发感染后,肌紧张及反跳痛加剧。双合诊:宫颈有举痛、摇摆痛,子宫活动度基本消失,宫旁扪及压痛的肿块,以蒂部压痛最明显。

2. (1) 患者因素:①体位改变:急剧的体位变动,尤其是旋转动作,蒂易发生扭转;②妊娠期与产褥期腹腔内空间变更:产后腹压骤变和腹腔空间增大,可导致蒂扭转;③腹压急剧变动:如膀胱充盈与排空、咳嗽、肠蠕动剧烈或排便等,均可能导致蒂扭转。

(2) 肿瘤因素:①肿瘤大小:多发于中等大小(拳头大小至新生儿头大小)的肿瘤;②肿瘤重心不均衡:肿瘤重心偏于一侧,以成熟囊性畸胎瘤居多;③瘤蒂较长,肿瘤活动度良好;④肿瘤的性质:由于良性肿瘤壁较光滑,且无浸润性生长,故与周围组织无明显粘连而更易扭转。

3. 卵巢肿瘤蒂扭转的急救处理原则:一经确诊应立即手术。尽快行剖腹探查术:术时应在扭转蒂部以上的正常组织内钳夹,切除肿瘤和扭转的瘤蒂,钳夹前不可先将扭转的瘤蒂回转,防止血栓脱落进入血液循环。如发生感染,局限性脓肿形成者,原则上应积极控制感染,待体温与血象正常后施术。

4. 卵巢肿瘤多因脏腑虚损,正气内虚或七情郁结,或脾虚不运,水湿内聚,蕴而成痰,湿痰瘀互结,或蕴积成毒,积久成癥。

(1) 痰湿聚积:寒温失调,饮食不节;或肝气郁闷,木不达土,脾失健运,痰湿内停,阻滞冲任,任脉不畅,日久生积,发为癥瘕。

(2) 气血瘀滞:平素性情急躁,多怒久郁,肝失疏泄,气机不畅;或寒湿凝滞,冲任瘀阻;或久病不愈,脏腑虚弱,气行无力等均可致血行不畅,日久必瘀,蕴结冲任胞脉,积久成癥。

(3) 湿热郁毒:素体湿盛或肝旺脾虚,水湿运化失职,蕴湿化热,积之成毒,湿毒热邪内结,气机失常,湿热郁毒,聚而成癥。

(4) 气阴两亏:痰湿瘀阻,蕴而成毒,聚而成癥,日久暗耗正气精血,损伤阴阳,致气阴两亏。

5. 卵巢肿瘤蒂扭转的中医辨证用药如下:

(1) 气滞血瘀证

治法:理气活血,软坚散结。

代表方:血府逐瘀汤。

(2) 痰湿瘀阻证

治法:化痰行气,软坚散结。

代表方:苍附导痰汤(《叶天士女科诊治秘方》)。

（3）湿热郁毒证

治法：清热利湿，解毒散结。

代表方：解毒四物汤加减。

（4）气阴两亏证

治法：益气养阴，滋阴清热。

代表方：生脉饮合二至丸加味。

（五）论述题

1.（1）首先询问病史：询问发病前有无腹部活动性肿块史，部分患者过去自觉腹中有肿块，或曾做妇科检查或盆腔超声检查证实有卵巢肿瘤存在；既往有类似腹痛发作史；腹痛是否因体位变动等原因而突然发作；发病后自觉肿瘤不再活动并迅速增大等。

（2）根据临床症状

1）腹痛：剧烈活动或体位改变后突然发生一侧下腹剧烈疼痛，痉挛性或绞痛。

2）恶心、呕吐：蒂扭转后静脉回流阻断，瘤体充血肿胀、渗出，均可刺激腹膜引起反射性恶心、呕吐，常与急性腹痛同时发生。

3）继发感染。

（3）妇科检查：下腹一侧肿物并有局限性腹膜刺激征。继发感染后，肌紧张及反跳痛加剧。双合诊：宫颈有举痛、摇摆痛，子宫活动度基本消失，宫旁扪及压痛的肿块，以蒂部压痛最明显。

（4）辅助检查

1）盆腔彩色多普勒超声检查：可协助诊断卵巢肿瘤蒂扭转。

2）MRI、CT：对临床定位诊断可以起到明显的辅助作用。

3）腹腔镜检查：在临床诊断不明的情况下及时行腹腔镜检查可及早明确诊断，对年轻患者镜下行保守性手术可保留卵巢功能。

4）血常规：如继发感染，可有白细胞总数、中性粒细胞比例的升高。

2. 主要应与阑尾炎、异位妊娠相鉴别。

鉴 别 要 点

	卵巢肿瘤蒂扭转	阑尾炎	异位妊娠
停经	无	无	有或无
腹痛	突然下腹一侧痉挛样或绞痛	开始于脐周转移至右下腹	突然下腹一侧撕裂样痛
阴道出血	无	无	点滴状，少量
体温	正常或升高	升高	多正常
腹部检查	下腹一侧有肿物，蒂处压痛明显，并有局限性腹肌紧张，压痛、反跳痛	麦氏点压痛、反跳痛，腹肌紧张	压痛、反跳痛，但腹肌紧张不明显
阴道检查	附件区扪及包块，压痛明显，以蒂处最著	子宫及附件无压痛，形成腹膜炎时有压痛，但压痛点位置高	宫颈举痛，穹隆一侧饱满触痛

3. 瘤蒂扭转后首先静脉回流受阻，引起肿瘤充血、血管破裂出血或渗液，致使肿瘤迅速增大，囊壁增厚，最后动脉血液受阻，血管完全闭塞则肿瘤发生梗死或坏死变为紫黑色，易继发感染和破裂。

第十六章 急性中毒

一、内容提要

急性中毒是临床常见急症,中毒剂量的毒素进入体内可能影响到多个系统多个器官,要充分理解毒素在体内的代谢和作用过程,才能更好地理解、掌握毒物导致的临床表现,从而快速诊断,进行救治。掌握总的治疗原则:中止毒物接触、清除毒物、解毒剂的应用,对症治疗。个体中毒则是以此为基础,万变不离其宗。

动物咬伤中蛇咬伤的院前救治及自救非常重要,防止毒液扩散和尽早排除毒液能够争取时间,挽救生命。

二、重难点解析

1. 中毒的临床表现可包括全身各个系统,要熟悉各类毒素对机体的毒理作用,更好地掌握各种毒素引起的临床表现,有助于快速识别判断,进行病因诊断。有机磷中毒的临床表现主要是由于乙酰胆碱过度堆积造成相应组织器官功能的先兴奋后抑制状态。治疗也是对抗乙酰胆碱引起的病理状态。

2. 蛇咬伤 关键是理解毒素对机体可能造成的病理损害,掌握临床表现,治疗以尽快排除毒素和维持生命体征对症支持治疗为主。

三、习 题

(一) 选择题

A_1 型题

1. 重度有机磷中毒时,全血胆碱酯酶活力应为( )
   - A. 70% 以下
   - B. 60% 以下
   - C. 50% 以下
   - D. 40% 以下
   - E. 30% 以下

2. 有机磷中毒所致急性肺水肿,抢救首选( )
   - A. 呋塞米
   - B. 毛花苷丙
   - C. 阿托品
   - D. 解磷定
   - E. 吗啡

3. 有机磷杀虫药中毒的原理是( )
   - A. 胆碱酯酶失活
   - B. 磷酰化胆碱酯酶减少
   - C. 胆碱酯酶活性增强
   - D. 交感神经兴奋
   - E. 肝功能受损

4. 急性有机磷农药中毒最主要的死因( )
   - A. 中毒性休克
   - B. 急性肾衰竭
   - C. 呼吸衰竭
   - D. 中毒性心肌炎
   - E. 脑水肿

5. 下列关于 CO 中毒,哪种治疗不正确( )

A. 吸氧 　　　　　　　　B. 开窗通风

C. 呼吸停止者给予机械通气 　　D. 脱水减轻脑水肿

E. 如果患者很快清醒可不必行高压氧

6. 抢救经呼吸道吸入的急性中毒,首要采取的措施是(　　)

A. 清除尚未吸收的毒物 　　　　B. 排出已吸收的毒物

C. 使用解毒剂 　　　　　　　　D. 对症治疗

E. 立即脱离现场及急救

7. 一氧化碳中毒的机制是(　　)

A. 该气体与细胞色素氧化酶中三价铁和谷胱甘肽结合抑制细胞呼吸酶

B. 该气体与氧化型细胞色素氧化酶中的二价铁结合,引起细胞内窒息

C. 使血氧饱和度增加,组织不能利用氧

D. 引起氧分压增加,导致组织供氧不足,引起缺氧

E. 影响血液中氧的释放和传递,导致低氧血症和组织缺氧

8. 一氧化碳中毒最具特征的表现是(　　)

A. 头痛、头晕 　　　B. 四肢乏力 　　　C. 口唇黏膜呈樱桃红色

D. 恶心呕吐 　　　　E. 意识障碍

9. 治疗重度一氧化碳中毒首选的氧疗是(　　)

A. 鼻导管吸氧 　　　B. 呼吸新鲜空气 　　　C. 人工呼吸

D. 面罩吸氧 　　　　E. 高压氧舱

10. 中间综合征常发生在有机磷中毒后(　　)

A. 4~12 小时 　　　B. 24~96 小时 　　　C. 7~9 天

D. 12~24 天 　　　　E. 30~60 天

11. 蛇咬伤时处理正确的是(　　)

A. 快速奔跑呼救

B. 用绳子绑扎伤口远心端

C. 绑扎后 20 分钟左右松解 1 次,每次 1~2 分钟

D. 可让患者服用酒精类饮料解渴

E. 绑扎伤口近心端后不要松开避免毒素播散

A₂ 型题

12. 男,50 岁。被发现昏倒在煤气热水器浴室内。查体:浅昏迷,血压 160/90mmHg,口唇樱红色,四肢无瘫痪,尿糖(++),尿酮体(-)。最可能的诊断是(　　)

A. 脑出血 　　　　　B. 脑梗死 　　　　　C. 急性心肌梗死

D. 急性一氧化碳中毒 　　E. 糖尿病酮症酸中毒

13. 女,36 岁,因急性一氧化碳中毒入院,治疗 1 周后症状消失出院。2 个月后突然出现意识障碍。既往无高血压及脑血管病史。最可能的诊断是(　　)

A. 脑出血 　　　　　B. 脑梗死 　　　　　C. 肝性脑病

D. 中毒迟发脑病 　　E. 中间综合征

14. 男性,26 岁。与其父吵架后服敌敌畏 60ml,30 分钟后被家人送到医院,神志清楚,治疗过程中最重要的措施是(　　)

    A. 静脉注射安定　　　　　　B. 应用阿托品　　　　　　C. 应用解磷定

    D. 应用水合氯醛　　　　　　E. 彻底洗胃

15. 某男,服用有机磷农药自杀,发现后急送医院。治疗该病时应用阿托品,哪一项不是阿托品化的有效指标(　　　)

    A. 口干、皮肤干燥　　　　　　B. 颜面潮红　　　　　　C. 心率加快

    D. 瞳孔较前缩小　　　　　　E. 肺部湿啰音减少

B 型题

    A. 细胞色素 C　　　　　　B. 给氧　　　　　　C. 甘露醇及利尿剂

    D. 中枢兴奋剂　　　　　　E. 抗生素

1. CO 中毒首选(　　　)

2. 巴比妥类中毒、深度昏迷伴呼吸衰竭时首选(　　　)

    A. 静脉注射甘露醇、葡萄糖、呋塞米　　　　　　B. 吸氧、高压氧舱疗法

    C. 药物冬眠,给予 ATP 及细胞色素 C

    D. 保持呼吸道通畅,翻身及抗生素的应用　　　　　　E. 将患者移到空气新鲜的地方

3. 抢救急性 CO 中毒时防止脑水肿首选(　　　)

4. 抢救 CO 中毒时纠正缺氧疗法首选(　　　)

    A. 短效巴比妥　　　　　　B. 苯巴比妥　　　　　　C. 水杨酸类

    D. 甲醇　　　　　　E. 锂

5. 血液灌流可清除的脂溶化合物是(　　　)

6. 透析疗法不能很好清除的是(　　　)

    A. 多脏器衰竭　　　　　　B. 迟发型脑病　　　　　　C. 呼吸衰竭

    D. DIC　　　　　　E. 肌肉痉挛

7. CO 中毒可出现(　　　)

8. 热痉挛常出现(　　　)

(二) 名词解释

1. 阿托品化

2. 胆碱能危象

3. 中间综合征

(三) 填空题

1. 有机磷中毒最理想的治疗是_____与_____两药合用。

2. 镇静催眠药可分为_____、_____、_____、吩噻嗪类。具有_____,易跨越血脑屏障作用于中枢神经系统抑制中枢。

3. _____是苯二氮䓬类拮抗剂,可用于苯二氮䓬类药物急性中毒。

4. 重度酒精中毒昏迷者应_____,并予_____催醒。

(四) 简答题

1. 简述急性中毒的治疗原则。

2. 简述蛇咬伤的急救处理。

(五) 论述题

患者,男,45 岁,外地打工者,无家属,被同事发现卧倒家中,呼之不应,旁边有呕吐

物,可闻及满身酒气,遂拨打 120 运至医院,见患者神志不清,呼之无反应。查体:双侧瞳孔等大等圆,针尖状约 1mm,心律齐,HR 110 次 / 分,双肺呼吸音粗,R 20 次 / 分,BP 90/60mmHg,四肢厥冷,体温 36.0℃。

请分析:

(1) 作为急诊医师,首先考虑可能的诊断有哪些?

(2) 需做哪些检查?

(3) 追问病史,患者发病前曾帮药厂运送有机磷农药,对该患者可能进行怎样的治疗。

四、参考答案

(一) 选择题

A₁ 型题

1. E　　2. C　　3. A　　4. C　　5. E　　6. E　　7. E　　8. C　　9. E

10. B　　11. C

A₂ 型题

12. D　　13. D　　14. E　　15. D

B 型题

1. B　　2. D　　3. A　　4. B　　5. A　　6. A　　7. B　　8. E

(二) 名词解释

1. 阿托品化　即临床出现瞳孔较前扩大、口干、皮肤干燥和颜面潮红、肺湿啰音消失及心率加快。

2. 胆碱能危象　指患者在一般中毒症状基础上,出现严重肺水肿、缺氧、呼吸衰竭、抽搐、昏迷,甚至心搏、呼吸骤停。病情危重,死亡率高。

3. 中间综合征　多在急性中毒后 24~96 小时发病,主要与突触后神经肌肉接头功能障碍,引起四肢近端、Ⅲ ~ Ⅶ和Ⅹ对脑神经支配的肌肉及呼吸肌麻痹的一组综合征。

(三) 填空题

1. 胆碱酯酶复活剂　抗胆碱药物阿托品

2. 苯二氮䓬类　巴比妥类　非苯二氮䓬非巴比妥类　脂溶性

3. 氟马西尼

4. 畅通呼吸道　纳洛酮

(四) 简答题

1. 立即中止毒物接触;清除尚未吸收的毒物;促进已吸收毒物的排出;特殊解毒药的应用;对症治疗。

2. 防止毒液扩散和吸收;迅速排除毒液;给予抗蛇毒血清;中医辨证救治。

(五) 论述题

(1) 低血糖、酒精中毒、有机磷中毒、急性脑血管病、肝性脑病。

(2) 急查血糖、心电图、血常规、胆碱酯酶活性、电解质、肝肾功能、心肌酶、胰腺功能、床旁腹部彩超、胸片、头颅 CT。

(3) 有机磷、解磷定。补液对症支持治疗。

第十七章　理化因素伤害

一、内 容 提 要

理化因素损伤是各种理化因素作用于机体造成的损伤,往往造成全身多个脏器损伤,重者致死。本章主要着重于阐述中暑、冻伤、淹溺和电击这四种理化因素对机体造成的伤害,首先要准确理解上述理化因素对机体造成伤害的病因病机,才能更好地理解、掌握各种理化伤害的临床表现,从而快速诊断,进行救治。

二、重难点解析

1. 各种理化因素所致伤害的发病机制是难点,主要理解掌握不同理化因素作用于机体所致伤害的病理变化,从而更准确地理解临床表现。

2. 各种理化因素所致伤害的临床表现多累及全身多个系统,要熟练掌握各种理化损伤引起的临床表现,有助于快速识别判断,进行病因诊断。

3. 各种理化损伤严重者可致死亡,应尽快诊断、尽快救治,以挽救生命为第一要务。

三、习　　题

(一) 选择题

A₁ 型题

1. 1989 年卫生部颁布的《职业性中暑诊断标准及处理原则》中规定职业性中暑诊断及分级标准为（　　）

    A. 轻症中暑,中度中暑和重症中暑　　　B. 中暑先兆,轻症中暑和重症中暑

    C. 热射病,热痉挛和热衰竭　　　　　　D. 轻症中暑、重症中暑

    E. 以上都不是

2. 下列中暑的治疗哪项不正确（　　）

    A. 立即移至阴凉通风处　　　　　　　　B. 口服清凉盐水

    C. 可给予仁丹、十滴水　　　　　　　　D. 以药物降温为主,物理降温为辅

    E. 对症支持治疗

3. 关于电击伤不正确的是（　　）

    A. 雷雨天大树下避雨可遭雷击　　　　　B. 救治触电者用手直接触拉可遭电击

    C. 电阻越高,损伤越重　　　　　　　　D. 电压越高,伤害越重

    E. 同等电压条件下,电流越大,危害越大

4. 关于冻伤正确的是（　　）

    A. 冻僵最为严重,可致死亡　　　　　　B. 一度冻伤可伤及皮肤真皮层

    C. 二度冻伤可累及皮下组织　　　　　　D. 三级冻伤可伤及肌肉骨骼

E. 冻伤后要用热水快速复温,必要时可火烤

A₂ 型题

5. 患者,女,25 岁,游泳时被人发现浮在水面,急救员将患者救出水后采取的措施不正确的是( )

    A. 可采取较长时间倒水,尽量把水倒干净   B. 立即清除口鼻异物

    C. 保持气道通畅,必要时给予人工呼吸   D. 给予保暖

    E. 若患者无反应、呼吸心搏停止,立即行心肺复苏术

6. 患者,男性,30 岁,冬天被人发现卧倒路边,送入医院后发现体温 30℃,昏迷,以下治疗不正确是( )

    A. 用 42~45℃水浸泡全身   B. 用 40~42℃水浸泡全身

    C. 给予低分子右旋糖酐改善微循环   D. 迅速复温

    E. 去除寒冷潮湿衣裤

B 型题

    A. 阵发性的痉挛和疼痛   B. 高热和神志障碍   C. 低体温综合征

    D. 呼吸循环衰竭   E. 室颤

1. 严重电击伤可导致( )

2. 热射病典型表现为( )

(二) 名词解释

1. 冻结性冷伤

2. 干性淹溺

(三) 填空题

1. 淹溺可分为_____和_____。

2. 中暑,中医可称之为_____、_____、_____。_____是中暑致病的主要原因。

3. 电击伤于接触电源及电流穿出部位可见_____与_____。

4. 电击伤出现室颤时应立即_____,呼吸心搏停止者立即行_____和_____。

(四) 简答题

1. 简述重度中暑的临床表现。

2. 简述淹溺的急救处理。

(五) 论述题

患者,男,20 岁,以"在洗澡时突然晕倒在地,呼之不应 10 分钟"为主诉呼叫 120,急救人员到达现场后见患者躺倒在地、全身裸露,身上布满水渍,面色青紫,神志丧失。

请分析:

(1) 你作为一名急救人员该如何处理?

(2) 患者呼吸心搏停止,该如何救治?

(3) 患者在用电热水器洗澡时发病。该患者经查体在手上发现有两处黄豆大小烧伤痕迹,你考虑该患者最可能的病因是什么?

四、参考答案

(一) 选择题

A₁ 型题

1. B　　2. D　　3. C　　4. A

A₂ 型题

5. A　　6. A

B 型题

1. E　　2. B

(二) 名词解释

1. 冻结性冷伤　是由冰点以下低温所造成的损伤。包括局部冻伤和全身冷伤(又称冻僵)。严重者可导致死亡。

2. 干性淹溺　入水后受强烈刺激引起喉痉挛导致窒息,呼吸道和肺泡很少或无水吸入,约占淹溺者的 10%~40%。

(三) 填空题

1. 干性淹溺　湿性淹溺

2. "伤暑" "中热" "冒暑"　对高温环境不能适应

3. "入电口" "出电口"

4. 电除颤　人工呼吸　胸外心脏按压

(四) 简答题

1. 重度中暑以其发病机制和临床表现常分为 3 型:热射病、热痉挛、热衰竭。热痉挛肌肉会突然出现阵发性的痉挛的疼痛,主要累及骨骼肌,持续约数分钟后缓解。热衰竭可表现为头晕、头痛、心慌、口渴、恶心、呕吐、皮肤湿冷、血压下降、晕厥或神志模糊。体温正常或稍微偏高。热射病是一种致命性急病,主要表现为高热和神志障碍,严重者可产生脑水肿、肺水肿、心力衰竭、肝肾衰竭、DIC 等。

2. 首先清除口部淤泥、呕吐物等,打开气道。

对呼吸、心搏停止者应迅速进行心肺复苏,及早建立人工气道。有条件时及时予心脏电击除颤,并尽早行气管插管,吸入高浓度氧。在患者转运过程中,不应停止心肺复苏。

(五) 论述题

(1) 立即快速判断患者神志、瞳孔、生命体征,快速评估。

(2) 立即电除颤,给予胸外心脏按压和人工呼吸。必要时给予气管插管,建立静脉通道,给予肾上腺素静脉注射,尽快转运至医院进一步救治。

(3) 电击伤。

第十八章　灾害与突发事件伤害

一、内 容 提 要

1. 灾害是指凡是能对社会经济、人类的健康和生命产生破坏或损害的各种自然灾害现象或人为灾害事故都叫做灾害,如台风、洪水、海啸等。

2. 不管是自然还是人为灾害都有其不同的特性,学习各种灾害的特性、致伤原理以及救治方案,能够在灾难来临时最大程度上保障人们生命安全。

3. 突发事件是指突然发生,造成或者可能造成社会公众健康严重损害的重大传染病疫情、群体性不明原因疾病、重大食物和职业中毒以及其他严重影响公众健康的事件。突发事件按其性质、严重程度、可控性和影响范围等因素分成4级,特别重大为Ⅰ级,重大为Ⅱ级,较大为Ⅲ级,一般为Ⅳ级。

二、重难点解析

1. 灾害和突发事件的救治应遵循"先救命、后救伤;先救重、后救轻"的原则,采用标准的现场或医疗机构患者组织和管理方法。依据病情严重程度和存活的可能性对现场伤员进行检伤分类,分级救治,可提高救治成功率。

2. 爆炸事故发生原因复杂,伤情复杂、复合伤为主。爆炸事故现场多在易燃易爆物品的生产、储存和使用场所,往往由爆炸引起燃烧,或由燃烧引起爆炸,致伤效应是两种或两种以上致伤因素作用的相互加强或扩增效应的结合。因此,病理生理紊乱常较多发伤和多部位伤更加严重而复杂。它不仅损伤范围广,涉及多个部位和多个脏器,而且全身和局部反应较强烈、持久。热力可引起体表和呼吸道烧伤,冲击波除引起原发冲击伤外,爆炸引起的玻片和砂石可使人员产生玻片伤和砂石伤,建筑物倒塌、着火可引起挤压伤和烧伤,毒剂中毒除引起肺损伤外,有的还可引起神经系统的损伤。

3. 爆炸伤复杂,外伤掩盖内脏损伤,易漏诊误诊,单纯的冲击波超压致伤时,体表多完好无损,但常有不同程度的内脏损伤,即呈现外轻内重的特点。当冲击伤合并烧伤或其他创伤时,体表损伤常很显著,此时内脏损伤却容易被掩盖,而决定伤情转归的却常是严重的内脏损伤。如果对此缺乏认识,易造成漏诊、误诊而贻误抢救时机。因此,在化学毒物爆炸事故的现场,不管有无烧伤、创伤和毒气伤,均应怀疑内脏冲击伤的可能,做周密的体检,必要时可观察一段时间。

4. 对挤压在车内的伤员,在评估生命体征的同时,应判定被挤压的状态。①通过确保气道开放、管理呼吸、维持循环、防止挤压综合征的发生、除颤以及保温等措施稳定生命体征。②对骨折部位和脊柱进行保护和固定:不仅可以缓解需救助者的疼痛,也能使救出时移动需救助者身体或变换体位变得容易。③当需救助者生命出现危机、其他的救出手段无效时,且有足够的准备情况下,急救人员应最终确定舍弃被压肢体。④现场使用镇痛剂。处置完成后尽快离开狭窄空间。切忌盲目施救,造成进一步的伤害。伤员被救出或转移时,要对其生命体征进行完整的再评估。

三、习 题

(一) 选择题

A₁ 型题

1. 下列各项中不属于灾害的是( )
   A. 地方性甲状腺肿 　　　B. 战争和社会动乱 　　　C. 传染病流行
   D. 火山爆发 　　　E. 土地沙化

2. 地震引起的伤害多以什么为主( )
   A. 多发伤、挤压伤 　　　B. 胃肠道传染病 　　　C. 中毒和休克
   D. 缺氧 　　　E. 感染

3. 下列哪种灾害不属于人为灾害( )
   A. 工矿事故 　　　B. 交通事故 　　　C. 战争伤害
   D. 土地沙化 　　　E. 社会动乱

4. 经验表明,灾后救治,由 3 小时延误到 6 小时救治的存活率下降了( )
   A. 0 　　　B. 30% 　　　C. 40%
   D. 50% 　　　E. 60%

5. 依据病情的严重程度和存活的可能性对患者进行排序,其中黑色卡片代表( )
   A. 死亡 　　　B. 轻度损伤 　　　C. 中度损伤
   D. 重度损伤 　　　E. 极重度损伤

6. 下列有关地震主要伤害表现的说法,错误的是( )
   A. 第一死亡高峰常发生于伤后数秒至数分钟
   B. 第一死亡高峰也称为现场死亡,多由硬膜下血肿、血气胸、肝脾等实质性脏器破裂大出血所致
   C. 第二死亡高峰发生于伤后数分钟至数小时内
   D. 第三死亡高峰发生于伤后数天至数周
   E. 第三死亡高峰伤员死亡原因是脓毒症和多器官衰竭

7. 造成地震后传染病流行的主要原因不正确的是( )
   A. 人畜尸体腐烂及处理不当 　　　B. 地下排水设施的破坏与污染
   C. 环境卫生破坏 　　　D. 蚊虫的滋生
   E. 幸存者及救援人员的免疫力抵抗力下降

8. 烧伤现场急救时,下列哪种做法不对( )
   A. 迅速脱离热源,用凉水浸泡或者冲洗局部
   B. 剪去伤处外衣、袜子,用清洁被单覆盖
   C. 酌情使用地西泮、哌替啶等镇静药物止痛
   D. 呼吸道灼伤者,应在严重呼吸困难时方行切开气管、吸氧
   E. 有严重复合伤时,应先行施行相应的急救处理

9. 交通事故伤中,下列不属于救治原则的是(　　)

    A. 快速将伤员转运至安全地带抢救

    B. 本着"先救命后治伤"的原则

    C. 疑有颈椎损伤的应颈托固定

    D. 合并颅脑损伤者应全面检查腹部等重要脏器损伤,防止病情被掩盖

    E. 应将有限急救资源集中在一些危重病伤员的救治上

A₂型题

10. 2008 年 5 月 12 日北京时间 14 时 28 分汶川大地震,震中位于中国四川省阿坝藏族羌族自治州汶川县映秀镇西偏南 38°,大部分砖石建筑及木屋连地基摧毁,桥梁毁坏,地下管道失去作用,铁路轨道明显弯曲。在搜寻和救治伤员时应坚持的原则不包括(　　)

    A. 先救后找　　　　　　B. 先多后少　　　　　　C. 先重后轻

    D. 先救后治　　　　　　E. 先寻找可能存在的伤员,后救治已发现的伤员

11. 大面积严重烧伤患者的救治原则,下列错误的是(　　)

    A. 应将"尽快送到附近医院救治"作为首要原则

    B. 尽快建立静脉通道,保持呼吸畅通

    C. 留置导尿,观察尿量及尿色

    D. 简单的包扎

    E. 注意保温

12. 患者男,29 岁,因地震时腰背部被重物砸伤后腰痛,伴下肢感觉运动障碍及大小便失禁,伤后 1 天入院。查体:腰 1 椎体后突畸形、压痛,腹股沟以下平面感觉运动完全丧失,X 线片示腰 1 椎体压缩 1/2,向后成角畸形及半脱位。在下列各项中,最恰当的治疗方法是(　　)

    A. 卧硬板床休息,不必进行其他处理

    B. 卧石膏床休息,不必进行其他处理

    C. 双下肢骨牵引整复骨折脱位

    D. 手法复位,卧硬板床及腰背下垫枕

    E. 尽早手术复位,椎管减压及内固定

13. 瓦斯爆炸是指甲烷从煤体中释放出来,浓度达(　　)时,有氧条件下遇火发生的爆炸。

    A. 1%~10%　　　　　　B. 2%~15%　　　　　　C. 3%~10%

    D. 4%~12%　　　　　　E. 5%~14%

14. 某市议会大厦附近发生一起爆炸事件,爆炸中至少有 1 人死亡,2 人受伤。试问死亡者最可能损伤的器官是(　　)

    A. 大脑　　　　　　　　B. 四肢　　　　　　　　C. 肝脏

    D. 肺　　　　　　　　　E. 大肠

15. 关于冒顶塌方后伤员的救治,错误的是(　　)

    A. 对矿井进行严密监测并采取有效的防护措施

    B. 在地面的空气新鲜处,据不同伤情给予处理,及时转送

    C. 按先救命后治伤,先重伤,后轻伤的顺序进行救治

    D. 伤员从井下黑暗环境滞留返回地面时,不应戴眼罩

    E. 搬动伤员时应避免继发性损伤

16. 已成为发达国家第一位的公共卫生问题的是（　　　　）

    A. 交通事故　　　　　　　　B. 饥饿　　　　　　　　C. 营养不良

    D. 介水传染病　　　　　　　E. 流行性感冒

17. 瓦斯是矿井下有害气体的总称,其中的主要成分是（　　　　）

    A. 甲烷　　　　　　　　　　B. 一氧化碳　　　　　　C. 硫化氢

    D. 二氧化氮　　　　　　　　E. 二氧化碳

18. 泥石流伤害的特点中,下列说法不正确的是（　　　　）

    A. 发生和停止具有一过性和突发性　　　B. 造成的破坏具有多向性和不均质性

    C. 大多发生于每年 3—5 月　　　　　　D. 大多发生于每年 6—9 月

    E. 具有与暴雨和冰融相伴随的季节性和周期性

19. 泥石流伤害的救治原则及工作中,错误的是（　　　　）

    A. 迅速做出检伤分类并做出标记

    B. 受污染严重的创面,一般不用彻底的清创

    C. 迅速清除口腔、鼻腔内分泌物保持气道畅通

    D. 伤员应注射抗破伤风血清及破伤风类毒素

    E. 创面严重,应彻底清创,尽早使用抗生素预防

B 型题

    A. 突然性　　　　　　　　　　B. 阶段性

    C. 季节性和周期性　　　　　　D. 伤情复杂性

    E. 内伤掩盖外伤

1. 地震的特性是（　　　）

2. 泥石流的特性（　　　）

    A. 呼吸道阻塞性窒息　　　　　B. 冻伤　　　　　　　　C. 淹溺、浸泡

    D. 砸伤　　　　　　　　　　　E. 内脏损伤

3. 洪涝水灾最主要的损伤（　　　）

4. 泥石流最主要的损伤（　　　）

    A. 死亡　　　　　　　　　　　B. 病情危重　　　　　　C. 病情中度

    D. 病情较轻　　　　　　　　　E. 正常

根据不同的病情,以不同的颜色卡片来区分,便于有序抢救和治疗。

5. 红色是指（　　　）

6. 绿色是指（　　　）

（二）名词解释

1. 突发事件

2. 冒顶塌方

（三）填空题

1. 地震初期造成的直接伤害,主要是建筑物破坏造成的人体_____以及心理创伤。

2. 地震后,死亡第三高峰发生于伤后数天至数周,主要死亡原因是_____和_____。

3. 地震现场救治中要坚持_____、先多后少的原则,先救治已发现的伤员,后寻找可能存在的伤员,先寻找人口众多的地方,如居民楼、生活区,后寻找人员较少的地方。

4. 泥石流造成的人身伤害主要是淹埋造成_____。

5. 爆炸伤是一种最难急救的伤类,其核心是难以_____,难以把握治疗时机。

6. 泥石流灾害通常与暴雨冰川消融伴随发生,最常发生于_____月。

7. 火灾的救治中,最为首要的措施是_____。

8. _____是中毒致伤、冲击波致伤最敏感的靶器官之一,也是爆炸事故中复合伤救治的重点和难点。

(四) 简答题

1. 简述突发事件的分级。

2. 简述地震灾害伤员死亡的 3 个高峰期。

3. 简述地震的伤害特点。

4. 简述洪涝水灾的伤害特点。

5. 简述泥石流的伤害特点。

6. 简述爆炸事故的伤害特点。

7. 简述瓦斯爆炸事故的救治原则。

(五) 论述题

1. 论述灾害和突发事件救治的基本原则和程序。

2. 论述爆炸事故的救治原则及工作。

四、参考答案

(一) 选择题

A₁ 型题

1. A   2. A   3. D   4. C   5. A   6. B   7. D   8. D   9. E

A₂ 型题

10. E   11. A   12. E   13. E   14. D   15. D   16. A   17. A   18. C

19. B

B 型题

1. A   2. C   3. C   4. A   5. B   6. D

(二) 名词解释

1. 突发事件　是指突然发生,造成或者可能造成社会公众健康严重损害的重大传染病疫情、群体性不明原因疾病、重大食物和职业中毒以及其他严重影响公众健康的事件。

2. 冒顶塌方　采矿过程中,矿井岩石稳定性差或安全防护措施不当等原因,造成的矿井顶部垮落下塌造成的人身伤害。

(三) 填空题

1. 机械性损伤

2. 脓毒症　多器官衰竭

3. 先救后找

4. 呼吸道阻塞性窒息

5. 诊断

6. 6—9

7. 迅速脱离火灾现场

8. 肺

(四) 简答题

1. 按性质、严重程度、可控性和影响范围分为4级,特别重大为Ⅰ级,重大为Ⅱ级,较大为Ⅲ级,一般为Ⅳ级,分别用红色、橙色、黄色和蓝色加以表示。

2. 第一死亡高峰:数秒至数分钟内,约占50%,称为现场死亡。因为埋压窒息,造成头颅、脑干、心、肺、大血管严重损伤,伤员获救机会小。

第二死亡高峰期:发生于数分钟至数小时内,约占30%,称为早期死亡。由于硬膜下或硬膜外血肿、血气胸、肝脾等实质性脏器破裂大出血或骨盆、股骨骨折引起的大出血而致休克。

第三死亡高峰期:24小时之后,常在伤后1~4周内,占10%~20%,死亡原因是脓毒症和多器官衰竭。

3. ①灾情发生突然;②伤亡人数众多;③伤情重而复杂;④救治困难;⑤次生伤害严重而复杂。

4. ①洪涝水灾的祸患,有明显的阶段性;②往往因淹溺、触电、房屋倒塌导致死亡和伤害;③因环境污染、生态平衡破坏、人员流动容易导致传染病暴发流行;④老人、儿童、体弱和慢性疾病患者的发病及死亡危险增大;⑤精神紧张、压抑、免疫力降低等易引起一些非传染病和慢性病发作增多。

5. ①发生和停止具有突发性和一过性;②造成灾害的破坏具有多相性和不均质性;③具有与暴雨、冰川消融相伴随的季节性和周期性,在我国大多发生于每年的6—9月。

6. ①突发性强;②伤情复杂;③外伤掩盖内脏损伤;④潜在再次事故危险性。

7. ①扑灭矿井火源,建立有效通风,排除有毒气体;②对矿井毒气等指标严密监控,佩戴防毒等安全防护器材,将伤病员搬出矿井;③在地面空气新鲜处根据不同伤情迅速处理,及时转送;④消除致伤因素,判定伤情及紧急处理,积极预防急性肾衰竭、急性呼吸窘迫综合征、多器官功能障碍综合征等严重并发症。

(五) 论述题

1. 灾害和突发事件的救治宜遵循"先救命、后救伤;先救重、后救轻"的原则,采用标准的现场或医疗机构患者组织和管理方法。

(1) 灾害急救需要统一领导,成立指挥中心:指挥中心应掌握灾害事故现场附近医院的技术力量、床位和设备情况,合理分配伤病员,使相关医院做好大批量伤病员的接收和救治准备。还需要消防、工程、军队、卫生、公安、交通、通讯等多部门联合行动。

(2) 急救安全保证:必须考虑到现场的各种安全问题,否则会造成更多的危害。

(3) 急救支持:对于需要急救医疗的突发事件,由一家医院或多个医疗单位联合组成医疗队或临时医院,人员组成要少而精,有各相关专科,如外科医师、麻醉医师、手术室护士等。还要配备负责通讯、交通、伙食、住宿、供电、供水和其他物资供应等方面的后勤人员。首批进入灾区的医疗救援人员根据实际需要携带一定数量的药材、仪器设备(包括麻醉机、呼吸机、心电监护仪、检验用品),以及各种无菌备用的基本手术器械和消毒、照明设备等。

(4) 分诊和治疗：救护队进入现场后应立即对所有伤员进行检伤分类,依据病情严重程度和存活的可能性对患者进行排序,可采用标签法、分类法、颜色标记法、符号法等。依据伤病情进行分级救治。病情危重,一时不能转运的伤员,可在现场临时搭建的急救帐篷和手术台紧急救治,病情稳定后立即转送医院进一步治疗。

(5) 疏散和转送：检伤分类后的伤员,经现场急救后应尽快转送。搬运和转送伤病员时,注意受伤的部位不被挤压;将伤病员搬上担架后,妥善固定;转送途中应带足抢救药品;转送途中必须有医务人员进行严密监护,一旦病情变化,立即进行车上急救。

2. 迅速转移火源附近易燃易爆物品,切断电源。在迅速控制火灾蔓延的同时,将伤员抢救到安全地点。

(1) 首批到达现场的救护人员,立即在安全区域开展伤情分类,对严重的伤员进行初步急救处理,及时向急救中心或当地卫生部门报告现场情况,提出增援建议。

(2) 对脱离爆炸现场的伤员,立即阻断致伤因素(热力、火焰、毒气等),如烧伤伤员,必须迅速将伤者与高温热环境或物体隔离,并进行及时有效的初步处理。

(3) 及早、全面和多次伤情检查评估,根据伤情分类、优先救治原则,按现场判断→伤检→分类救治→后送→途中监护的程序开展现场医疗救援。经初步处置后进行第二次伤情评估分类,转送前进行第三次伤情评估,并在途中密切观察生命体征变化,避免因漏诊误诊造成延误抢救时机。

(4) 对严重复合伤、烧伤、休克、中毒的伤员,在现场给予积极救治,根据现场急救和最近医院的抢救条件决定后送的安排,原则上是先稳定,再后送,就近送,送到有条件抢救的医院。

(5) 对于特重症伤员,需对冲击波、烧伤和中毒等因素所致的多重损伤进行兼顾和并治。强调爆炸伤急救的综合治疗至关重要。包括心肺复苏、抗泡剂应用、超声雾化吸入、抗过敏或碱性中和剂的应用、消除高铁血红蛋白血症、适当的体位、高流量吸氧、保证组织细胞供氧、维护重要脏器功能、纠正电解质紊乱、酸碱失衡等。早期积极地抗休克、抗中毒、抗肺水肿及纠正脑疝治疗是成功抢救爆炸复合伤的关键。

第十九章　创伤急症

一、内容提要

1. 创伤是指人体受到外界某些物理性、化学性或生物性等致伤因素作用后所引起的组织结构的破坏和功能障碍。学习和掌握各种创伤急症的院前和院内急救的措施和方法,对于降低患者的伤残率和提高存活率,均有重要意义。

2. 创伤早期的救治包括院前急救与医院急救两部分。最先到达现场的人员应尽快组织对伤员进行检伤分类,按照国际惯例将伤员病情分为危重、重症、轻症、死亡四类,按照先救命后治伤、先抢后救、先重后轻、先急后缓的原则,立即救治。

3. 创伤急症患者常常发生惊恐、焦虑、抑郁或愤恨等情绪变化,故急诊外科医师不仅需要掌握一定的急救知识,还需要对患者进行适当的心理安抚和治疗,使患者更好更快地从伤病中恢复过来。

二、重难点解析

1. 创伤的分类方法较多,要注意区分,尤其要注意多发伤、复合伤及多处伤的区别。

2. 创伤重症患者应密切注意伤员的呼吸与(或)循环状况,如出现呼吸和(或)循环功能障碍,宜采用 VIPC 程序进行急救。

3. 对急性多发性创伤病员的早期处理,次序极为重要,这往往会影响创伤病员的预后。一般遵循呼吸道管理、止血、封闭胸部开放性创口、治疗休克、骨折固定的循序进行。

4. 如出现下列紧急情况时,需急诊手术治疗:

(1) 颅脑外伤,出现瞳孔双侧散大,呼吸不规律,有严重颅内压升高的症状和体征。

(2) 腹腔内脏损伤大出血,经抢救后血压不升或升后复降者。

(3) 心脏穿透伤,有严重心包压塞。

(4) 骨盆骨折,伴有多发伤,不能搬运,腹膜后血肿增大,重度休克,需要手术紧急止血者。

(5) 严重多发伤,抢救时突然心搏骤停,胸外心脏按压无效,需要开胸按压者。

三、习　题

(一) 选择题

A₁ 型题

1. 下列哪种胸部损伤的伤员,应优先抢救(　　　)

 A. 胸部挫伤   B. 肋骨骨折   C. 开放性气胸

 D. 张力性气胸   E. 闭合性气胸

2. "两种或两种以上致伤因素同时或相继作用于人体几个部位和脏器的损伤"是指（　　　）

    A. 多处伤   B. 多发伤   C. 复合伤

    D. 物理伤   E. 化学伤

3. 补充血容量是抗休克的基本措施,应首选（　　　）

    A. 全血   B. 血浆

    C. 等渗盐水、平衡盐溶液   D. 右旋糖酐

    E. 10% 葡萄糖溶液

4. 下列关于院前指数(PHI)说法错误的是（　　　）

    A. 以收缩压、脉搏、呼吸和意识为评分依据

    B. 0~3 分定为轻伤

    C. 4~20 分定为重伤

    D. 合并有胸部或腹部穿透伤者,总分再加 4 分

    E. 呼吸 <10 次 / 分评分为 3 分

5. 下列哪项不是创伤指数(TI)的评分指标（　　　）

    A. 受伤部位   B. 体温   C. 损伤类型

    D. 循环   E. 呼吸

6. CRAMS 评分是由 5 个英文单词的首字母组成的缩写字,下列哪个单词不是（　　　）

    A.circulation   B. abdomen   C. speech

    D. motor movement   E. resuscitation

7. 在院前急救中,第一救援者到达现场后,首先要做的是（　　　）

    A. 控制现场   B. 进行抢救   C. 清点伤员人数

    D. 对伤者检伤   E. 进行病情评估

8. 胸外伤有下列伤情时,应优先处理,哪项除外（　　　）

    A. 胸壁有较大的开放性穿透伤口

    B. 急性心脏外伤、心脏压塞

    C. 持续性胸腔大出血或连续大量漏气

    D. 膈肌破裂发生膈疝

    E. 胸腔积液

9. 关于损伤严重程度评分(ISS)下列说法错误的是（　　　）

    A. 以解剖部位损伤为依据

    B. 更适于评价严重程度和存活率间的关系

    C. 将人体划分为 9 个区域进行评分

    D. ISS<16 定为轻伤

    E. ISS≥25 定为严重伤

10. 下列哪项不需要截肢治疗（　　　）

    A. 患者有严重的血运障碍或无血运   B. 患肢毒素吸收引起中毒性休克

    C. 早期骨筋膜室综合征   D. 经减压处理缺血症状不能缓解

    E. 气性坏疽

A₂型题

11. 男性,28 岁。不慎右小腿被炮弹炸伤 2 小时,包扎后就诊。查体:右小腿后不规则伤口长 4cm,肌肉破损、渗血,有弹药污染。宜采取的处理方法是(　　　)

    A. 清创缝合伤口　　　　　　　　　　B. 消毒、探查伤口后包扎

    C. 清创、引流缝合伤口　　　　　　　D. 清创、引流后延期缝合

    E. 清洗伤口、止血加压包扎

12. 中年男性,骑摩托车时不慎摔倒,左小腿砸伤 6 小时来院。检查见左小腿中段高度肿胀,坚硬并有异常活动,足部皮温较对侧低,感觉明显减退,足背动脉触不到。X 线证实左胫腓骨中段骨折。其可能的并发症是(　　　)

    A. 胫前动脉损伤　　　　　B. 腓总神经损伤　　　　　C. 脂肪栓塞

    D. 感染　　　　　　　　　E. 骨筋膜室综合征

13. 女性,24 岁。从 1.5 米高处摔下,右胸着地。查体:神清,呼吸 34 次 / 分,心率 100 次 / 分,血压 130/75mmHg,右胸壁畸形,无伤口,出现反常呼吸,双肺呼吸音粗,无干湿性啰音。身体其余部分无损伤。现场急救的最重要处理是(　　　)

    A. 静脉输液治疗　　　　　　　　　　B. 给氧、镇静、镇痛治疗

    C. 加压包扎,迅速消除反常呼吸　　　D. 行气管插管、人工控制呼吸

    E. 行气管切开术

14. 男性,26 岁。30 分钟前被刀刺伤右前胸部,咳血痰,呼吸困难。体检:血压 107/78mmHg,脉搏 96 次 / 分,右前胸有轻度皮下气肿,右锁骨中线第 4 肋间可见 3cm 长创口,随呼吸有气体进出伤口。此时最应采取的急救措施是(　　　)

    A. 吸氧　　　　　　　　　　　　　　B. 静脉穿刺输液

    C. 拍摄胸部 X 线片　　　　　　　　D. 立即闭合胸部创口

    E. 立即剖胸探查

15. 儿童面部玻璃划伤,出血多,用手帕压住止血,24 小时后来院就诊。检查面部有 3cm 长伤口,边缘整齐,有血痂,应给予的处理是(　　　)

    A. 消毒后缝合　　　　　　　　　　　B. 清创后一期缝合

    C. 清创后延期缝合　　　　　　　　　D. 清创后不予缝合

    E. 按感染伤口处理

16. 男性,20 岁。腹部被自行车碾过,尚未明确诊断。观察期间错误的处理是(　　　)

    A. 注射吗啡镇痛　　　　B. 禁饮、禁食　　　　　C. 反复检查腹部

    D. 绝对卧床休息　　　　E. 监测血压、脉搏

17. 女性,68 岁,跌伤后髋部疼痛,不能站立、行走,逐渐出现烦躁不安,面色苍白、脉搏细弱,骨盆挤压分离试验阳性,血压 90/60mmHg,补液抗休克治疗后,血压仍然未升高。处理正确的是(　　　)

    A. 进一步抗休克治疗

    B. 边抗休克、边急诊手术探查是否有盆内血管损伤

    C. 应用止血药物,防止疼痛加重休克

    D. 做详细检查,以确定诊断

    E. 绝对卧床休息,防止骨盆骨折引起进一步损伤

18. 某女性患者自未停稳的汽车上跳下,跌倒,左季肋部腰受伤,有腹痛,急诊于某院,腹腔穿刺未抽得任何液体,收院观察,次日行走如常。第2天整理物品出院时突然晕倒,出现面色苍白,脉细速,试问其最可能的诊断是(　　　　)

    A. 宫外孕破裂　　　　　　　　B. 脾破裂　　　　　　　　C. 左肾挫裂伤

    D. 肠扭转肠绞窄　　　　　　　E. 慢性阑尾炎急性发作

19. 女性,30岁,因外伤后半小时急诊入院,呼吸急促,休克表现。查体:骨盆挤压试验(+)、右下腹压痛、反跳痛(+)、尿道口肛门处有渗血。应立即(　　　　)

    A. 拍片、明确骨折诊断　　　　　　　　B. 腹腔穿刺

    C. 补液、输血、抗休克治疗　　　　　　D. 导尿

    E. 骨盆固定牵引

20. 男性,32岁,井下作业时发生塌方砸伤背部,当即倒于地上,下肢无力不能行走,立即来诊。检查见胸腰段后凸畸形并压痛,双下肢不全瘫,感觉异常平面位于双侧腹股沟水平。此时,正确的搬运方法是(　　　　)

    A. 两人架其上肢,扶着患者走上担架车

    B. 一人用一手抱颈,另手抱腿放于担架上

    C. 一人抬头,另人抬足放于木板上

    D. 两人将其躯干成一体滚动至木板上

    E. 三人分别抬其头和两腿放于担架上

B型题

    A. 止血带止血　　　　　　B. 压迫止血法　　　　　　C. 填塞止血法

    D. 指压止血法　　　　　　E. 烧灼法

1. 右手战伤出血不止宜采用(　　　　)

2. 伤口较深的肌肉渗血宜采用(　　　　)

3. 背部弹片划伤出血宜采用(　　　　)

4. 某战士左头面部伤后立即出血凶猛宜采用(　　　　)

    A. 250~300mmHg　　　　B. 200~250mmHg　　　　C. 100~250mmHg

    D. 500~600mmHg　　　　E. 400~500mmHg

5. 止血带止血法上肢压力为(　　　　)

6. 止血带止血法下肢压力为(　　　　)

(二) 名词解释

1. 创伤

2. 挤压综合征

3. 多发伤

4. 胸腹联合伤

5. 复合伤

(三) 填空题

1. 现场外伤包扎的目的是_____、_____、_____和_____。

2. _____和_____的伤员应开放气道。

3. _____的暴露容易诱发伤员低体温、乳酸堆积性血症和凝血功能障碍等严重生

理紊乱,常需剖胸、剖腹同步处理。

4. 挤压伤患者的特征是伤肢解除压力后24小时内出现褐色_____。

5. 创伤按伤后体表结构的完整与否区分为_____和_____两类。

6. 创伤急救基本技术包括_____、_____、_____、_____。

7. 对伴有严重失血性休克和术前或者术中严重代谢紊乱的创伤患者应采取_____。

8. 止血带使用的时间,一般不超过_____,连续阻断血流时间不得超过_____。

(四) 简答题

1. 简述创伤性休克的现场救治。

2. 简述外伤包扎的注意事项。

3. 简述四肢骨关节多发伤的急救措施。

4. 简述挤压综合征的病因病机。

5. 简述外伤固定处理的原则。

(五) 论述题

1. 论述创伤患者采用损伤控制性外科技术的适应证、内容及目的。

2. 创伤患者需急诊手术治疗的紧急情况有哪些?

3. 论述急性失血时止血方法及适应证。

4. 论述挤压综合征的紧急处理措施。

四、参 考 答 案

(一) 选择题

A_1 型题

1. D   2. C   3. C   4. E   5. B   6. E   7. A   8. E   9. C

10. C

A_2 型题

11. D   12. E   13. C   14. D   15. C   16. A   17. B   18. B   19. C

20. D

B 型题

1. A   2. C   3. B   4. D   5. A   6. E

(二) 名词解释

1. **创伤**   是指人体受到外界某些物理性(如机械力、高热、电击等)、化学性(如强酸、强碱及糜烂性毒剂等)或生物性(如虫、蛇、狂犬的咬蜇等)致伤因素作用后所引起的组织结构的破坏和功能障碍。

2. **挤压综合征**   是指人体肌肉丰富的部位受到重物长时间的挤压,造成肌肉组织的缺血性坏死,形成的肌红蛋白血症。

3. **多发伤**   是指在同一致伤因素作用下机体同时或相继遭受2个以上解剖部位或器官的较严重的损伤。

4. **胸腹联合伤**   指有膈肌破裂,累及膈肌毗邻胸、腹两大体腔及其内脏者。

5. **复合伤**   指2种或2种以上致伤因素同时或相继作用于人体所引起的几个部位和脏器的损伤。

(三) 填空题

1. 保护伤口　止血　固定伤肢　减轻疼痛
2. 意识不清　呼吸道阻塞
3. 胸腹体腔
4. 肌红蛋白尿
5. 开放性　闭合性
6. 止血　包扎　固定　搬运
7. 损伤控制性外科技术
8. 3 小时　1 小时

(四) 简答题

1. (1) 查明出血原因和部位,采取相应的止血技术(如手压、填塞、加压包扎、止血带及手术止血等方法)。

(2) 伤口或创面剧烈疼痛可加重休克,可适时应用止痛剂,但呼吸困难者慎用。

(3) 气道管理。

(4) 建立静脉通道,快速补液。首选晶体液:平衡液、生理盐水、葡萄糖溶液。严重大出血休克者,在有条件时尽快补充胶体液:全血、血浆、706 代血浆或右旋糖酐等。

(5) 对濒死的出血性休克,在开放静脉通道大量输液的同时可静脉滴注多巴胺,使收缩压维持在 90mmHg 以上。

2. (1) 包扎四肢时应将指(趾)端外露,便于观察血液循环。

(2) 出血伤口先用棉垫纱块全部覆盖后,再加压包扎。

(3) 绷带包扎的每一圈应覆盖前一圈的 1/2~2/3,不在伤口和受压处打结。

(4) 在肢体的骨隆、凹陷、关节处应垫衬棉垫再行包扎。

3. (1) 抗休克治疗。

(2) 针对其并发症和合并损伤采取紧急措施。

(3) 出血的肢体给予止血包扎处理。

(4) 骨折的临时制动和手术。

(5) 离断肢体应尽量保存,以备再植。

(6) 毁损肢体应尽早截肢。

(7) 合并血管损伤时,应尽快施行血管吻合修复。

4. 挤压综合征的病因病机:

(1) 肌肉组织受压缺血,血管壁因内皮细胞受损,通透性增加。

(2) 解除压迫,血供恢复后,大量血浆样液体涌出血管,引起肌肉组织肿胀。

(3) 血管活性物质(如组胺等)和氧自由基产物参与。

(4) 进行性的肿胀使肌筋膜内压力升高,静脉回流受阻,毛细血管内液体渗出加重,进一步阻滞了动脉血流,加重肌肉组织缺血,最终组织坏死。

5. 外伤固定处理的原则:

(1) 凡是颈部可疑受伤者,首先上颈托固定颈部,脊椎可疑损伤的伤员在上躯干夹板、脊柱板或铲式担架时,应采用伤员的整体侧翻法。

(2) 四肢骨折、关节伤采用夹板固定。

(3) 骨盆骨折常引起大量出血,发生腹膜后大血肿。可用2条三角巾或宽绷带将骨盆做环形包扎固定。也可用宽腰围或腹带包扎固定。

(4) 对较大的、移位的、不稳定的、危及血管神经的多肢体多部位骨折应选用全身充气固定垫或躯干、肢体充气夹板固定。

(五) 论述题

1. 对伴有严重失血性休克和术前或者术中严重代谢紊乱的创伤患者应采取损伤控制性外科技术。

包括:①控制出血和污染的有限手术;②外科重症监护室的复苏;③再次的确定性手术。

目的在于尽量缩短首次手术时间,确切止血、缩小创面、清除污染,通过 ICU 的监护与支持治疗,稳定伤员的状况,为后续的手术治疗争取更好机会。

2. (1) 颅脑外伤,出现瞳孔双侧散大,呼吸不规律,有严重脑内压增高的症状和体征。

(2) 胸、腹腔内脏损伤大出血,经抢救后血压不升或升后复降者。

(3) 心脏穿透伤,有严重心包压塞。

(4) 骨盆骨折,伴有多发伤,不能搬运,腹膜后血肿增大,重度休克,需要手术紧急止血者。

(5) 严重多发伤,抢救时突然心搏骤停,胸外心脏按压无效,需要开胸按压者。

3. (1) 指压止血法:用手指在出血伤口的近心端经皮肤向骨面按压供血区的血管,以达到控制出血的目的。主要用于事故现场、战伤救护,是动脉出血紧急情况时的一种常用的应急止血方法。

(2) 包扎止血法:是控制四肢、体表出血的最简便、有效方法。用无菌敷料填塞及覆盖伤口,再以三角巾或绷带加压包扎至止血,以出血停止为度。

(3) 填塞止血法:用于伤口较深的肌肉、骨折端等渗血或出血严重时。先以纱布块、棉垫等填塞于伤口内,再以三角巾、绷带等加压包扎。

(4) 止血带止血法:是四肢较大动脉性出血,用其他止血方法无效时的紧急抢救手段。若使用不当可发生肢体缺血坏死。因此,需严格掌握适应证。止血带使用的时间,一般不超过3小时,连续阻断血流时间不得超过1小时,每50分钟放松止血带1~2分钟。止血带上肢的压力为250~300mmHg,下肢的压力为400~500mmHg。

(5) 钳夹止血法:开放性骨折等可见动脉出血的伤口,可立即用止血钳止血后再包扎伤口及固定。注意避免损伤神经和正常血管。

4. (1) 尽快解除肢体受压,暂时制动,可冷敷以降低局部组织代谢;避免使用加压绷带,慎用止血带。

(2) 切开减压术:对有明确的致伤原因、尿潜血或肌红蛋白试验阳性,出现一个以上肌肉间隔区受累,局部明显肿胀,张力高或局部出现水疱,呈进行性加重,并出现相应运动感觉障碍者,无论受伤时间长短,无论伤肢远端有无脉搏,均应早期切开减压。

(3) 术前应纠正血容量不足,切口应在肌肉丰富、肿胀严重的部位,沿肢体纵轴切开。切口应足够大,必须切开每一个受累的肌筋膜间区。保护血管神经,不露肌腱。清除坏死组织,切口延期缝合。

(4) 纠正酸中毒、防治高钾血症,保护肾功能,防治感染。必要时行血液滤过。

(5) 当患肢无血运或有严重血运障碍,患肢毒素吸收引起全身中毒症状,经减压等处理不能缓解或有特异性感染(如气性坏疽)时,应考虑截肢。

第二十章　急症监护及床旁检测技术

一、内 容 提 要

1. 心电图反映心脏兴奋的电活动过程,对心脏基本功能及其病理研究方面具有重要的参考价值;可以分析与鉴别各种心律失常;也可以反映心肌受损的程度和发展过程以及心房、心室的功能结构情况。只有掌握了正常心电图的各种表现,我们才能正确分辨异常心电图,从而为临床诊治提供依据。

2. 心室颤动是一种恶性心律失常,若不能及时进行有效的心肺复苏,预后极差,因此识别心室颤动的心电图表现就显得尤为重要。

3. 水电酸碱平衡及血气分析能够及时反映机体内环境,有创动、静脉压监测为液体复苏提供依据,熟练掌握这些监测可以为急重症患者的复苏治疗保驾护航。

4. 临床生化检查包括蛋白质代谢检查、胆红素检查、糖类检查、脂质及其代谢物检查、临床酶学检查、无机离子检查、酸碱平衡检查、内分泌激素检查、内分泌动态功能试验、维生素检查以及治疗药物的监测。它对疾病诊断、鉴别诊断、病情观察、判断预后、指导治疗有重要意义,因此我们应该熟练掌握这些检查。

二、重难点解析

1. 正常心电图由多个波段组成,熟练掌握了各波段的形成、意义及其正常值,就能辨别出异常心电图。

2. 分析酸碱平衡不能仅看 pH,而要联合解读 $PaCO_2$、BE、BB 来确定是单纯的酸碱平衡紊乱抑或双重甚至三重酸碱平衡紊乱。

三、习　　题

(一) 选择题

A₁ 型题

1. 心电图是用以监测下列哪种功能的(　　)

    A. 心脏的收缩功能　　　　　　B. 心脏兴奋的产生、传导和恢复过程

    C. 反拗期　　　　　　　　　　D. 电流沿希氏束传导形成的各种波形

    E. 心脏耗氧量

2. 心电图上 QRS 波代表哪部分兴奋产生的电活动(　　)

    A. 心房　　　　　　　　B. 心室　　　　　　　　C. 房室结

    D. 希氏束　　　　　　　E. 浦肯野纤维

3. 下面哪种波为心房波(　　)

    A. P 波　　　　　　　　B. QRS 波　　　　　　　C. T 波

D. P-R 间期   E. U 波

4. 成人心率 60~80 次/分,其 P-R 间期为(　　　)
  A. 0.12~0.20 秒   B. 0.14~0.18 秒   C. 0.16~0.20 秒
  D. 0.10~0.18 秒   E. 0.11~0.13 秒

5. T 波的宽度一般为(　　　)
  A. 0.1~0.2 秒   B. 0.2~0.25 秒   C. 0.15~0.20 秒
  D. 0.1~0.25 秒   E. 0.1~0.3 秒

6. T 波表示心肌处于何种状态(　　　)
  A. 极化   B. 非极化   C. 去极化
  D. 复极   E. 无电活动

7. QRS 波群的正常值为(　　　)
  A. 0.1~0.2 秒   B. 0.06~0.1 秒   C. 0.6~0.2 秒
  D. 0.01~0.1 秒   E. 0.02~0.06 秒

8. 标准心电图中心前导联和肢体导联各为(　　　)
  A. 3 和 9   B. 4 和 8   C. 5 和 7
  D. 各 6 个   E. 2 和 10

9. 中心静脉压(CVP)是测定(　　　)
  A. 左心房内压力
  B. 位于胸腔内的上、下腔静脉近右心房口的压力
  C. 位于胸腔内下腔静脉的压力
  D. 颈内静脉的压力
  E. 颈外静脉的压力

10. CVP 插管的指征是(　　　)
  A. 严重创伤、休克   B. 全胃肠外营养治疗
  C. 先天或后天心脏手术   D. 经导管安置心脏临时起搏器
  E. 以上均是

11. CVP 的高低主要取决于(　　　)
  A. 血容量   B. 静脉血回流量和右心室排出量
  C. 静脉血回流量   D. 肺循环阻力
  E. 胸内压

12. 关于桡动脉与足背动脉测压,下列哪项是错误的(　　　)
  A. 桡动脉测压方便,成功率高 B. 收缩压桡动脉高于足背动脉
  C. 高血压时二者血压的差值增大 D. 低血压时二者的血压较接近
  E. 足背动脉压力波切迹通常不明显

13. 细胞内液(ICF)约占体重的(　　　)
  A. 20%   B. 30%   C. 40%
  D. 50%   E. 60%

14. 细胞外液(ECF)约占体重的(　　　)
  A. 20%   B. 30%   C. 40%

D. 50%　　　　　　　　　E. 60%

15. 细胞外液的主要阳离子为（　　　）

A. Na$^+$　　　　　　　B. K$^+$　　　　　　　C. Ca^{2+}

D. Mg^{2+}　　　　　　E. 以上都不是

16. 血清钠离子浓度正常值是（　　　）

A. 116~128mmol/L　　　B. 126~138mmol/L　　　C. 135~145mmol/L

D. 146~158mmol/L　　　E. 156~168mmol/L

17. 血清钾离子浓度正常值是（　　　）

A. 2~3.5mmol/L　　　　B. 3.5~5.5mmol/L　　　C. 5~6.5mmol/L

D. 6.5~8mmol/L　　　　E. 8~9.5mmol/L

18. 血液的 pH 取决于（　　　）

A. 呼吸功能　　　　　　B. 肾功能　　　　　　　C. 胃酸的分泌

D. H$_2$CO$_3$ 和 HCO$_3^-$ 的比值　　E. 血乳酸的浓度

19. 低血钾时患者容易出现（　　　）

A. 代谢性酸中毒　　　　B. 呼吸性酸中毒　　　　C. 代谢性碱中毒

D. 呼吸性碱中毒　　　　E. 呼吸性酸中毒合并代谢性碱中毒

20. 高碳酸血症是指动脉二氧化碳分压大于（　　　）

A. 40mmHg　　　　　　B. 45mmHg　　　　　　C. 50mmHg

D. 55mmHg　　　　　　E. 60mmHg

21. 代谢性酸中毒最突出的症状是（　　　）

A. 呼吸深快,呼气时带酮味　　　　B. 唇干舌燥,眼窝内陷

C. 呼吸慢而浅,呼气时有烂苹果味　　D. 心率加快,血压下降

E. 疲乏,眩晕

22. 人体血液 pH 正常值是（　　　）

A. 7.0　　　　　　　　B. 7.1　　　　　　　　C. 7.2

D. 7.3　　　　　　　　E. 7.4

A$_2$ 型题

23. 留置中心静脉导管的患者突然出现发绀、颈部静脉怒张、恶心、胸骨后和上腹部痛、不安和呼吸困难,继而低血压、脉压窄、心动过速、心音低远,提示可能为（　　　）

A. 气胸　　　　　　　　B. 心包压塞　　　　　　C. 血胸、水胸

D. 空气栓塞　　　　　　E. 血肿

24. 一老年患者治疗中出现烦躁和意识模糊,查血清钠 >156mmol/L,诊断应为（　　　）

A. 低渗性脱水　　　　　　　　B. 等渗性脱水

C. 中度高渗性脱水　　　　　　D. 重度高渗性脱水

E. 重度等渗性脱水

B 型题

A. 颈内静脉或锁骨下静脉　　B. 贵要静脉　　　　　　C. 桡动脉

D. 腋动脉　　　　　　　　　E. 颈外静脉

1. 周围动脉插管多选（　　　）

2. CVP 测定的插管多选（　　　）

3. 置入漂浮导管多选（　　　）

    A. [HCO_3^-]相对增多   B. [HCO_3^-]相对减少

    C. [H_2CO_3]相对增多   D. [H_2CO_3]相对减少

    E. [HCO_3^-]、[H_2CO_3]均无变化

4. 代谢性酸中毒时（　　　）

5. 代谢性碱中毒时（　　　）

    A. 计算每分钟 QRS 波的 R 波峰次数

    B. 利用柯氏音的原理

    C. 通过每分钟指脉搏容积图波峰次数而得

    D. 通过袖套充气后加压于动脉所产生的动脉搏动次数所得

    E. 通过听心音所得

6. 听诊器监测的心率是（　　　）

7. 脉搏血氧饱和度仪监测心率是（　　　）

8. ECG 测心率是（　　　）

（二）名词解释

1. 动态心电图

2. 中心静脉压

3. 缓冲碱

4. 低钠血症

5. 高钾血症

（三）填空题

1. 心肌损伤时最特异的指标是_____。

2. 心脏传导异常包括_____、_____以及_____。

3. 射血分数是泵功能和心肌收缩力的重要指标，其正常值是_____。

4. CVP 正常值为_____cmH_2O。

5. 细胞外主要的阳离子为_____，主要的阴离子为_____；细胞内主要的阳离子为_____。

6. 血钾低于_____mmol/L 称为低钾血症。

7. 糖尿病患者血糖控制不理想时可并发_____、_____或_____。

8. 氧分压的正常值为_____。

（四）简答题

1. 在危重症患者中可进行哪些血流动力学指标的监测？

2. 代谢性酸中毒的常见病因有哪些？

3. 呼吸性酸中毒的常见病因有哪些？

4. 中心静脉压监测可选用的穿刺血管有哪些？

5. 中心静脉压监测的适应证有哪些？

（五）论述题

1. 论述中心静脉压监测的临床意义。

2. 论述低钾血症的病因、临床表现、诊断及治疗。

3. 论述代谢性酸中毒的病因、临床表现、诊断及治疗。

四、参考答案

(一) 选择题

A₁ 型题

1. B　　2. B　　3. A　　4. A　　5. D　　6. D　　7. B　　8. D　　9. B

10. E　　11. B　　12. B　　13. C　　14. A　　15. A　　16. C　　17. B　　18. D

19. C　　20. B　　21. A　　22. E

A₂ 型题

23. B　　24. D

B 型题

1. C　　2. A　　3. A　　4. B　　5. A　　6. E　　7. C　　8. A

(二) 名词解释

1. 动态心电图　是一种随身携带的记录仪,能连续监测人体24~72小时的心电变化,为多种心脏病的诊断提供精确可靠的依据。

2. 中心静脉压　是上、下腔静脉进入右心房处的压力,正常值为 $6~12cmH_2O$。

3. 缓冲碱　指血液中一切具有缓冲作用的负离子缓冲碱的总和,是反映代谢因素的指标。

4. 低钠血症　血清 $Na^+<135mmol/L$ 称为低钠血症。

5. 高钾血症　血清 $K^+>5.5mmol/L$ 称为高钾血症。

(三) 填空

1. 心肌肌钙蛋白

2. 心脏传导阻滞　干扰与脱节　预激综合征

3. 55%~65%

4. 6~12

5. Na^+　Cl^- 和 HCO_3^-　K^+

6. 3.5

7. 糖尿病酮症酸中毒　非酮症高渗性糖尿病昏迷　低血糖

8. 80~100mmHg

(四) 简答题

1. 无创血压、有创动脉压、中心静脉压、肺动脉压、肺毛细血管压等。

2. 代谢性酸中毒的常见病因有:酮症、乳酸酸中毒、慢性肾衰竭以及丢失大量碱性物质。

3. 呼吸性酸中毒的常见病因是肺排出 CO_2 发生障碍。

4. 颈内静脉、锁骨下静脉以及股静脉。

5. 严重创伤、各类休克及急性循环衰竭等危重患者;各类大、中手术,尤其是心血管、颅脑和腹部的大手术的患者;需长期输液或接受完全肠外营养的患者;需接受大量、快速输血补液的患者;经导管安置心脏临时起搏器的患者。

(五) 论述题

1.(1) 低血压且中心静脉压低于 5cmH$_2$O 提示有效血容量不足。

(2) 低血压且中心静脉压高于 10cmH$_2$O 应考虑有心功能不全的可能。

(3) 中心静脉压高于 15~20cmH$_2$O 提示可能存在心力衰竭,且有发生肺水肿的可能,需采用快速利尿剂与洋地黄制剂。

(4) 低中心静脉压也可见于败血症、高热所致的血管扩张。当血容量不足而心功能不全时,中心静脉压可正常。故需结合临床综合判断。

2.(1) 低钾血症的病因有 3 种:钾摄入不足、丢失过多和分布异常。

(2) 临床表现有:骨骼肌无力,肌腱反射迟钝或消失,严重时可发生肌瘫痪,甚至影响呼吸肌,可致呼吸困难而死亡。低钾时心电图有典型的表现,主要为 ST-T 的变化和出现明显的 U 波,严重时出现异位搏动等心律失常。

(3) 诊断:血钾低于 3.5mmol/L。在无条件测定血钾时,心电图往往可以提供可靠的依据。

(4) 治疗:尿量在 30ml/h 以上补钾,口服或静脉输注氯化钾,不可静脉推注。

3.(1) 发生原因:酮症、乳酸酸中毒、慢性肾衰竭以及丢失大量碱性物质均可发生代谢性酸中毒。

(2) 临床表现:除原发病的表现以外,也应注意呼吸变化,起初常深而快,以后渐不规则,以致发生潮式呼吸。神志可能迟钝甚至昏迷。

(3) 诊断:血气分析显示 pH<7.35,BE 为负值,BB 降低,AB 与 SB 均减少。在排除呼吸性碱中毒的情况下,CO$_2$ 结合力低于 50vol%,可考虑有代谢性酸中毒。

(4) 治疗:成人如 CO$_2$ 结合力在 30vol% 以上,呼吸情况无明显变化,可采取一般处理,治疗原发病,并补以适当液体,不一定需要补碱性液。对较严重的病例,除积极治疗原发病外,可补以碱性液体。

第二十一章　急救诊疗技术

一、内　容　提　要

急诊救治以稳定病情、明确诊断、为后续院内治疗创造条件为基本目标,因此必须熟练掌握临床常见的急救检查及诊疗技术。本章重点阐述了心脏电复律、有创和无创呼吸支持、急救穿刺技术等诊疗技术的操作方法、并发症及注意事项、选择的适应证、禁忌证,熟练掌握临床常见的急救检查及诊疗技术,有助于快速判断,尽快救治,挽救生命。

二、重难点解析

1. 气管插管　操作步骤中显露声门时注意:具体操作要见到悬雍垂。将镜片垂直提起前进,直到会厌显露。挑起会厌以显露声门。

2. 机械通气中一定要按病情需要选择、调节各通气参数:

(1) 潮气量的调节:成人为 $6\sim10ml/kg$。

(2) 呼吸频率的调节:成人一般为 $12\sim15$ 次/分。潮气量及呼吸频率决定了通气量。应定时测定动脉血 $PaCO_2$ 以调节适合的通气量,避免通气过度。

(3) 进气压力:成人为 $15\sim20cmH_2O$,以保证足够潮气量,而对循环功能无明显影响为宜。

(4) 呼吸时间比:根据病情在 $1:1.5\sim1:2.5$ 范围内选择、调节。

(5) 供氧浓度:以吸入气氧浓度 40% 为宜,病情需要高浓度给氧者,酌情增加,但不宜长时间超过 60%,以免发生氧中毒。

三、习　　题

(一) 选择题

A_1 型题

1. 经口气管插管机械通气的患者突然出现全身发绀,SpO_2 下降至 30%~40%,下列哪个原因可能性最大(　　)

　　A. 血氧饱和度监护仪故障　　　　　B. 呼吸机通气参数设置不当

　　C. 气管插管脱出　　　　　　　　　D. 气道痉挛

　　E. 患者体位改变

2. 下列关于插管过程的描述哪些是错误的(　　　　)

　　A. 助手固定患者头部

　　B. 张开下巴,使喉镜从口腔右侧进去,沿舌跟进入咽部

　　C. 看到会厌后导管从会厌左侧进入,声门一张开就顺势插入导管,直到声带下
　　　　5cm 左右

    D. 导管前端气囊充气,固定导管,并检查导管位置是否正确

    E. 具体操作要见到悬雍垂

3. 气管插管可以引起除下列哪种之外的各种反射(   )

    A. 咳嗽反射　　　　　　　　B. 吞咽反射　　　　　　　　C. 呕吐反射

    D. 膝腱反射　　　　　　　　E. 以上都有

4. 锁骨静脉置管的适应证是(   )

    A. 骨髓炎　　　　　　　　B. 脓毒血症　　　　　　　　C. 急性菌痢

    D. 没有合适的周围静脉然需静脉通路的患者　　　　　　E. 脑血管意外

5. 当怀疑插管位置有问题时,可进行以下判断方法,其中哪个是错误的(   )

    A. 上腹部听诊不应该听到呼吸音

    B. 胸骨切迹听诊不能听到呼吸音

    C. 胸骨切迹压迫触诊导管气囊能感觉到压力波动

    D. 可利用洗耳球和 CO_2 监测器来帮助诊断

    E. 以上都是错误的

6. 有关气管切开术,下面哪项不正确(   )

    A. 患者取仰卧位,肩垫高,头后仰、颈伸直

    B. 皮肤切口以环状软骨下缘至胸骨上切迹稍上方

    C. 根据气管环为白色,触之有弹性,穿刺抽出气体来辨认气管

    D. 下呼吸道分泌物阻塞,不适宜气管切开

    E. 先清理咽喉分泌物

(二) 名词解释

1. 机械通气

2. 电除颤

3. 血液净化

4. 深静脉穿刺及留置导管术

5. 洗胃术

(三) 填空题

1. 气管插管术适用于_____、_____、_____。

2. 气管切开术的指征有:_____;_____;_____;_____。

3. 气管插管后应该立即听诊_____3个部位以明确插管是否成功。

4. 胸腔穿刺选择_____、_____的部位作为穿刺点,一般常选_____与_____之间的第 7~9 肋间。

5. _____即可确定证实胃管已进入胃内。

(四) 简答题

1. 插管通气方法应依据什么决定?

2. 简述过度通气的危害。

3. 简述锁骨下静脉穿刺的部位。

4. 简述电除颤电极板的标准位置。

5. 简述确认插管导管已进入气管内的方法。

(五) 论述题

1. 运送急救病员途中出现呼吸停止时如何处理? 请口述并操作。

2. 接诊一大量腹水引起难以忍受的呼吸困难患者应如何处理? 请口述并操作。

3. 对误服超剂量药物者如何处理?

四、参考答案

(一) 选择题

A_1 型题

1. C　　2. C　　3. D　　4. D　　5. B　　6. D

(二) 名词解释

1. 机械通气　是借助呼吸机建立气道口与肺泡间的压力差,形成肺泡通气的动力,并提供不同氧浓度,以增加通气量,改善换气,降低呼吸功能,改善或纠正缺氧、CO_2 潴留和酸碱失衡,防治多脏器功能损害。

2. 电除颤　非同步触发装置可在任何时间放电,用于转复心室颤动,称为非同步电复律又称电击除颤。

3. 血液净化　把患者血液引出体外并通过一种净化装置,除去其中某些致病物质、净化血液,达到治疗疾病的目的。这个过程即为血液净化。

4. 深静脉穿刺及留置导管术　是选用颈内、锁骨下及股静脉做穿刺并置入导管的一项操作。

5. 洗胃术　是指将一定成分的液体灌入胃腔内,混和胃内容物后再抽出,如此反复多次。其目的是为了清除胃内未被吸收的毒物。

(三) 填空题

1. 心搏、呼吸骤停　呼吸衰竭　呼吸肌麻痹

2. 需长时间用呼吸机辅助呼吸者　喉梗阻　下呼吸道梗阻　预防性气管切开者

3. 上腹部和左右腋中线

4. 叩诊实音　呼吸音消失　腋后线　肩胛下角线

5. 用注射器快速将空气注入胃管,一边用听诊器在胃部听到气泡响

(四) 简答题

1. 依据患者的临床情况,转运到医院急诊所需的时间和急救人员的实际经验、专业技能而定,但气囊面罩给氧是必需熟练操作的技能。

2. 能够增加胸内压力,减少心脏的静脉回流,减少心搏出量,降低生存率。

3. 沿锁骨由内向外走行有一自然弯曲点,此转弯处可作为体表标志,其下 1~2cm 即为穿刺点。

4. 即一个电极板放在胸骨右缘锁骨下方,另一电极板放于乳头的左侧,电极板的中心在腋中线上。

5. 压胸部时,导管口有气流;人工呼吸时,可见双侧胸廓对称起伏,并可听到清晰的肺泡呼吸音;如用透明导管时,吸气时管壁清亮,呼气时可见明显的"白雾"样变化;患者如有自主呼吸,接麻醉机后可见呼吸囊随呼吸而张缩。

(五) 论述题

1. 操作步骤:

(1) 患者平卧,解开衣扣及裤腰,脸侧向操作者,操作时应先以导管吸尽患者口腔及呼吸道之分泌物、呕吐物及其他异物。

(2) 移枕至患者肩背下,操作者立于患者头顶侧,左手托起患者下颌,尽量使其头后仰。

(3) 右手握住呼吸活瓣处,将面罩置于患者口鼻部,以固定带固定或以衔接管与气管相接,左手仍托住患者下颌,使其头部维持后仰位。

(4) 右手挤压呼吸囊,继而放松,如此一挤、一松有节奏地反复进行,每分钟 14~16 次。

(5) 如需给氧,将氧气接于呼吸囊入口处,以每分钟 6 升左右的流量给氧。

2. 操作步骤:

(1) 体位:根据病情安排适当的体位,如坐位或半卧位,充分暴露腹部。

(2) 选择适宜的穿刺点:①左下腹部脐与髂前上棘连线的中、外 1/3 交点处,不易损伤腹壁动脉;②侧卧位穿刺点在脐水平线与腋前线或腋中线交叉处较为安全,常用于诊断性穿刺;③脐与耻骨联合连线的中点上方 1.0cm,稍偏左或偏右 1.0~1.5cm 处,无重要器官且易愈合;④少数积液或包裹性积液,可在 B 超引导下定位穿刺。

(3) 戴无菌手套,穿刺部位常规消毒及盖洞巾,用 2% 利多卡因溶液逐层麻醉。

(4) 术者用左手固定穿刺部皮肤,右手持针经麻醉处垂直刺入腹壁,然后倾斜 45° 进针 2cm 后再垂直刺于腹膜层,待感针峰抵抗感突然消失时,表示针头已穿过腹膜壁层,即可抽取腹水或行诊断性穿刺。

(5) 放液不宜过多过快,放液过程中应密切观察患者面色、血压、脉搏、呼吸等。初次放腹水不宜超过 3000ml,但有腹水浓缩回输设备者不在此限。

(6) 放液完毕,拔出针头,覆盖无菌纱布,测腹围,然后用多头腹带包扎。

3. (1) 对意识清醒、具有呕吐反射,且能合作配合的患者,应首先鼓励行催吐洗胃术。
操作方法:

1) 首先做好患者思想工作,具体说明要求和方法,以取得患者配合。

2) 患者取坐位,频繁口服大量洗胃液约 400~700ml,至患者感胀饱为度。

3) 随即用物刺激患者咽后壁,即可引起反射性呕吐,排出洗胃液或胃内容物。如此反复多次,直至排出的洗胃液清晰无味为止。

(2) 对于催吐洗胃法无效或有意识障碍、不合作者,应采用胃管洗胃术。
操作方法:

1) 患者取坐位或半坐位,中毒较重者取左侧卧位。

2) 盛水桶放于患者头部床下,弯盘放于患者的口角处。

3) 按照规范操作步骤将胃管顺利插入胃内,并确定胃管已留在胃腔内。

4) 在插入胃管过程中如遇患者剧烈呛咳、呼吸困难、面色发绀,应立即拔出胃管,休息片刻后再插,避免误入气管。

5) 洗胃时,先将漏斗放置低于胃的位置,挤压橡皮球,抽尽胃内容物,必要时取标本送检。

6) 再举漏斗高过头部 30~50cm,每次将洗胃液慢慢倒入漏斗。当漏斗内尚余少量洗胃液时,迅速将漏斗降至低于胃的部位,利用虹吸作用排出胃内灌洗液。若引流不畅时,再挤压橡皮球吸引,并再次高举漏斗注入溶液。这样反复灌洗,直至洗出液澄清无味为止。

7) 洗胃完毕,可根据病情从胃管内注入解毒剂、活性炭、导泻药等,然后反折胃管后迅速拔出,以防管内液体误入气管。

第二十二章　危重病的临床常用评价体系

一、内 容 提 要

1. 随着现代医学的发展要求医师对疾病的预后发展给予准确预测,经过 30 余年的探索和努力,急危重病评估体系逐渐建立和完善。我国也建立了一套适合我国国情的急诊患者病情分级评估体系,同时也将急性生理和慢性健康评分系统(acute physiology and chronicity health evaluation, APACHE)广泛应用于临床。

2. 根据 2011 年中国急诊患者病情分级指导原则,急诊患者病情的严重程度决定患者就诊及处置的优先次序。应重点掌握我国急诊患者病情分级指导原则的"三区四级"分类。

3. 危重症在临床可见于临床任何一个科室,急性生理和慢性健康评分系统是一类评定各类危重症患者尤其是 ICU 患者病情严重程度及预测预后的客观体系,而且是目前公认的应用最广泛、最具权威的危重病病情评价系统。既可用于单病种患者的比较,也可用于混合病种。应充分认识此评分系统在临床工作中的重要性。

二、重难点解析

1. 急诊患者病情的严重程度决定患者就诊及处置的优先次序。急诊患者病情分级不仅仅是给患者排序,而是要分流患者,要考虑到安置患者需要哪些急诊医疗资源,使患者在合适的时间去合适的区域获得恰当的诊疗。

2. 我国的指导原则根据病情危重程度判别及患者需要急诊资源的情况,将急诊医学科从功能结构上分为"三区",将患者的病情分为"四级",简称"三区四级"分类。从空间布局上将急诊诊治区域分为三大区域:红区、黄区和绿区。红区:抢救监护区,适用于 1 级和 2 级患者处置,快速评估和初始化稳定。黄区:密切观察诊疗区,适用于 3 级患者,原则上按照时间顺序处置患者,当出现病情变化或分诊护士认为有必要时可考虑提前应诊,病情恶化的患者应被立即送入红区。绿区,即 4 级患者诊疗区。

3. 急性生理与慢性健康评分(APACHE 评分)系统通过对患者入 ICU 时病情的评定及病死率的预测,以及在治疗过程中对患者病情的动态评定,为提高医疗质量、合理利用医疗资源以及确定最佳的出院时机或需要继续治疗的时间提供了客观科学的根据。急性生理学及慢性健康状况评分系统(APACHE Ⅱ)是根据患者的一些主要症状、体征和生理参数等加权或赋值,从而量化评价危重疾病的严重程度。APACHE Ⅱ评分系统是由急性生理学评分(APS)、年龄评分、慢性健康状况评分 3 部分组成,最后得分为三者之和。理论最高分 71 分,分值越高病情越重。

三、习　题

(一) 选择题

A₁ 型题

1. 我国颁布急诊患者病情分级指导原则是（　　）
　　A. 1998 年　　　　　　　B. 2000 年　　　　　　C. 2005 年
　　D. 2010 年　　　　　　　E. 2011 年

2. 我国的指导原则根据病情危重程度判别及患者需要急诊资源的情况,将急诊医学科从功能结构上分为（　　）
　　A. 2 个区　　　　　　　B. 3 个区　　　　　　C. 4 个区
　　D. 5 个区　　　　　　　E. 6 个区

3. 我国的指导原则根据病情危重程度判别及患者需要急诊资源的情况,将患者的病情分为几级（　　）
　　A. 2 级　　　　　　　　B. 3 级　　　　　　　C. 4 级
　　D. 5 级　　　　　　　　E. 6 级

A₂ 型题

4. 1 级濒危患者是指（　　）
　　A. 气管插管患者　　　　B. 复合伤患者　　　　C. 心绞痛患者
　　D. 急性上呼吸道感染患者　　E. 肾绞痛患者

5. 急性生理学及慢性健康状况评分系统（APACHE Ⅱ）分值与死亡率的关系是（　　）
　　A. 分值越高,死亡率越低　　　　　B. 分值越高,死亡率越高
　　C. 分值越低,死亡率越高　　　　　D. 分值越低,死亡率不降低
　　E. 分值与死亡率无关

B 型题

　　A. 气管插管患者　　　　B. 复合伤患者　　　　C. 慢性腹泻患者
　　D. 急性上呼吸道感染患者　　E. 肾绞痛患者

1. 根据我国的急诊患者病情分级指导原则应立即送入急诊抢救室的患者是（　　）
2. 病情有可能在短时间导致严重致残,应尽快安排接诊的患者是（　　）

(二) 名词解释

1. 三区四级
2. 1 级濒危患者

(三) 填空题

1. 急性生理和慢性健康评分系统在我国已广泛应用于_____、_____、_____和_____,了解病情的严重程度和某些物质的关系、选择手术时机、作为流行病学调查时疾病严重程度的统一标准及动态评分评价救治水平等。

2. 我国的指导原则根据病情危重程度判别及患者需要急诊资源的情况,将急诊医学科从空间布局上将急诊诊治区域分为三大区域:_____、_____和_____。

(四) 简答题

1. 疾病的评分系统分为哪两种?

2. 中国 2011 年急诊患者病情分级指导原则的主要内容是什么?

(五) 论述题

1. 患者男, 30 岁, 被汽车撞伤 1 小时, 腹痛, 胸闷气短。脉搏 110 次/分, 呼吸 24 次/分, 血压 60/40mmHg, 意识尚清楚, 面色苍白, 全身冷汗, 四肢发凉。挤压胸廓在胸左侧壁第 7、8 肋处有疼痛。左季肋区可见皮肤擦伤, 全腹有压痛, 反跳痛, 肌紧张, 腹部移动性浊音(+), 肠鸣音减弱。其他查体未见异常。

请分析:

(1) 如果你是急诊科医师, 将如何接诊患者?

(2) 如果你是急诊科医师, 考虑最可能发生的情况是什么?

2. 急性生理学及慢性健康状况评分系统的概念和组成是什么?

四、参考答案

(一) 选择题

A_1 型题

1. E   2. B   3. C

A_2 型题

4. A   5. B

B 型题

1. A   2. B

(二) 名词解释

1. 三区四级　我国的指导原则根据病情危重程度判别及患者需要急诊资源的情况, 将急诊医学科从功能结构上分为"三区", 将患者的病情分为"四级", 简称"三区四级"分类。

2. 1 级濒危患者　所谓 1 级濒危患者是指病情可能随时危及患者生命, 需立即采取挽救生命的干预措施, 急诊科应合理分配人力和医疗资源进行抢救。临床上出现下列情况要考虑为濒危患者: 气管插管患者、无呼吸或无脉搏患者、急性意识障碍患者以及其他需要采取挽救生命干预措施的患者。这类患者应立即送入急诊抢救室。

(三) 填空题

1. 客观评估疾病严重程度　控制组间可比性　评估疾病严重程度　预测预后

2. 红区　黄区　绿区

(四) 简答题

1. 疾病评分系统大致可分为疾病特异性(disease specific)评分和疾病非特异性(disease nonspecific)评分。

2. 我国的指导原则根据病情危重程度判别及患者需要急诊资源的情况, 将急诊医学科从功能结构上分为"三区", 将患者的病情分为"四级", 简称"三区四级"分类。从空间布局上将急诊诊治区域分为三大区域: 红区、黄区和绿区。红区: 抢救监护区, 适用于 1 级和 2 级患者处置, 快速评估和初始化稳定。黄区: 密切观察诊疗区, 适用于 3 级患者, 原则上按照时间顺序处置患者, 当出现病情变化或分诊护士认为有必要时可考虑提前应诊, 病情恶化的患者应被立即送入红区。绿区, 即 4 级患者诊疗区。

(五) 论述题

1.（1）评估该患者病情,患者为1级濒危患者,应立即送入急诊抢救室。

（2）患者目前存在低血容量性休克,内脏破裂,复合伤。

2. 急性生理学及慢性健康状况评分系统（APACHE Ⅱ）是根据患者的一些主要症状、体征和生理参数等加权或赋值,从而量化评价危重疾病的严重程度。APACHE Ⅱ评分系统是由急性生理学评分（APS）、年龄评分、慢性健康评分三部分组成,最后得分为三者之和。理论最高分71分,分值越高病情越重。

APACHE Ⅱ由两部分组成:

1）APACHE:包括APS（0~60分）、年龄评分（0~6分）及慢性健康评分（0~5分）,总分0~71分。

2）APACHE患者死亡危险性（R）预计公式:

$\ln(R/1\text{-}R)$= 患者入ICU的主要疾病分值 + 患者入ICU前接受治疗的场所分值 + APACHE总分值 × 0.0537

由评分可以评定患者病情,依预计公式可计算出患者的预计病死率。

参 考 文 献

1. 梅广源,邹旭,罗翌.中西医结合急诊内科学[M].北京:科学出版社,2008.

2. 于学忠.协和急诊医学[M].北京:科学出版社,2011.

3. 姜良铎.中医急诊临床研究[M].北京:人民卫生出版社,2009.

4. 李春盛.急诊医学高级教程[M].北京:人民军医出版社,2010.

5. 方邦江.中医急诊内科学[M].北京:科学出版社,2010.

6. 王一镗.急诊医学[M].北京:学苑出版社,2006.

7. 张在其.临床急症诊断思路与治疗[M].武汉:湖北科学技术出版社,2005.

8. 杨兴易.危重病急救医学[M].上海:第二军医大学出版社,2007.

9. 姚咏明.脓毒症防治学[M].北京:科学技术文献出版社,2008.

10. 孙怡,杨任民,韩景献.实用中西医结合神经病学[M].第2版.北京:人民卫生出版社,
   2011.

11. 张文武.急诊内科学[M].第2版.北京:人民卫生出版社,2010.

12. 周仲瑛.中医内科学[M].第2版.北京:中国中医药出版社,2007.

13. 陈灏珠,林果为.实用内科学[M].第13版.北京:人民卫生出版社,2010.

14. 俞森洋,蔡柏蔷.呼吸内科主治医生660问[M].北京:中国协和医科大学出版社,
   2009.

15. 陈镜合.中西医结合急症诊治[M].北京:人民卫生出版社,2003.

16. 张雪松.最新急危重症诊断流程与治疗策略及评分标准实用手册[M].北京:人民军
   医科技出版社,2008.

17. 粟秀初,黄如训.眩晕[M].第2版.西安:第四军医大学出版社,2008.

18. 沈洪.急诊医学[M].北京:人民卫生出版社,2008.

08检